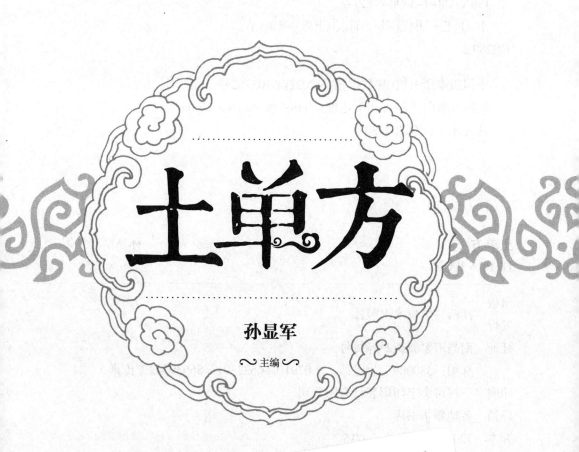

土单方

孙显军

～主编～

江西科学技术出版社

江西·南昌

图书在版编目（CIP）数据

土单方 / 孙显军主编. -- 2版. -- 南昌：江西科
学技术出版社，2022.8（2024.8重印）

ISBN 978-7-5390-8220-2

Ⅰ.①土… Ⅱ.①孙… Ⅲ.①土方－汇编 Ⅳ.
①R289.2

中国版本图书馆CIP数据核字(2022)第105762号
国际互联网（Internet）地址：http://www.jxkjcbs.com
选题序号：ZK2014303

土单方
TU DAN FANG

孙显军　主编

出版 发行	江西科学技术出版社
社址	南昌市蓼洲街2号附1号
	邮编：330009　电话：（0791）86623491　86639342（传真）
印刷	三河市泰丰印刷装订有限公司
经销	各地新华书店
开本	720mm×930mm　1/16
字数	480千字
印张	24
版次	2022年8月第2版　　2024年8月第11次印刷
书号	ISBN 978-7-5390-8220-2
定价	48.00元

赣版权登字 –03-2022-152

前言

中医方药有七种：大、小、缓、急、奇、偶、复，单味药方实属奇方。所谓单方是指仅由一味中药组成的方剂，或散见于浩如烟海的医籍中，或口授流传于民间，多呈无序、分散状态。从古到今，医者都重视和提倡"精方简药"。应用单方独味防病治病，可以就地取材，简便经济，并远离大剂量服药可能产生的不适。

在我国，应用单味药物或食物等防病治病的历史悠久，疗效确切，深入人心。譬如：鱼腥草能治急性支气管炎，柿蒂能治呃逆，霜桑叶能止夜汗，冬瓜皮能消水肿，等等。类似这种简便易行、疗效立现、花小钱治大病的实例在本书里不胜枚举。

为了满足人们用简、廉、便、验的中药防病治病、养生保健的需要，我们将多年来从全国各地中医期刊、古籍、民间验方中精选出来的单方集中起来编成本书。本书共分十六篇，包括呼吸系统疾病、消化系统疾病、循环系统疾病、泌尿系统疾病、血液系统疾病、内分泌系统及代谢性疾病、神经系统疾病与精神性疾病、皮肤科疾病、妇科疾病、产科疾病、儿科疾病、男科疾病、骨科疾病、五官科疾病、外科疾病及养生单方。共介绍了临床各科几十种常见病、多发病，收录单方千余个。每个病症概述于前，选录单方详列于后，每组单方又按用药、用法、功用进行阐述，力求通俗易读，便于使用。

单味中药治百病，一草一叶皆神奇。本书适于一般读者，尤其是各种疾病患者阅读，是家庭常备的防病治病、强身健体的参考书。要特别说明的是，中药单方虽然只是单味药，相对于复方来说药效更专一，更具针对性，但其药效成分、药理作用、药性特点及治病原理等仍较复杂，因而临床使用时仍需注重中医基本理论，以之为指导确立理法方药，切不可擅自乱用、滥用，须在有经验的医师指导下选用，以免发生药不对证（症）等不良情况。

本书所介绍的方剂内容只供参考，请咨询专业医生后使用。

目录

第一篇　呼吸系统疾病

第二篇　消化系统疾病

第三篇　循环系统疾病

第四篇　泌尿系统疾病

第五篇　血液系统疾病

第六篇 内分泌系统及代谢疾病

第七篇　神经系统与精神性疾病

第八篇　皮肤科疾病

第九篇　男科疾病

第十篇　妇科疾病

第十一篇　产科疾病

第十二篇 儿科疾病

第十三篇　骨科疾病

第十四篇　五官科疾病

第十五篇　外科其他疾病

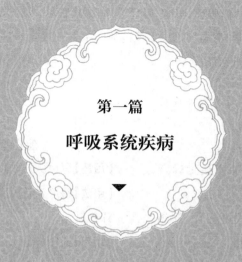

第一篇

呼吸系统疾病

上呼吸道感染

上呼吸道感染是指鼻腔、咽或咽喉部的感染。常见病因为病毒感染,少数由细菌引起。主要表现为鼻塞,流涕,喷嚏,咳嗽,咽痒或痛,头痛怕风,恶寒发热,四肢酸痛,全身不适等。本病属于中医学"感冒""伤风"等范畴。中医一般把本病分为风寒、风热、暑湿及体虚等不同类型进行治疗。

鱼腥草汁

【用药】鲜鱼腥草 120 克。

【用法】将其捣烂绞汁,冲入适量蜂蜜,分 2 次饮服,每日 1 剂。

【功用】清热解毒。治风热感冒,发热,咽痛,口干,咳嗽。

生姜糖水

【用药】生姜 10 ~ 30 克。

【用法】将其捣烂,加适量红糖,水煎煮,趁热服,服后盖被待微汗出,每日 1 剂。

【功用】发汗解表。治风寒感冒,症见鼻塞流清涕,恶寒无汗。

绿豆饮

【用药】绿豆 100 克。

【用法】将其洗净,水煎至豆烂,加适量白糖,调匀,随时饮用。

【功用】清热解暑。治暑湿感冒,发热头痛,口干。

葱白熏口鼻

【用药】葱白头连须10 ~ 15 克。

【用法】将其洗净切细,水煎服,取汁,每日 2 剂。

【功用】通阳解表。治风寒感冒初起,鼻塞流清涕,头痛,身痛,无汗。若与淡豆豉15 ~ 30克共煎煮饮服,可加强宣散解表的功效。或加生姜 3 片,亦可见效。

菊花茶

【用药】菊花 6 ~ 10 克。

【用法】将其用开水冲泡,当茶饮。

【功用】辛凉解表。治风热感冒,发热,头痛,咳嗽,咽痛。

生大蒜

【用药】生大蒜 1 瓣。

【用法】将生大蒜去皮,含口中,生津则

咽下,直至大蒜无味时吐掉,连续 3 瓣,即可见效。

【功用】辛温解表,解毒杀菌。治感冒初起,鼻流清涕,风寒咳嗽。

酒煮荔枝肉

【用药】荔枝肉 30 克。

【用法】将其与适量黄酒共煎煮,趁热顿服。

【功用】通神益气,消散滞气。治气虚感冒。《续名医类案》有用此方治疗气虚感寒,胸膈稍滞,鼻塞不畅的记载,效果显著。

青蒿汤

【用药】青蒿 60 克。

【用法】水煎服,每日 1 剂,分 2 次服。

【功用】清热解暑。治暑热感冒,发热,头痛,有汗。

穿心莲散

【用药】穿心莲适量。

【用法】将其研末,每次 1 克,每天 3 次,白开水送下。

【功用】清热解毒。治感冒发热头痛,咽喉肿痛。

香薷饮

【用药】香薷 30 克。

【用法】将其用开水冲泡,当茶饮。

【功用】发汗解暑。治暑热感冒,鼻塞,恶寒发热,无汗,周身酸楚。

紫苏饮

【用药】紫苏叶 9 ~ 15 克。

【用法】水煎服。

【功用】发散风寒。治感冒风寒,头痛,咳嗽。

马鞭草汤

【用药】马鞭草 15 ~ 30 克(鲜品 30 ~ 60 克)。

【用法】水煎,分 2 次服。

【功用】清热解毒。治风热感冒,流感发热,咽喉肿痛。

野茼蒿

【用药】野茼蒿 10 克。

【用法】取鲜品或干品洗净、切碎、晒干、备用,煎水内服,每日 3 次,连服 1 ~ 3 日。

【功用】本方常用来治疗风热感冒、口腔溃疡,亦可治疗扁桃体炎,效果较好,无任何毒副作用。

生藤

【用药】生藤 15 克。

【用法】水煎服,每日 1 剂,分 2 ~ 3 次服。

【功用】本方具有解表散寒,祛风除湿的功能,主治风寒感冒所致头痛、咳嗽、鼻塞。风热感冒患者忌服。

贯众

【用药】贯众 9 克。

【用法】水煎服。

【功用】又方取生贯众 1000 ~ 2500 克浸于水缸中,用浸出液煮饭菜食。

葱白饮

【用药】葱白 3 根。

【用法】水煎服,连服 3 天。

【功用】又方葱白根榨取汁,滴入鼻孔,每日 1 次,每次 2 ~ 3 滴。可预防感冒。

土连翘

【用药】土连翘 30 克。

【用法】水煎服,每日服 2 ~ 3 次。

【功用】土连翘味苦性凉,具有清热解毒、止咳的作用,主治风热感冒初起,咽痛、痰多咳嗽。本方亦可配合银花、板蓝根、荆芥、薄荷等辛凉解表药服用。

佛耳草

【用药】佛耳草 9 克。

【用法】水煎服,连服 2 剂。

【功用】主治感冒。

万年青根

【用药】万年青根 30 克。

【用法】水煎至 1 碗,加甜酒 30 ~ 150 克,热服,成人服 1 碗,小孩酌减。病重者服后过 4 小时再服。

【功用】主治感冒,本品有一定的毒性,用者需慎重。

苦瓜

【用药】苦瓜适量。

【用法】取瓜瓤煮熟服。

【功用】主治感冒。

三叶鬼针草

【用药】三叶鬼针草 40 克。

【用法】取鲜品,水煎约 300 毫升顿服,每日 1 剂,重者 2 剂。

【功用】三叶鬼针草别名金盏银盘、盲肠草、一包针等。性味甘淡微寒,具有清热解毒、散瘀活血之功效。

白杨树皮

【用药】白杨树皮 250 克。

【用法】用水熬 2 煎,每天当茶喝,可治疗及预防感冒。

【功用】又方用青杨树皮 60 克,水煎顿服,连服 2 次,可治伤风感冒。

甜菜

【用药】甜菜 1 把(该菜可作蔬菜食)。

【用法】水煎服。挤干其渣,捣碎敷于太阳穴处。

【功用】主治感冒。

阴干黄皮树叶

【用药】阴干黄皮树叶 6 ~ 9 克。

【用法】水 2 碗煎至 1 碗,顿服。

【功用】可治伤风感冒。

葱白汤

【用药】葱白适量。

【用法】将葱白切细,用开水泡汤趁热熏

口鼻。

【功用】又方治乳儿伤风、鼻塞不通,将青葱管划破,贴小儿鼻梁上。

芥面

【用药】芥面(即普通食用之芥面)不拘量。

【用法】用开水冲调,摊在布上,贴于喉部、胸上部及背部,用棉花盖好,20 分钟后取去,以棉花一层盖上皮肤,再用热毛巾拧干盖在棉花上。轻症 1 次,重者 2 次。

【功用】用于治疗小儿感冒。

生明矾

【用药】生明矾 30 克。

【用法】研细末,用米醋调成糊,贴心。

【功用】又方明矾 12 克,用烧酒浸化,加面粉做成饼,敷脚心,治风痰壅塞。

络石藤

【用药】络石藤 30 克。

【用法】水 1 碗煎至半碗,去渣不用,加红糖少许,1 日分 3 次服。

黄花茶

【用药】黄花茶 1 大把。

【用法】水煎服。

【功用】又方黄花茶 6 克、红糖 15 克,水煎服。

丝瓜根

【用药】丝瓜根(俗名天萝根)120 克。

【用法】水煎服。

【功用】本方适用于治疗产后感冒。

云南勾儿茶

【用药】云南勾儿茶 50 克。

【用法】水煎服,每日 1 剂,分 3 次服。

【功用】云南勾儿茶为鼠李科植物,功效为清热除湿,解毒,主治感冒发热。

藿香饮

【用药】藿香 3 ~ 10 克。

【用法】水煎服。

【功用】芳香化湿。治流行性感冒。

大青叶汤

【用药】大青叶 30 克。

【用法】水煎服,每日 2 次,每日 1 剂。

【功用】清热解毒。治流行性感冒。

干白菜根

【用药】干白菜根 1 块。

【用法】水煎至 1 碗,加糖 30 克,顿服。

【功用】又方①干白菜根 1 块、生姜少许,同煎服。②大白菜根 5 个,加水 5 杯,煎取 4 杯;再取青萝卜 250 克,用其头及根部,取汁 4 小杯,即以白菜根水萝卜汁冲服,每 3 小时热服 1 次,分 4 次服完,患儿可加糖适量。

竹叶柴胡

【用药】竹叶柴胡 15 克。

【用法】用根或全草入药,水煎服,每日 3

次,每日 1 剂。

【功用】本方具有散寒解表、泻肝火之功。彝医主治感冒及流行性感冒,退热效果好。

牛头刺根

【用药】牛头刺根 20 克。

【用法】根挖出后削去支根,洗净,切片晒干备用。用水煎内服,每日 3 次。

【功用】本方治疗感冒、咽痛疗效良好。牛头刺为桑科植物。

西南山梗菜

【用药】西南山梗菜 3 克。

【用法】以全草入药,研末,每次 1 克,含于口内片刻后服下,每日 3 次;或以鲜品春烂嚼汁慢慢咽下,每次 3 克,每日 3 次。

【功用】本方具有解毒消肿、通利咽喉之效。彝医习用已久,治扁桃体炎、咽喉炎等上呼吸道感染效果好。是彝医的独特验方。有毒、慎用。

板蓝根汤

【用药】板蓝根 18 克。

【用法】水煎服,每日 1 剂。

【功用】清热解毒。治流行性感冒。

支气管炎

支气管炎多因受到细菌、病毒感染或理化因素刺激、过敏反应等所致。常以咳嗽、咳痰为主要症状。临床一般分为急性与慢性两类。一般将病程不超过 1 个月,初起有类似上呼吸道感染症状,对症处理后可治愈者称急性支气管炎;将每年发病超过 3 个月,连续 2 年或以上者称为慢性支气管炎。合并肺气肿时往往兼有气喘、气短等症状。本病属中医学"咳嗽"范畴。急性支气管炎多为外感暴咳,其病因主要由风、寒、暑、湿、燥、火六淫之邪犯肺所致,多属实证,治宜祛邪利肺。慢性支气管炎多属内伤久咳、咳喘等证,其病因主要由肺脏虚弱,或他脏有病(如脾虚、肝火、肾虚)累及于肺所致,多属正虚,治宜扶正补虚,祛邪止咳。

川赤瓟

【用药】川赤瓟 15 克。

【用法】以果实入药，水煎服，每日 3 次，每日 1 剂。

【功用】本方是凉山地区彝医长期习用的方剂，汉医未载。具有补气补虚、清热养阴、止咳补脑之功效。主治肺热咳嗽。

黄芩汤

【用药】黄芩 30 克。

【用法】水煎服。

【功用】清肺化痰。治肺热咳嗽，痰黄。明朝大医学家李时珍年轻时曾患咳嗽，痰多、烦渴、骨蒸发热、肤如火燎，遍服诸药无效，后用一味黄芩汤治愈。

车前草汤

【用药】新鲜车前草 60 克。

【用法】水煎取汁，加蜂蜜或冰糖适量服。

【功用】清肺化痰。治肺热咳嗽，痰多黏稠。

款冬花茶

【用药】款冬花 10 克。

【用法】加冰糖适量，冲泡开水频频饮服，每日 1 剂。

【功用】降逆化痰止咳。治慢性支气管炎，以肺寒咳嗽为宜。

干姜糖

【用药】干姜 90 克。

【用法】将其研末，以饴糖 500 克拌匀，盛瓷器内，炖熟，每次服 1 ~ 2 匙，含化咽津，每日 3 次，临睡时加服 1 次。

【功用】温肺散寒，燥湿化痰。治寒邪犯肺，内有伏饮，咳嗽气喘，咯痰色白清稀。《圣济总录》有用此单方治"冷嗽"的记载。

罗汉果茶

【用药】罗汉果 20 克。

【用法】将其放入杯内，开水冲泡代茶饮用，每日 2 剂。

【功用】清肺利咽，化痰止咳。治慢性支气管炎，咳嗽痰少，咯痰不利，咽干舌燥。

桑叶煎

【用药】嫩桑叶 30 ~ 60 克。

【用法】水煎服，每日 2 ~ 4 次。

【功用】疏风散热，清肺润燥。治秋燥伤肺咳嗽，痰少，咯痰不利，咽干舌燥。

半夏丸

【用药】半夏适量。

【用法】香油炒，研为末，糊丸梧桐子大，每服 30 ~ 50 丸，姜汤送服。

【功用】燥湿化痰。治痰湿咳嗽，症见咳声重浊，痰多而黏，痰色白或灰，或伴有气喘，胸膈满闷。《丹溪心法》记载有此方。

鱼腥草饮

【用药】新鲜鱼腥草 50 克。

【用法】水煎取汁,加冰糖适量服。

【功用】清热化痰。治急性支气管炎属肺热者,症见咳嗽,痰黄稠。

橘皮饮

【用药】橘皮15克。

【用法】水煎代茶饮。

【功用】行气化痰。治慢性支气管炎属痰湿蕴肺者,症见咳嗽痰多色白,胸闷。

绞股蓝方

【用药】绞股蓝适量。

【用法】晒干研粉,每次3~6克,吞服,每日3次;或绞股蓝15~30克,水煎服,日1剂。

【功用】清热、补虚、解毒。治慢性支气管炎缓解期。对属气阴两虚,症见神疲乏力、口干者尤其适宜。

杏仁糖

【用药】带皮苦杏仁(不炒熟)适量。

【用法】研碎,与等量冰糖混匀制成杏仁糖。早晚各服9克(每次不少于9克),10天为一疗程。

【功用】降气行痰,止咳平喘。治老年慢性支气管炎,咳嗽不止,痰多色白。

川贝

【用药】川贝3克。

【用法】将其研末,与蜂蜜(或冰糖)适量加水共炖服。或取梨1个,切开梨去核,把川贝末填入梨核空处后把梨对合起来,蒸食或煮水吃。

【功用】润肺化痰止咳。治肺热咳嗽痰黄、肺燥及阴虚咳嗽。

莱菔汁

【用药】鲜莱菔(即白萝卜)适量。

【用法】将其捣烂取汁,加饴糖(或蜂蜜)适量,蒸化,缓缓咽下。

【功用】清肺顺气,润肺止咳。治肺热久咳不止。《本草汇言》中有用此单方治大人、小孩顿咳不已的记载。

佛手煎

【用药】陈佛手6~9克。

【用法】水煎服。

【功用】疏肝理气,燥湿化痰。治支气管炎属痰阻气滞者,症见咳嗽痰多,胸闷胁痛。

莱菔子

【用药】莱菔子15克。

【用法】水煎,饭后服。或研末,砂糖水为丸,每次6克,含化咽津。

【功用】下气消痰,止咳平喘。治慢性气管炎痰涎壅盛、气逆喘咳属实证者。

沙参汤

【用药】沙参15~30克。

【用法】水煎服。

【功用】润肺化痰。治肺热燥咳,阴虚劳

嗽,症见干咳少痰,痰中带血,咽干口渴。

百合汤

【用药】百合 30 克。

【用法】水煎取汁,加蜜适量服。

【功用】润肺止咳,清心安神。治肺燥或阴虚咳嗽,少痰或无痰、气喘。对兼有失眠、心悸者尤其适宜。

玉竹方

【用药】玉竹 15 ~ 30 克。

【用法】将其与猪瘦肉同煮熟,食盐调味,食肉喝汤。

【功用】养阴润肺止咳。治肺阴虚所致的燥热咳嗽,痰少咽干。

紫菀露

【用药】紫菀 50 克。

【用法】将其与冰糖 30 ~ 60 克共水煎,代茶频饮。

【功用】润肺化痰止咳。治干咳无痰且无其他症状者。

仙人掌饮

【用药】鲜仙人掌 60 克。

【用法】捣烂绞汁,加蜂蜜 1 匙,开水冲服,早晚各 1 次。

【功用】清热解毒,化痰止咳,散瘀消肿。治肺热咳嗽,痰黄稠。

白木耳羹

【用药】白木耳 6 克。

【用法】将其用清水浸泡后取出,加水适量及冰糖 15 克,隔水共蒸熟,分 2 次服,每日 1 剂。

【功用】养阴润肺止咳。治虚劳咳嗽,痰中带血,或肺燥干咳,虚热口渴。此方药食兼用,常服有滋补强身的作用。

木蝴蝶方

【用药】木蝴蝶 12 ~ 20 克(小儿 5 ~ 12 克)。

【用法】清水浸泡 10 ~ 15 分钟,煮沸 5 分钟,煎液分 2 次服。

【功用】清热化痰,润肺利咽。治急性支气管炎、上呼吸道感染所致的咳嗽、咽痒有较好疗效。

大蒜方

【用药】剥皮的大蒜 500 克。

【用法】将其捣烂取汁,加适量白糖调匀,每次服 1 汤匙,每日 3 次。

【功用】止咳。治久咳不止,少痰,咽痒。

露蜂房方

【用药】露蜂房适量。

【用法】研末,每取 3 克(小儿酌减),与鸡蛋 1 个(去壳)放锅内混合,不用油盐炒熟,于饭后一次吃下,每日 1 ~ 2 次,连吃 5 ~ 7 日可见效。

【功用】温肺肾,纳逆气,止咳化痰。治慢性支气管炎久咳不已。此为现代名医朱良春的用药经验。他认为该药治久咳,不仅高效而且速效,是一味物美价廉的止咳化痰药。

百部煎

【用药】百部 20 克。

【用法】水煎 2 次,合并药液约 60 毫升。每次口服 20 毫升,每天 3 次。

【功用】温润肺气,止咳化痰。治慢性支气管炎属风寒者。

冬虫夏草

【用药】冬虫夏草 4~5 克。

【用法】将其研末,分 2 次用开水冲服,2 个月为一疗程。

【功用】补肾益肺,止咳平喘。治慢性支气管炎、支气管哮喘缓解期属肺肾两虚而见咳喘气短者。

枇杷肉糖水

【用药】鲜枇杷肉 60 克。

【用法】将其与冰糖 30 克,水煎服。

【功用】清热润肺止咳。治气管炎,肺热咳嗽。

枇杷叶汤

【用药】枇杷叶(去毛)50 克。

【用法】将其煎汤,待汤变黑时,加红糖适量即成,每日 1 剂。

【功用】清肺止咳,和胃降逆。治干咳、久咳无痰。此为尚志钧教授的经验方。

他认为枇杷叶以老者为佳,入药宜刷去毛,入汤剂宜久煎,以汤黑为佳。

瓜蒌蜜

【用药】熟瓜蒌 1 只。

【用法】洗去瓜子,加蜜一小杯,蒸熟,每服 3 汤匙,每日 2~3 次。

【功用】清热化痰,宽胸散结。治肺热咳嗽,咯痰黄稠,胸闷不适。

海蛤壳散

【用药】海蛤壳 120 克。

【用法】将其研细末,每次 9 克,每天 2 次,温开水冲服。

【功用】清热化痰。治慢性气管炎、支气管扩张,症见咳嗽气喘,痰稠不易吐出。

甘草片

【用药】甘草 6~7 片。

【用法】临睡时含口内,勿令咽下。

【功用】止咳化痰。治夜间咳嗽。用此方可整夜不咳嗽。

花生汤

【用药】生花生仁 250 克。

【用法】剥去外衣,臼中捣碎,放入瓦罐内,加清水煮之。沸后,舀去面上浮油,酌加冰糖少许,再煮,至汁同人乳。临睡时服一半,余下一半次晨温热服之。连续服用 5~6 次可痊愈。

【功用】润肺化痰。治久咳,秋燥干咳。

生姜蜜

【用药】生姜90克。

【用法】将其洗净，去皮，切成黄豆粒大小，以饴糖250克拌匀，微煎烂。每日早晚含服1~2匙，并嚼姜渣吞服。

【功用】祛风散寒，化痰止咳。治风寒咳嗽，咯痰色白黏。《外台秘要》有用此方治"天行病，上气咳嗽，多唾黏涎，日夜不定"的记载。

香蕉糖水

【用药】香蕉1~2个。

【用法】将其与冰糖适量共炖服，每日1~2次，连服数日。

【功用】清热，润肺。治咳嗽日久，对肺燥咳嗽少痰或无痰者尤其适宜。

鸡蛋汤

【用药】鸡蛋1个。

【用法】取清水半碗，煮沸，趁热将鸡蛋去壳冲入，搅和成蛋花状，随继加入白糖、生姜汁少许，搅拌均匀服之，每日早晚各1次。

【功用】滋阴润燥。治咳嗽日久，对肺燥咳嗽少痰或无痰者尤其适宜。

鼻涕虫

【用药】蛞蝓（即鼻涕虫）若干条。

【用法】放瓦上煅存性，研末，每用1.5克，加姜汁1茶匙调服。

【功用】本方适宜于热痰壅塞喉间的咳嗽。

桐子树根煎

【用药】桐子树根60克。

【用法】水煎服。

【功用】本方用于治疗肺热咳嗽。

豆腐皮

【用药】豆腐皮、冰糖不拘量。

【用法】煮熟吃。

【功用】本方用于治疗妊娠热咳者。

威灵仙

【用药】威灵仙适量。

【用法】煎鸡蛋吃。

【功用】本方用于治疗寒咳。

向日葵花

【用药】向日葵花（去子）1~2朵。

【用法】加冰糖炖服。

【功用】治老年人咳嗽。

生白矾

【用药】生白矾30克。

【用法】醋调匀，敷足心。

【功用】治咳嗽。

羊耳菊

【用药】羊耳菊20克。

【用法】以全草入药，水煎兑甜酒服，每日2次，2日1剂。

【功用】本方是彝医的独特方剂，功在祛

风除湿、行气化滞、止咳平喘。现代药理实验亦证明其有止咳平喘的功效,彝医用其治疗气管炎、支气管炎所致的喘咳。

胡桃仁

【用药】胡桃仁 20 克。

【用法】将胡桃仁捣烂加入适量蜂蜜,温开水服下。每日早晚各服 1 次。

【功用】本方具有补肾润肺,收敛肾气的作用。故对肾肺阴虚所致咳嗽、气喘之症有止咳定喘的功效。但痰热喘咳者忌服。

芫荽

【用药】芫荽(即香菜)适量。

【用法】洗净捣汁 1 小杯炖热和糖服,服后须静卧片刻,可连服2~3日。但此汁少饮止咳,多饮反增咳,故体弱者用半酒杯,体强者用 1 酒杯。

【功用】治伤风咳嗽。

鸡胆

【用药】鸡胆 1 个。

【用法】取鸡胆晾干研末,分 2 次兑冰糖水服。每日 1 次,咳止为止。

【功用】彝医药用鸡胆,载于《明代彝医书》,民间亦广泛应用。本方主治老幼久咳不止。功在清肺热止咳,疗效确切。现代对鸡胆研究很多,临床用于治疗支气管炎、小儿菌痢等有效。

紫菀根

【用药】紫菀根9克。

【用法】水煎浓汁,早晚冲鸡蛋服。

【功用】治咳嗽热痰多,久咳等。

款冬花

【用药】款冬花不拘量。

【用法】研末,搓成细条子,外包薄纸如纸烟,用火点燃吸入。

【功用】治咳嗽热痰多,久咳等。

丝瓜

【用药】丝瓜 1 条(烧存性)。

【用法】研细末,枣肉糊丸,早晚用好酒送服 9 克。

【功用】治咳嗽热痰多,久咳等。

扁柏叶

【用药】扁柏叶适量。

【用法】阴干研末,加红枣 7 枚,浓煎代茶常饮。

【功用】治慢性支气管炎。

柚子种子

【用药】柚子种子20 余粒。

【用法】加冰糖适量,水 1 大茶杯煎服,每日2~3次。

【功用】又方柚子皮烧存性,研末,与油豆腐煮,分3次服。治虚劳咳嗽。

鱼胆

【用药】鱼胆 1 枚。

【用法】取鱼胆阴干,研末,温开水送服。早、晚各 1 次,每次 1 枚。

【功用】彝族民间用鱼胆治病的方法较多,应用广泛。本方止咳效果明显,对于各种咳嗽皆有效。

梧桐子

【用药】梧桐子 15 克(炒半生半熟)。

【用法】捣碎水煎服。

【功用】本方止咳效果明显,对于各种咳嗽皆有效。

陈芦花

【用药】陈芦花 6～9 克。

【用法】加冰糖适量,水煎温服。

【功用】本方止咳效果明显,对于各种咳嗽皆有效。

骨碎补

【用药】骨碎补(以长在眼树上者佳)。

【用法】每次 9 克,蜜炙水煎,代茶饮。

【功用】本方止咳效果明显,对于各种咳嗽皆有效。

南瓜藤液

【用药】南瓜藤液。

【用法】将南瓜藤剪去头,插入瓶内经 1 夜,藤液流入瓶中,每日取液,开水冲服。

【功用】治支气管炎。

冬瓜藤汁

【用药】冬瓜藤汁。

【用法】将离地丈余之冬瓜藤折断倒悬,其液自然流出,用碗接住饮服。

【功用】又方冬瓜皮 15 克,水煎服;或冬瓜子、麦冬,水煎服。治慢性支气管炎。

淫羊藿

【用药】淫羊藿 60 克。

【用法】炖肉服,放白糖不放盐。

【功用】本方对久咳不愈症有效。

芫荽煎水

【用药】芫荽 25～30 克。

【用法】药用鲜芫荽全草,洗净切碎,水煎服。1 剂分 2 次服。

【功用】本方主治肺热咳嗽,取其有解表宣肺作用。本药不宜久煎,微沸 2～3 分钟即可,久煮无效。

枇杷饮

【用药】枇杷叶(去毛、蜜炙)9～15 克。

【用法】水煎以茶为引送服。

【功用】又方桑白皮 90 克、枇杷叶(去毛、筋)60 克、白糖 30 克,水煎服。治支气管炎、百日咳及咳嗽。

白桑葚子

【用药】白桑葚子不拘量。

【用法】熬膏,每早晚开水冲服 2 茶匙。

【功用】本方主治肺热咳嗽。

冬青叶

【用药】冬青叶 9 克。

【用法】加红糖少许,水煎服。

【功用】本方主治咳嗽。

熟瓜蒌

【用药】熟瓜蒌1个。

【用法】洗后去子,加蜜1小杯,蒸熟,每次服3汤匙,每日2~3次。

【功用】又方①瓜蒌仁、竹沥、制半夏各30克,共研匀,姜汁糊丸。如桐子大,每次服20~30丸。②甜瓜蒌,水煎代茶饮。治多年咳嗽。

肉草果

【用药】肉草果50克。

【用法】将本品研为细末,过筛,备用。每日2~3次,每次1匙(5~10克),白开水或蜂蜜水送服。

【功用】此方有养肺排脓,清热止咳之功效。可用于治疗肺脓肿,咳吐脓痰,或肺热咳嗽不止,痈肿疮疡。其种子或果实可用于治疗妇女闭经、癥瘕、血瘤、心脏病等。

竹林消

【用药】竹林消15克。

【用法】水煎服,每日1剂,分2次服。

【功用】竹林消性寒,味甘淡,具有清热止咳的功能,主治肺热咳嗽。

螃蟹甲

【用药】螃蟹甲10克。

【用法】煎汤内服,每日1剂,分2次服。

【功用】本方具有清热止咳,祛痰祛风的功效,主治风热感冒咳嗽,急性支气管炎。

白木槿花

【用药】白木槿花9克。

【用法】水煎加白糖冲服。

【功用】本方用于治疗干咳、燥咳。

鲜金钱草

【用药】鲜金钱草30克。

【用法】冷开水洗净,榨取药汁,开水冲服。患儿年龄不满10周岁者禁用。

【功用】若无鲜金钱草,可用干金钱草30克,水煎服。本方可用于治疗急性支气管炎。

通光散

【用药】通光散30克。

【用法】药用干品,切片或捣碎,加水500毫升,煎至150毫升,每天分3次服完。

【功用】本方具有清热解毒、止咳平喘的功能,主治慢性支气管炎、支气管哮喘、上呼吸道感染等病。因药性苦寒,胃寒者不宜多服。

黄瓜

【用药】黄瓜10克。

【用法】取黄瓜煎水、内服,每日1剂,分2~3次服。

【功用】本方有益气、催乳、解毒之功效，主要用于治疗气管炎，亦可用于治疗妊娠呕吐、食管癌、胃癌、慢性肾炎等病。

小百部

【用药】小百部 15～30 克。

【用法】药用干品，水煎服。每日 1 剂，每日服 3 次。

【功用】本品性味甘温，有润肺止咳之功效。傣族人常用此单味药水煎服治疗支气管炎。

苦菜饮

【用药】苦菜 30 克。

【用法】开花期间采集，鲜品水煎，每日 2 次，每次 1 剂，连服 30 天。

【功用】止咳平喘，本方无毒副作用。

三十六荡

【用药】三十六荡（根）适量。

【用法】每取 2.5 克与等量大米粉水煎服，每天 2 次，或用 15 克加水豆腐 30 克，每日 1 剂，慢火久煎，以适量白糖调匀分 2 次服。

【功用】本方清热、宣肺化痰、止咳定喘。三十六荡为萝藦科植物，根有小毒，成人常用量 3～10 克，服过量能致呕吐。

万丈深

【用药】万丈深 15～30 克。

【用法】药用新鲜全草，洗净切碎，水煎服。每日 1 剂，每日服 3 次。

【功用】本品苦平无毒，祛风散寒，消炎解毒有良效。常用于治疗感冒引起的上呼吸道感染，急性支气管炎引起的咳嗽、痰多等症。一般连服 3 次后，即可见效。服药期间忌食辛辣、烟酒等刺激之物。

白芥子

【用药】白芥子 30 克。

【用法】每日 2 次，每次 6 克，水煎服。

【功用】又方白芥子 30 克研细，用水调和，贴在前、后胸，3 分钟后用水洗去。

五味子茶

【用药】五味子 15 克。

【用法】电热杯煎之代茶频饮，此为 1 日量。

【功用】五味子素有安神之功效，其对慢性气管炎有奇特之功效。

扁藤根

【用药】扁藤根 20 克。

【用法】水煎服，每日 1 剂，分 3 次服，7 日为 1 个疗程。

【功用】对过敏性支气管炎尤为有效。有轻度降压作用，低血压患者慎用。

癞蛤蟆

【用药】癞蛤蟆 2～3 只。

【用法】将癞蛤蟆剥去皮，除去头、足、肠杂，煮粥吃，连吃 5 天。

【功用】主治支气管哮喘。

蚯蚓

【用药】蚯蚓(晒干)适量。

【用法】每次服 9 克,水煎服。或将蚯蚓研末,每次服 3~6 克,冲酒服。

【功用】对支气管炎尤为有效。

全瓜蒌

【用药】全瓜蒌 1 个。

【用法】焙干,研细末,用蜜适量调,每次服 6 克,连服 5 次。

【功用】对支气管炎尤为有效。

丝瓜汁

【用药】鲜小丝瓜数根连蒂。

【用法】切断,放砂锅内煮烂,取浓汁服。

【功用】又方①经霜丝瓜藤 120 克,加水 3 碗,煎取 1 碗,早晚分服。②将丝瓜根剪断,藤内自来液汁,用瓶收藏备用,哮喘发作时,每次服 20 毫升,每日 3 次。③经霜丝瓜 2 条烧存性,以枣肉为丸,每丸重 3 克,每次服 1 丸,姜汤送下。

羊奶子

【用药】羊奶子 20 克。

【用法】春采叶,夏采果,秋挖根晒干备用。煎水服,每天 1 剂,连服 1 个月。

【功用】本方系德宏傈僳族人常用方,对支气管哮喘有一定疗效。羊奶子又称"牛角刺",为茜草科植物虎刺的全草

或根。

鹅管石

【用药】鹅管石 30 克。

【用法】以黑醋浸一夜后晒干,用炭火煅透,去火气研细末。每日 2 次,每次服 4.5~6 克。温开水送服。患儿酌减。

【功用】主治哮喘。

野猪胆

【用药】野猪胆 1 个。

【用法】取鲜胆汁内服;或将野猪胆阴干研末,温开水送服。每日 1 次,每次 1 克。

【功用】彝医载野猪胆于《献药经》。主治哮喘,功能为平喘化痰,顺气理肺。本法为彝医独特的传统用法。

鹿衔草

【用药】鹿衔草 1 握。

【用法】与瘦猪肉 30 克同煮吃。

【功用】主治哮喘。

鲫鱼汤

【用药】鲫鱼 3 条。

【用法】去肠杂,放瓦上焙干研末。每次 3~4.5 克,早晚或饭后温酒冲服。不会喝酒的,可用饭汤送下。服时加姜半夏粉 3 克更好。

【功用】主治哮喘。

小猪睾丸

【用药】小猪睾丸 2 枚。

【用法】烧存性,黄酒冲服。

【功用】又方用小猪睾丸 10 枚,洗净后浸入 500 克酒中,2 周后饮其酒。也有用牛睾丸、马睾丸、猪卵巢等治疗气喘、哮喘的。

无花果饮

【用药】无花果适量。

【用法】捣汁半杯,用开水冲服,每日 1 次,以愈为度。

【功用】本方治支气管哮喘。

酒炖鳖蛋

【用药】鳖蛋 3 个。

【用法】用烧酒炖熟,调冰糖少许服用。轻症连服 2 次,重症连服 3 次。

【功用】本方治支气管哮喘。

白旋覆花

【用药】白旋覆花(不用黄的)适量。

【用法】在病发作时,先忌食油腻 1 ~ 2 天,再服此药。干者 6 克,鲜者 24 ~ 30 克,水煎滤取药汁内服,以免刺激咽喉。

【功用】本方治支气管哮喘。

栗子叶

【用药】栗子叶 30 克。

【用法】水煎代茶饮,可连服 3 ~ 4 周。

【功用】本方治支气管哮喘。

海螵蛸

【用药】海螵蛸适量。

【用法】洗净后在瓦上焙枯,研成细粉。成人每日 15 克,分 2 次服用,患儿每日 6 克,加红糖拌匀,开水送服。

【功用】本方治支气管哮喘。

南瓜藤汁

【用药】南瓜藤汁适量。

【用法】先在南瓜藤上剪一下。取瓶系在藤下,即有汁滴入瓶内,积至半杯,煮沸后服用。

鲜黄杨叶茶

【用药】鲜黄杨叶(炒干)。

【用法】每日取 15 克,分数次泡水代茶饮。

【功用】本方治支气管哮喘。

白果肉

【用药】白果肉 10 个。

【用法】捣烂,开水冲服。每日 1 次。

【功用】本方治支气管哮喘。

毛叶算盘子

【用药】毛叶算盘子 50 克。

【用法】采其根、叶,洗净切片晒干备用。水煎服,每日 1 剂,分 3 次服。

【功用】本方治疗慢性支气管哮喘效果明显。

苦竹沥

【用药】苦竹沥 1 杯。

【用法】加温后频频服用。

【功用】本方用于治疗小儿高热痰喘。

手掌参

【用药】手掌参 15 克。

【用法】将上药研为细末,每天服 1 ~ 2 次,每次 15 克,也可炖肉食。

【功用】本方具有补肺益气、平喘的功效,主治支气管哮喘。

桑树根煎

【用药】桑树根 60 克。

【用法】洗净,水煎服,每日 1 剂。

【功用】本方用于治疗热喘。又方桑根皮(蜜炙)、陈皮各 12 克,水煎服,可治咳嗽喘满,腹胀浮肿。

斑鸠嘴根煎水

【用药】斑鸠嘴根 30 克。

【用法】水煎,加红糖适量内服,每日 1 剂,分 2 次服。

【功用】本方具有止咳平喘、补中益气之功效。哈尼族民间多用于治疗哮喘病疗效很好。

女贞子

【用药】女贞子(即腊树子,又名冬青子) 500 克。

【用法】蒸晒数次后研末,每晨用温开水送服 15 克。

【功用】本方用于治疗虚喘。

芝麻秆

【用药】芝麻秆(切断)。

【用法】放瓦上烧存性研末。以淡豆腐蘸食。

【功用】本方用于治疗小儿哮喘。

胎盘

【用药】胎盘 1 个。

【用法】洗净,煮熟,连汤分数次服。或将胎盘焙干研末,每次服 9 克,温开水送下。

【功用】本方用于治疗虚喘。

荔枝树枝煎水

【用药】荔枝树枝 90 克。

【用法】水煎代茶。

【功用】本方用于治疗老年哮喘。

苎麻根

【用药】苎麻根适量。

【用法】煅存性,研极细,以生豆腐炖温,蘸食。

【功用】本方用于治疗痰喘。

支气管哮喘

支气管哮喘是一种由嗜酸粒细胞、肥大细胞反应为主的气道慢性炎症性疾病。气道炎症可以引起易感者不同程度的广泛的气道狭窄和可逆性气道阻塞。临床表现为反复发作性喘息、呼吸困难、喉中哮鸣声、胸闷或咳嗽，可经治疗缓解或自行缓解。本病属中医学"哮证""哮喘"范畴。发作期宜祛痰利气，缓解期宜补虚扶正培本。

仙人掌蜂蜜汤

【用药】仙人掌 60～100 克。

【用法】水煎取汁，调入蜂蜜适量饮服，每日 1 剂，分 2 次服。

【功用】清热解毒，行气活血。治疗支气管哮喘，咯痰色黄。

向日葵盘饮

【用药】向日葵盘 1～2 朵。

【用法】将其洗净，去籽，掰成块，水煎取汁，加冰糖适量顿服。

【功用】平喘。治支气管哮喘及气管炎。

五味子膏

【用药】北五味子 500 克。

【用法】将其水浸 1 宿，去核，放入砂锅内，水煎取汁，将滓再煎，以无味为度，于药汁中入蜜 1500 毫升，微火熬成膏，空腹时用温开水化服 15～20 毫升。

【功用】益气敛肺，收敛固摄。治哮喘缓解期，气虚喘嗽，梦遗精。

紫皮蒜膏

【用药】紫皮大蒜 100 克。

【用法】将其剥皮，捣成泥，拌糖 200 克，加水少许，熬膏。早晚各吃 1 汤匙。

【功用】平喘。治支气管哮喘。

紫河车散

【用药】紫河车适量。

【用法】将其研末，备用。每次 2～4 克，每天 3 次，饭后服用。

【功用】益肾补肺，纳气平喘。适用于支气管哮喘缓解期。本品为临床强壮药，常服可治诸虚百损，增强人体抵抗力。

地龙方

【用药】地龙 1 条。

【用法】取鸡蛋 1 个，打一小孔，将地龙装入,烧熟服。每日 1 次,不愈再服。或取地龙适量,将其焙干研粉,每服 3 克,温开水送下,每日 3 次;或用胶囊装吞服亦可。

【功用】清肺解痉平喘。治疗支气管哮喘属热者,对哮喘发作有缓解之效。

乌贼骨粉

【用药】乌贼骨适量。

【用法】将其洗净后在瓦上焙枯,研成细末。成人每日 15 克,分 2 次服,小孩每日 6 克,加红糖适量拌匀,开水送服。

【功用】收敛燥湿,平喘。治疗慢性哮喘。此为民间验方。

白果饮

【用药】白果 4 个。

【用法】去壳,水煎取汁,加适量蜂蜜调匀,每晚睡前服,连服 5 日。

【功用】敛肺定喘。治疗支气管哮喘,喘咳痰多,久嗽不止。

五倍子煮鸡蛋

【用药】五倍子 120 克。

【用法】将其水煎 30 分钟,取汁晾凉后放入 10 个鸡蛋,浸泡 7 天后,每晨空腹时用麻油煎 1 个鸡蛋食用,10 天为一个疗程。根据病情,可连续服用数个疗程,直至症状完全消失。

【功用】敛肺、降火、止咳。治哮喘。

核桃肉方

【用药】核桃仁连皮 30 克。

【用法】将其与冰糖少许共捣烂,开水冲服,蒸服亦可。

【功用】补肾固精,温肺定喘。治虚寒久咳气喘。对老年者尤宜。此单方在《普济方》中有记载。

蛤蚧散

【用药】蛤蚧适量。

【用法】将其研末,每次 0.2 克,温开水送服,每日 1 次。

【功用】补肺益肾,纳气平喘。治慢性支气管哮喘发作期。

露蜂房散

【用药】露蜂房 30 克。

【用法】将其炒微黄,研细末,每日取 2 克和鸡蛋 1 枚搅拌炒食。

【功用】散风除寒,宣通肺气。《本草述》指出露蜂房能"治积痰久嗽"。名老中医朱良春用此单方治支气管哮喘,效果很好。

冬虫夏草方

【用药】冬虫夏草 15 ~ 20 克。

【用法】将其与老雄鸭共炖服。或将其研末,每次 1 ~ 2 克,温开水送服或蒸鸡蛋服,每日 1 次。

【功用】补肺益肾。治慢性支气管哮喘缓解期属肺气虚或肺肾气虚者。

灵芝散

【用药】灵芝适量。

【用法】将其焙干研粉,每次1.5~3克,温开水送服,每日2次。

【功用】益气强壮,补肺益肝。治疗慢性支气管哮喘属肺虚者。

僵蚕散

【用药】僵蚕适量。

【用法】将其焙干研粉,每次2克(成人酌加),温开水或米汤送服,每日2次。

【功用】祛风解痉,化痰散结。治小儿支气管哮喘属热者。此为名老中医朱良春的经验方。

支气管扩张

支气管扩张是指支气管及其周围肺组织的慢性炎症损坏管壁,以致支气管扩张和变形。临床上以慢性咳嗽、咳大量脓痰或反复咯血为特征。本病属中医学"咳嗽""肺痈""咳血""咯血"等病症范畴。治疗以清肺化痰、凉血止血为要。

鲜大蓟汁

【用药】鲜大蓟500克。

【用法】洗净,捣烂取汁,加白糖适量,凉开水送服,也可水煎服。

【功用】凉血止血。治肺热咯血。

玫瑰花饮

【用药】鲜玫瑰花适量。

【用法】将其捣烂取汁,炖冰糖服。

【功用】解郁宽胸。治肺病咳嗽,痰中带血。此方为福建泉州一带的民间验方。

仙人掌根

【用药】仙人掌根100克。

【用法】洗净,切碎,水煎取汁,加入白糖适量,饭后服,每日1剂。

【功用】清热止血。治肺热咯血。

槐花散

【用药】槐花适量。

【用法】将其炒黑研末,每服6~9克,开水送服,每日2次。

【功用】凉血止血。治血热所致的咯血、便血。

三七粉

【用药】三七适量。

【用法】将其研粉,每次0.6~0.9克,凉开水送服,每日2~3次。

【功用】化瘀止血。治支气管扩张症、肺结核及肺脓肿等引起的咯血,效果显著。

阿胶鸡蛋饮

【用药】阿胶6克。

【用法】将其烊化后,加鸡蛋清2个调匀服,每日3次。

【功用】滋阴润燥,止血。治支气管扩张咯血属阴虚肺热者,症见咯血鲜红,乏力,口干,胸中烦热,失眠,脉数。

白及散

【用药】白及适量。

【用法】将其研末,每日2~4克,米汤或凉开水送服,每日3次。

【功用】收敛止血,消肿生肌。治疗支气管扩张咯血。

生西瓜子

【用药】生西瓜子500克。

【用法】将其洗净,水煎取汁,加冰糖适量,代茶常饮,勿间断。

【功用】清肺化痰,止血。治疗支气管扩张咯血属热者。《奇效良方》中有用此单方治咯血,痰内带血丝的记载。

大黄汤

【用药】大黄(酒炒)18克。

【用法】将其水煎取汁,饮服,每日1剂。服药后若大便溏泻次数多,可减少大黄用量。

【功用】清热泻火,止血。治支气管扩张属肺中实热者,症见咯血鲜红,咳嗽声嘶,胸痛胸闷,心烦易怒,大便轻度秘结,舌红苔黄,脉弦涩而数。

荷叶饮

【用药】荷叶适量。

【用法】将其焙干研末,每次6克,米汤送服。

【功用】清热凉血止血。治支气管扩张咯血属热者。《丹溪心法》中有用此单方治咯血的记载。

黄精糖水

【用药】黄精30克。

【用法】将其水煎取汁,调入冰糖适量饮服,每日1剂。

【功用】补脾润肺。用于支气管扩张缓解期属脾肺两虚者。

肺炎

　　肺炎是肺实质的炎症,多由细菌、真菌、病毒、理化因素、过敏因素等引起,临床上有发热、畏寒、胸痛、咳嗽、咯痰、气促等表现。肺炎可按解剖部位分为:大叶性(肺泡性)肺炎、小叶性(支气管性)肺炎、间质性肺炎;按病因分为:细菌性肺炎、病毒性肺炎、支原体肺炎、真菌性肺炎、其他病原体及理化因素所致的肺炎。

竹茹汤

【用药】竹茹9克。

【用药】水煎服。

【功用】清热化痰。治肺热咳嗽、咳吐黄痰。

竹沥

【用药】青竹适量。

【用法】将其置于炭火上烘烤,从无节的一端流出的即为竹沥。每次10~20毫升,每日2次。

【功用】清热化痰。治肺炎咳嗽,吐黄痰。

虎杖汤

【用药】虎杖500克。

【用法】加水5000毫升,煎至1000毫升,每次服50~100毫升,每日2~3次。

【功用】清热解毒。治疗大叶性肺炎,症见肺热咳嗽喘促,咳血,胸痛。

黄连散

【用药】黄连适量。

【用法】将黄连晒干,研粉,每次0.6克,凉开水送服,每日4~6次。

【功用】泻火解毒。治疗大叶性肺炎,症见咳嗽,咯痰色黄,胸痛。

绵大戟

【用药】绵大戟6克。

【用法】药用干品根,放在火边热灰中炮熟。取出研粉,每次用1克,与鸡蛋调匀煎服,每日服2次。

【功用】本方为纳西族民间治疗肺炎的单验方,主要适用于治疗大叶性肺炎。

王不留行根汤

【用药】王不留行根50克。

【用法】将其洗净切碎,水煎取汁,加入适量冰糖服,每日1剂。

【功用】清热润肺,消肿。治肺炎初起。

鱼腥草汤

【用药】鱼腥草 30 克。

【用法】水煎,分 2 次服,每日 1 剂。

【功用】清热解毒。治肺炎,症见肺热咳嗽,痰黄。

黄芩汤

【用药】酒黄芩 30 ~ 60 克。

【用法】水煎服,每 8 小时 1 次,14 天为一疗程。

【功用】清肺化痰。治肺炎,症见肺热咳嗽,痰黄。

大蒜饮

【用药】大蒜 100 克。

【用法】将其去皮捣烂后加温水 200 毫升,浸泡 4 小时,过滤取汁,每 4 小时服 10 毫升。

【功用】辛散肺气,止咳杀菌。治大叶性肺炎。

石莲花

【用药】石莲花全草 120 克。

【用法】加冰糖适量水煎服,每日 2 次,每次 60 克。

【功用】治疗疔疮用本草捣烂敷,每日换 2 次,热病小便不通亦可用本草 60 ~ 90 克煎服。

绣球花叶

【用药】绣球花叶 5 ~ 10 张。

【用法】捣烂绞汁或作煎剂,加食盐或蜂蜜调服,每日数次。

【功用】本方具有清热消炎、降火泻肺的功效。

射干

【用药】射干 20 克。

【用法】用根入药,水煎服,每日 3 次,每日 1 剂。

【功用】本方具有行气化滞、止痛、清肺热、止咳化痰之功。药理实验证明具有抗菌、消炎作用。彝医常用于治疗肺炎。

生香蕉根

【用药】生香蕉根 120 克。

【用法】捣烂绞汁熬温,加食盐少许和服,患儿酌减。

【功用】本方主治肺炎。

蒲公英

【用药】蒲公英适量。

【用法】蒲公英捣碎做成丸药如花生粒大。每日 3 次,每次 2 个。口含溶化,慢慢吞下,以饭后服用为宜。亦可用此丸药粒,加鸡蛋清适量捣匀后敷于胸部。

【功用】本方主治肺炎。

肺脓肿

肺脓肿是由多种病因所引起的肺组织化脓性病变,早期为化脓性炎症,继而坏死形成脓肿,临床以高热、咳嗽和咳大量脓臭痰为特征。本病属中医学"肺痈"范畴。治疗以清热解毒、化淤排脓为大法;结合病程,分别按初期、成痈期、溃脓期、恢复期的不同进行处理。一般来说,初期治疗以清肺散邪为主;成痈期宜清热解毒,化淤消痈;溃脓期应排脓解毒;恢复期以益气养阴为主。

一枝黄花猪肺汤

【用药】一枝黄花15克(鲜品30克)。

【用法】将其与猪肺1具加水炖煮,服汤食猪肺,每日1剂。

【功用】清热解毒,行血止痛。治肺痈,症见咳吐脓痰腥臭。

薏苡仁汤

【用药】薏苡仁300克。

【用法】将其捣碎,水煎取汁,加酒少许调服。

【功用】健脾祛湿,清热排脓。治肺痈成痈期及溃脓期咳吐脓血。《本草纲目》中有单用薏苡仁治"肺痈咯血"的记载。

薏苡根饮

【用药】鲜薏苡根30~60克。

【用法】将其洗净,榨汁,炖热服,每日3次。

【功用】清热排脓。治肺痈咳吐脓血。

芦根汤

【用药】干芦根300克。

【用法】将其用文火煎2次,取汁约600毫升,分3次服完,1~3个月为1个疗程。

【功用】清透肺热,祛痰排脓。治肺脓肿,咯唾脓痰,口渴喜饮。

鱼腥草饮

【用药】鲜鱼腥草100克。

【用法】将其捣烂取汁,用热豆浆冲服,每日2次。

【功用】清热解毒。治肺痈,咯唾脓痰。此为宁波张沛虬老中医介绍的民间验方。该方在初服时可有泛恶感,但能促使患者排出大量脓痰。如连服几次,泛恶感消失,症状亦随之缓解。

生黄芪散

【用药】生黄芪60克。

【用法】将其研细末,每次6克,水煎温服,每日2~3次。

【功用】补肺去毒排脓。治肺痈溃后脓毒未尽,体弱气虚者。《重订严氏济生方》有载此方,名排脓散,治"肺痈,得吐脓后,宜以此药排脓补肺"。

蒲公英猪肉汤

【用药】蒲公英250克。

【用法】取猪瘦肉250克,煨好后入蒲公英同煮约2小时,食肉饮汤(不放盐),每日1剂。

【功用】清热解毒。治疗肺痈初起,发热,咳嗽,痰黄。

露蜂房散

【用药】露蜂房1个。

【用法】在露蜂房口内灌上白蜜后入炒锅内,将蜂房和蜜炒黄,研细末。每服10克,白开水送下。

【功用】祛风止痛,攻毒消肿。治肺痈。

金荞麦根方

【用药】金荞麦根250克。

【用法】将其洗净切碎,加水1250毫升,罐口密封,隔水文火蒸煮3小时,煎成约1000毫升,每次服20~40毫升,每日3次。重者加黄酒与水共煎煮,可增药效。

【功用】清热解毒,化瘀排脓。治肺脓肿。

葶苈子散

【用药】甜葶苈子60克。

【用法】隔纸将其炒至紫色,研细末,每次6克,水煎温服,每日2~3次。

【功用】泻肺平喘,利水消肿。治肺痈,咳呛气急,咯痰色黄,胸满痛属实证者。《重订严氏济生方》有载此方,名葶苈散,治"肺痈喘咳气急,眠卧不得"。

合欢皮汤

【用药】合欢皮25克。

【用法】水煎服,每日1剂,连服数日。

【功用】解郁安神,和血消痈。治肺脓肿,久吐脓血不尽者。《本草纲目》中有用合欢皮水煎服治"肺痈唾浊"的记载。

肺结核

　　肺结核是由结核杆菌所引起的慢性呼吸道传染病。临床主要表现为咳嗽、咯血、潮热、盗汗，身体逐渐消瘦。本病属中医学"肺痨""痨瘵"范畴。治疗应以补虚培元、抗结核为原则，以滋阴为主，火旺者兼以清火，合并气虚、阳虚者宜同时兼顾。

小蓟饮

【用药】新鲜小蓟 100 克。

【用法】洗净捣烂取汁，冲开水服，或水煎 4～5 沸取汤饮之。

【功用】清热凉血，消肿解毒。治肺结核，咳嗽咯血。《医学衷中参西录》谓本品"善治肺病结核，无论何期用之皆宜，即单用亦可奏效"。

大蓟根方

【用药】干大蓟根 100 克。

【用法】水煎，分 2 次口服，每剂加猪瘦肉 30～60 克或猪肺 30 克同煎更好，连服 3 个月为 1 疗程。

【功用】祛瘀消痈。治肺结核。

仙鹤草饮

【用药】鲜仙鹤草 30 克(干品 9 克)。

【用法】加凉开水 1 碗搅拌，榨取汁液，再加入白糖 60 克，顿服。

【功用】化瘀止血。治肺痨咯血。

白及散

【用药】白及 150 克。

【用法】焙干，研细末，每次 3～6 克，每日 3 次。饭后温开水送服。

【功用】收敛止血，消痈敛疮，治肺结核。

蚕蛹散

【用药】蚕蛹适量。

【用法】焙干，研为细末，每次 3～5 克，每日 2 次，温开水送下。

【功用】促进肺结核病灶钙化。适用于肺结核。

大黄丸

【用药】生大黄适量。

【用法】研细末，水泛为丸，每次 2 克，口服 1～2 次。

【功用】清热泻火、止血。治肺结核大量咳血或长期小量咳嗽咯血用其他方法治疗无效者。

黄精汤

【用药】黄精 15 ~ 30 克。

【用法】水煎服或炖猪肉食。

【功用】补中益气,润心肺。治肺结核恢复期,病后体虚。症见于咳嗽无痰,潮热盗汗,神疲乏力,口干舌燥等。

全蝎散

【用药】全蝎 120 只。

【用法】焙干,研为细末,每次 0.6 克,每日 2 次,开水冲服,45 天为一疗程。

【功用】解毒散结。治肺结核。

百部膏

【用药】百部 500 克。

【用法】加水 4000 毫升煎膏。每次 1 匙,每日 2 次,连服 15 日。

【功用】润肺止咳。治肺结核咳嗽。

蜈蚣散

【用药】蜈蚣 3 条。

【用法】去头足焙干,研末,每日 3 次分服。

【功用】解毒散结。治空洞型肺结核。

童便方

【用药】新鲜童便 1 盏。

【用法】服用,每日 3 次。

【功用】滋阴降火,止血消瘵。治肺结核咯血。清末名医唐容川谓"吐血咯血,饮童便,百无不生。"

阿胶方

【用药】阿胶适量。

【用法】研成细末,每次 20 ~ 30 克,每日 2 ~ 3 次,温开水送服,或熬成糊状饮服。

【功用】滋阴润燥,补血止血。治肺结核咯血,对阴虚肺燥者尤宜。

白果饮

【用药】白果仁 10 克。

【用法】加水煮熟,加砂糖或蜂蜜,连汤食,常服用。

【功用】敛肺定喘。治肺结核咳嗽。

金线莲瘦肉汤

【用药】鲜金线莲 30 克(干品 3 克)。

【用法】与猪瘦肉适量共炖,饮汤食肉。

【功用】凉血固肺,消炎解毒。治肺结核。此为福建闽南地区常用中草药验方。

一枝黄花汤

【用药】一枝黄花 60 克。

【用法】加冰糖适量水煎,分 2 次服,每日 1 剂。

【功用】清热解毒,行血止痛。治肺结核咳血。

山药汤

【用药】生山药 120 克。

【用法】水煎当茶频饮。

【功用】补脾,养肺,固肾。治肺结核属脾肺两虚或肺肾两虚者,可作为肺结核病人的辅助疗法。此为著名中医张锡纯的经验方。

紫河车散

【用药】紫河车1具。

【用法】洗净后置瓦上焙干,研为细末,每次3~4克,每日2~3次,黄酒送服。或直接将洗净的紫河车加水炖熟,分2~3次服。

【功用】益气养神,补肾益精。治肺结核属气血两虚或肺肾两虚者。症见虚喘劳嗽,骨蒸盗汗,食少气短。本品久服可增强人体抵抗力。

百合方

【用药】鲜百合2~3个。

【用法】洗净,捣烂取汁,温开水冲服,每日1~2次。

【功用】润肺止咳。治肺结核,咳嗽咯血。

猫儿屎

【用药】猫儿屎30克。

【用法】水煎内服,每日2~3次。

【功用】本方具有清肺止咳、除湿润肺的功能,主治肺结核所致的咳嗽。

玉蜀黍须

【用药】玉蜀黍须60克。

【用法】加冰糖适量煎服。

【功用】主治肺结核。

壁虎粉末

【用药】壁虎适量。

【用法】加黄土或滑石粉同炒至呈黑色,研为细末,每日服1.5~3克,白水送下。

【功用】本方除治肺结核外,还可用以治疗腹膜结核、淋巴结核等各种结核病。治肺结核可配合百合固金汤;治腹膜结核可配合胃苓汤;治淋巴结结核可熬成膏药贴患处。此药服后有的发热,如服时恶心、呕吐者,可装入胶囊服下。

鱼腥草

【用药】鱼腥草60克。

【用法】水煎服,连服15~30天。

【功用】主治肺结核。

黄木耳

【用药】黄木耳12克。

【用法】取鲜黄木耳去净泥沙杂质,晒干备用。水煎服,每日2~3次。

【功用】本方具有滋阴润肺,生津止咳的功用,主治肺结核,虚劳咳嗽,咳血。

麻疹

　　麻疹是由麻疹病毒引起的急性传染病。全年均可发病,但以冬春季节为发病高峰。以儿童居多。临床上以发热、咳嗽、流涕、眼结膜充血、皮肤红色疹点为特征。本病属中医学的"麻疹"范畴。麻疹病程一般分为疹前期、出疹期、疹回期三个阶段。可选用透表、清热、解毒、养阴等治法。

积雪草饮

【用药】鲜积雪草适量。

【用法】捣汁冲开水服。

【功用】清热解毒。治麻疹逾期不出,大热数日,骨节痛,口干眼红,癫狂乱语者。此为福建名老中医汪济美的经验方。

甜酒酿

【用药】甜酒酿60克。

【用法】榨汁,隔水炖温服,服后被盖卧,使其微汗。

【功用】透发麻疹。治麻疹应出不出,或疹出不透者。此为民间验方。浙江名老中医魏泛春经验:甜酒酿能透发白面麻疹(患儿面色苍白,两颧不红)。他认为酒酿甘温,能温暖气血,助消化,和脾胃,使血液温暖,麻疹透达。临床屡用屡效。

金银花汤

【用药】金银花适量。

【用法】炖汤服。外用薄荷叶揉细嫩,调菜油搓患处。

【功用】清热解毒。治麻疹后全身发毒痒痛。此为汪济美的家传方。

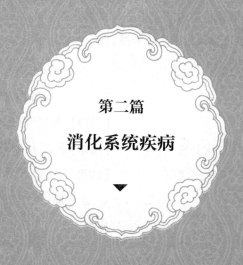

第二篇

消化系统疾病

黄疸

黄疸是由于胆红素代谢障碍而引起血清内胆红素浓度升高所致。临床上表现为巩膜、黏膜、皮肤及其他组织被染成黄色。因巩膜含有较多的弹性硬蛋白,与胆红素有较强的亲和力,故黄疸患者巩膜黄染常先于黏膜、皮肤而首先被察觉。

茵陈

【用药】茵陈 12 ~ 30 克。

【用法】水煎浓汁,每日2 ~ 3 次分服。

【功用】主治黄疸及水肿。忌食荤腥。

凤尾草

【用药】凤尾草 30 克(1 日量)。

【用法】水煎,分 2 次服。

【功用】本药用全草或根。用量干者为 30 克,鲜者可加倍。用法上有水煎(或加白酒适量同煎),或为末,以黄酒送下,或用鲜者洗净捣烂,取汁,调凉开水等量,当茶喝。主治黄疸及水肿。忌食荤腥。

鲜马齿苋

【用药】鲜马齿苋 180 ~ 360 克(1 日量)。

【用法】分 3 次水煎服。

【功用】主治黄疸及水肿。忌食荤腥。

鲜白茅根水煎

【用药】鲜白茅根 60 克。

【用法】水煎,加冰糖少许服。

【功用】又方①干茅根 30 克、鲜茅根 60 克,水煎服,每日 2 次。②茅草花 15 克、冰糖 30 克,开水炖服。主治黄疸及水肿。忌食荤腥。

苦参

【用药】苦参 450 克。

【用法】加水 4000 毫升,煎取 1000 毫升,过滤后,再浓缩煎成 500 毫升,为 5 日量。每日服 100 毫升,分 3 次温服。老年无热者忌用。

【功用】本方用于治疗黄疸兼腹水。

鲜野芹菜

【用药】鲜野芹菜(即石龙芮)30 克。

【用法】将野芹菜捣烂,取少许贴在手脉

内侧,如拇指甲大,次晨即起泡微痛,再把该泡挑破一小孔,即见有黄水流出,水流干,涂以红汞水,外用纱布、药棉包扎固定。

【功用】又方①野芹菜捣烂,取少许敷于上臂外侧,敷此部位一般认为比较妥当。野芹菜一般敷贴 3 ~ 4 小时即起泡,敷贴时间不宜太久。②野芹菜烧灰,取少许凉水调敷,也能起泡。

丁香

【用药】丁香适量。

【用法】焙干,研极细末,每次吸入鼻内 0.3 ~ 0.6 克,流出黄水,3 日后再吸 1 次。

【功用】①有用本药治黄疸患者通身发黄微肿者。②用药棉包裹本药塞鼻内,出黄水,3 日后再塞 1 次。③用甜瓜从小果成长后脱下来的已萎缩的花,干燥后研细末,吸入鼻中。④用黄瓜蒂(焙干)或黄瓜花(阴干)研细末,取少许吸入鼻中,取嚏流黄涕。

生石螺肉

【用药】生石螺肉 60 克。

【用法】先将适量好酒烧热,冲浸石螺肉,饮酒时加些生盐,空腹服 2 次。

【功用】主治溶血性黄疸。

螺丕草

【用药】螺丕草(黄疸草)120 克。

【用法】开水冲炖,分早、晚 2 次服。

【功用】又方①螺丕草 1 握捣汁,和等量蜂蜜冲服。②红管螺丕草捣汁,冲白开水适量饮下。

鸡骨草

【用药】鸡骨草 30 克。

【用法】水煎服。或加瘦猪肉 60 克炖服,或加红枣 4 枚,水煎服亦可。

【功用】本方用于治疗黄疸浮肿者。

郁金

【用药】郁金 30 克。

【用法】研为极细末,每次服 1.5 ~ 3 克,每日 3 次,温开水送下。

【功用】本方用于治疗黄疸,右胁下剧痛者。又方治胆石症黄疸,用郁金 30 克,水煎,分 2 次服,连服数剂。

山栀子根

【用药】山栀子根 30 克。

【用法】水煎服,每日 1 次,饭后服。

【功用】又方治小儿黄疸,用栀子花 5 朵,水煎服。

槐树蘑

【用药】槐树蘑 1.5 克。

【用法】煎汤代茶。

【功用】治黄疸,本药即槐树根上生长的蘑菇。

青瓜蒌

【用药】青瓜蒌 1 个。

【用法】焙干研末,每日 3 次,每次服 6 克,开水送服。

【功用】治黄疸烦渴。

柳枝水煎

【用药】柳枝 12 克。

【用法】水煎服,连服数日。

【功用】又方①用倒垂杨柳枝皮 12 克晒干,水煎去渣,红糖为引,服后出汗,每日 1 次。②治黄疸无汗,用西河柳的枝适量,浓煎,分 2 次服。

枇杷叶水煎

【用药】枇杷叶(刷毛)60 克。

【用法】水煎,分 2 次服。

【功用】又方干枇杷树根 120 克,水煎去渣,加入红糖适量温服,每日 1 次,连服 4 日。治黄疸。

金钱草

【用药】金钱草 90 克。

【用法】水煎服。

【功用】又方①金钱草为末,每次服 9 克,甜酒冲服。②金钱草 1 把,捣烂,加生盐少许,冲开水,澄清后服,连服 3～4 次。治黄疸。

马鞭草

【用药】马鞭草 180 克(生、熟各半)。

【用法】汤剂。水煎服,连服半月。马鞭草用量以 9～160 克不等。还可以用马鞭草水煎后代茶饮,连服2～3 周,或加冰糖 6 克,水煎服。孕妇忌服。

【功用】活血消炎,用于治疗黄疸。

益母草

【用药】益母草 30 克。

【用法】煎浓汁待用。随时饮用,可连用 5～6 日。

【功用】活血消炎,用于治疗黄疸。孕妇忌用。

呕吐

呕吐是胃内容物,甚至胆汁、肠液通过食道反流到口腔,并吐出的反射性动作。可分为三个阶段,即恶心、干呕和呕吐,但有些呕吐可无恶心或干呕的先兆。呕吐是临床常见症状,恶心常为呕吐的前驱感觉,也可单独出现,表现为上腹部特殊不适感。

白萝卜叶

【用药】白萝卜叶适量。

【用法】捣烂取汁,开水送下。

【功用】又方①白萝卜1个,捣碎取汁,加红糖开水冲服。②萝卜用蜜浸煎,细细嚼食。可以治疗反胃呕吐。

土半夏

【用药】土半夏15克。

【用法】土半夏生者有毒,须用水浸泡,每日换水1~2次,尝无麻辣味为度,再用生姜汁(土半夏1000克,用生姜250克)共煮3小时,取出晒干备用。可煎水内服,每次15克,分2次服。

【功用】本方功能和胃健脾、降逆止呕,主治慢性胃炎、胃溃疡呕吐、孕期呕吐。忌用生品。

柿饼

【用药】柿饼1个(切碎)。

【用法】拌干饭蒸熟,连服数日。

【功用】又方①柿饼烧存性,研末,每次服6克,开水送下。治反胃呕吐。②干柿饼60克,捣成泥状,每次服9克,开水送服。治反胃呕吐。

腌干菜

【用药】腌干菜(即鸂里菜,芥菜、冬菜均可)15~30克。

【用法】放在茶杯内,用开水冲半茶杯候温将菜汤分2~3次饮下。

【功用】治疗反胃呕吐。

芭蕉花

【用药】芭蕉花10克。

【用法】将芭蕉花置清酒中浸泡10天后内服,每日3次,每次10毫升。

【功用】本方治疗恶心呕吐,服药期间,忌吃羊肉、鱼肉、鸡蛋和大蒜。

总状蓟

【用药】总状蓟20克。

【用法】以全草入药,水煎服,每日3次,每日1剂。

【功用】本方具有祛风散寒、镇逆止吐、解表之功。用于治疗胃寒、风寒感冒所致之恶心、呕吐有效。亦为彝医特有之验方。

丝瓜藤

【用药】丝瓜藤梢或叶。

【用法】煮汤服。

【功用】主治胃寒呕吐

生姜

【用药】生姜。

【用法】捣汁加少许开水徐徐饮服。

【功用】主治胃寒呕吐。

芦根

【用药】芦根90克。

【用法】切碎,水煎服。

【功用】本方亦治呕吐反胃,小便频数。

灶心土

【用药】灶心土 60 克。

【用法】水煎,取澄清汁服。

【功用】主治反胃。又方灶心土 30 克加炒食盐少许,共研末,以滚开米汤水冲后,待稍温,热饮(勿将沉淀喝下)。

栀子

【用药】栀子 20 粒。

【用法】微炒,水煎服。

【功用】主治胃热呕吐。

乌梅

【用药】乌梅 12 克。

【用法】加冰糖 15 克,水煎服。

【功用】主治反胃。

荷叶

【用药】荷叶 9 克。

【用法】烧存性,研细末,每次服 0.09 克,每日 1 次,连服数日。

【功用】可治溃疡呕吐。

核桃

【用药】核桃 1 个。

【用法】烧存性,研细末。胃寒者,姜汤送下;胃热者,黄芩 12 克煎汤送下;气郁者,黄酒送下。

【功用】又方将核桃打烂,姜汤送下,治虚寒型恶心吞酸。

大蒜

【用药】大蒜 1~2 头。

【用法】烧熟后,用开水冲蜂蜜适量,蜜水送服大蒜。

【功用】可治呕吐。

长豇豆

【用药】长豇豆壳 30 克。

【用法】烧灰为末,开水送服。

【功用】可治呕吐。

生葱头

【用药】生葱头 1 握。

【用法】捣烂,放食盐少许,蒸熟成饼,敷脐中。

【功用】可治呕吐。

糯稻根

【用药】糯稻根 1 把。

【用法】水煎服。

【功用】又方糯米 60 克煮烂,徐徐饮,治久吐伤阴、舌光少寐。

呃逆

　　呃逆是由某种刺激引起膈肌痉挛所致的一种临床表现。以气逆上冲,喉间呃呃连声,声短而频,连续或间断发作为特征。既可单独发生,亦常出现于胃肠神经官能症、胃炎、胃扩张、尿毒症,以及胃、食管手术后等急慢性疾病中。中医也称其为"呃逆",俗称"打嗝"。轻者多可自发自止,不药而愈,重者则宜降气止呃,分寒、热、虚、实施治。若久病重病后期出现呃逆不止者,多示临床危候,需予以高度重视。

生山楂汁

【用药】生山楂适量。

【用法】将其榨汁口服,每次 15 毫升,每日2~3次。一般服 1~3 日可愈。

【功用】消食健胃,宽膈止呃。治疗顽固性呃逆。

丁香方

【用药】丁香 10~15 粒。

【用法】将其细嚼,嚼时有大量唾液分泌,徐徐咽下,待药味尽,将口内药渣吞下。

【功用】温中降逆。治虚寒性呃逆。

连翘心方

【用药】连翘心 60 克。

【用法】将其炒焦煎水服,或服药末,每次 10 克,每日 3 次。

【功用】清心火,止呃逆。治疗各种原因所致之呃逆均有良效。

生姜方

【用药】取新鲜多汁的生姜 1 块。

【用法】将其洗净,切成薄片,放入口中咀嚼,边嚼边咽姜汁,一般嚼 1~3 片后呃逆可止。

【功用】温中止呕。治寒性呃逆。伴有急性口腔炎、咽喉炎者慎用。

柿蒂汤

【用药】柿蒂 4 个。

【用法】将其加适量水煮沸 5~10 分钟,放置温凉后频服。

【功用】降逆止呃。治胃气上逆所致的呃逆、呕哕。

威灵仙蜂蜜汤

【用药】威灵仙 30 克。

【用法】将其与蜂蜜 30 毫升水煎服,胃酸过少者可加食醋少许。

【功用】宣壅通滞。治各种原因所致的呃逆。

砂仁

【用药】砂仁 2 克。

【用法】将其放入口中,慢慢细嚼,将嚼碎的药末随唾液咽下,每日 3 次。

【功用】化湿醒脾,行气止呕。治呃逆属寒湿痰气阻滞者,症见呃逆,脘闷不舒。

人指甲

【用药】剪自己的指甲少许。

【用法】将其塞在烟卷内,烧而吸其烟,呃逆遂即自止。

【功用】止呃。治呃逆。民间使用确有效验。

人参散

【用药】人参 15 克。

【用法】将其研为细末,分 3 次用温开水送服,每日 1 剂。

【功用】补脾益气。治气虚呃逆。

韭菜籽散

【用药】韭菜籽 100 克。

【用法】炒熟,研为细末,每次 1～3 克,温开水送下,每日 3 次。

【功用】温中下气。治疗顽固性呃逆。

韭菜汁

【用药】韭菜 100 克。

【用法】将其洗净,捣烂取汁,加适量酒和匀,顿服。

【功用】温中下气,通利胸膈。治疗顽固性呃逆。

大蒜汁

【用药】大蒜瓣 1～2 个。

【用法】将其去皮,放口中嚼烂成汁,吞服。

【功用】暖脾胃。治呃逆。轻者不必咽下即可见效。

刀豆散

【用药】刀豆(或刀豆壳)适量。

【用法】将其烧灰存性,研为细末,每服 6～9 克,温开水送服,每日 2 次。亦可用老刀豆(或刀豆壳)30 克,水煎服。

【功用】温中下气,益肾补元。治虚寒性呃逆,有效验。《本草纲目》有用刀豆治呃逆的验案。《本草备要》谓刀豆"温中止呃,胜于柿蒂"。

橘皮汤

【用药】橘皮 10～30 克。

【用法】水煎服。

【功用】理气健脾,燥湿化痰,和胃止呕。治寒湿中阻、胃气上逆所致的呃逆。

冰片

【用药】冰片少许。

【用法】将其放入香烟内,点燃,深吸后闭气。

【功用】止呃,治呃逆。民间使用确有效验。

生铁落汤

【用药】生铁落 30~60 克。

【用法】将无锈生铁落置瓦片上烧红,倒入瓷碗中,加入食醋 10~15 毫升,待食醋蒸气升腾后,加温开水 200 毫升,趁温 1 次顿服。

【功用】平肝镇惊。治顽固性呃逆。元气衰败者忌用本方。李晓湘医师用此方治疗顽固性呃逆,屡验。

荔枝散

【用药】荔枝连皮核 7 个。

【用法】将其烧存性,研细末,白开水送服。

【功用】理气散寒,止呃逆。治疗寒凝气滞所致的呃逆不止。《本草纲目》有用此药治呃逆的记载。

皂角

【用药】皂角(去核)适量。

【用法】捣为细末,吸入鼻中少许,至打喷嚏为止。

【功用】治疗吐逆。

枇杷叶

【用药】枇杷叶 30~90 克。

【用法】刷去毛,以水 2 碗,浓煎 1 碗服,渣再煎服。

【功用】治疗吐逆。

腹泻

正常人一般每日排便一次,个别人每日排便 2~3 次或每 2~3 日一次,粪便的性状正常,每日排出粪便的平均重量为 150~200 克,含水分为 60%~75%。腹泻是一种常见症状,是指排便次数明显超过平日习惯的频率,粪质稀薄,水分增加,每日排便量超过 200 克。

大蒜头

【用药】大蒜头 1 个。

【用法】将大蒜头煨熟吃下。

【功用】本方治疗腹泻,类似方很多。每

次用量不等。用法有捣烂冲服;或和饭食、面条、油条之类同吃;或和红糖或烧酒同煮(或泡)服;或烧灰存性,研末以水冲服。

苦瓜藤

【用药】苦瓜藤(阴干碾细)适量。

【用法】成人每次服 6 ~ 9 克。

【功用】本方治疗腹泻。又方①鲜苦瓜根 30 克(干 9 克),水煎代茶饮。②苦瓜水,口服。

水林果根

【用药】水林果根 50 克。

【用法】采其根,洗净切片晒干备用。水煎服,草果为引,每日 1 剂,分 3 次服。

【功用】本方治疗腹泻,疗效显著。

炮姜

【用药】炮姜 30 克。

【用法】捣烂贴于脐上,盖过丹田穴(约长 8 厘米、宽 3 厘米)用布包扎 1 ~ 2 小时。

【功用】此方适用于治疗寒泻。

沙枣

【用药】沙枣 80 枚。

【用法】洗净、捣烂、顿服。每日 2 次,每次 30 克。

【功用】沙枣有收敛止泻、滋补作用,对消化不良性腹泻有效,尤以小儿效果更佳。

苏叶

【用药】苏叶 7 片。

【用法】水煎以红糖 6 克冲服。

【功用】此方适用于治疗寒泻。

益智仁

【用药】益智仁 60 克。

【用法】白面裹,煨为末。另用土炒白术煨肉果,煎汤服下,每次服 9 克。

【功用】此方适用于治疗寒泻。又方益智仁 30 克,煎浓汁服。

松香末

【用药】松香末 3 克。

【用法】敷脐上用膏药盖贴。

【功用】此方适用于治疗寒泻。

板栗刺

【用药】板栗刺适量。

【用法】水煎服,每日 3 次。

【功用】本方适用于治疗水泻。

核桃米

【用药】核桃米 1 把。

【用法】加红糖适量同炒成炭,水煎服。

【功用】本方适用于治疗水泻。

车前子

【用药】车前子(微炒)30 克。

【用法】研为细末,清米饮调服。

【功用】又方治腹痛泄泻。艾叶 1 握,车前叶1握(阴干)。将二叶强切,用水2盏,煎至1盏,去渣入姜汁,再煎一沸,稍热服立愈。主治暴泄注下。

柏树油
【用药】柏树油15克。
【用法】水煎,分3~4次服。
【功用】本方适用于治疗水泻。

油茵陈
【用药】油茵陈。
【用法】成人15克,小儿6克,水煎服。
【功用】本方适用于治疗水泻。

黄瓜叶
【用药】黄瓜叶。
【用法】晒干为末,成人每次服6克,患儿减半,米汤送服。
【功用】主治水泻。又方①黄瓜叶0.15克或9克,为末,冷米汤送服。②黄瓜叶1把烧灰,姜汤送服。③鲜黄瓜叶捣汁,米汤调服,每次服1碗,每日3次。④黄瓜叶切碎,调醋,加鸡蛋煎服。⑤黄瓜根2棵,加少许红糖,水煎服。

棕榈子
【用药】棕榈子3克。
【用法】晒干,研为细末,每日3次,口服。
【功用】本方有温中散寒,收敛固本,消炎杀虫之功用。用于治疗消化不良引起的单纯性腹泻和细菌所致的肠炎、痢疾。

黄鳝
【用药】黄鳝100克。
【用法】将黄鳝去内脏,切段炖服,每日1次。
【功用】以黄鳝入药,汉医首载于《名医别录》。其性大温、味甘,入肝、脾、肾三经,补中益气。彝医以黄鳝入药,见于《献药经》和《明代彝医书》,言其为阴性之药,主要用作调理肠胃,补益肝肺,治疗腹泻日久患者。2~3日即愈。

樟木
【用药】樟木(干者)21克。
【用法】水煎服。渣再煎,每日2次。
【功用】治疗腹泻。又方①樟柴30克,切片,加盐少许,水煎服。②樟树子30克,炒干研末,每日1次,每次服3克。患儿酌减。

棉花根
【用药】棉花根60克。
【用法】水煎服。
【功用】治疗腹泻。

石榴皮
【用药】石榴皮适量。
【用法】研末,每天早晨服6克,白汤下。
【功用】石榴皮一般用以治久泻。同类方较多:①石榴皮4个,煅黄研末,分3日服。治久泻。②石榴皮煅存性为末,每次服 6 克。治水泻不止。③石榴皮 15 ~ 30 克,加红糖适量,水煎服。治脾虚腹泻。④酸石榴 1 个,煅存性,为末,1 日服完。治肠滑久泻。⑤白石榴花 5 朵水煎服。治久泻不止。

五倍子

【用药】五倍子(焙)。

【用法】研末,面糊为丸,如梧桐子大。每次服 5 丸,米汤饮下,每日 3 次。

【功用】治疗腹泻。又方①五倍子研末,开水或茶送服 0.9 ~ 1.5 克,每日 2 次。②五倍子(醋炒 7 次)研末,每次服 3 克,每日 2 次,米汤送下。

马齿苋

【用药】马齿苋 30 克。

【用法】每天 1 剂,水煎液冲蜜糖分 3 次服。

【功用】本方具有消炎、收敛等作用,对腹泻有较好效果。

老枣树皮

【用药】老枣树皮 30 克。

【用法】水煎空腹服,每日 1 剂。

【功用】又方①枣皮 30 克,研末,米糊为丸,每次服 9 ~ 15 克,淡盐水送下。治夜泄。②枣树皮煅存性研末,每次服 9 克,糖水送服。治泄泻。③枣树皮焙黄,研末,每次 9 克,加少量苏打,白水送下,每

日 3 次。治慢性肠炎。

番石榴叶

【用药】番石榴叶。

【用法】将新鲜番石榴叶 1000 克洗净后放入锅中,加水至浸过药面,煎 4 ~ 5 小时去药渣,再浓缩为 1000 毫升。成人量 1 次 10 ~ 30 毫升,每日 3 次。患儿用量酌减。

【功用】治疗腹泻。

大青盐

【用药】大青盐 1000 克。

【用法】将青盐装在口袋内,放在热炕上,患者坐口袋上,每天烧炕 2 ~ 3 次(热一点)。

【功用】治疗腹泻。又方布包热盐敷于腹部。

薏苡仁方

【用药】薏苡仁 30 ~ 60 克。

【用法】将其用文火炒至微黄,水煎服,每日 2 次。

【功用】健脾利湿止泻。治脾虚久泻。

黄连丸

【用药】黄连 250 克。

【用法】将其放入黄酒 2000 毫升中浸泡,以瓦器置甑上蒸至烂,取出晒干,为末,滴水为丸,每次 50 丸,食前温水送下。

【功用】清热利湿。治湿热泄泻。

干荔枝汤

【用药】干荔枝 12～24 枚。

【用法】水煎服。

【功用】健脾生津。治脾虚泄泻。《阅微堂笔记》有干荔枝能治愈久泻之说。名老中医范文甫据此将本方用于脾虚泄泻,果效。

五倍子散

【用药】五倍子适量。

【用法】将其用醋炒,研细末,每次服 3 克,以米汤送服,每日 2 次。

【功用】涩肠止泻。治肠炎久不愈,滑泄不止。

高粱灰包

【用药】高粱灰包适量。

【用法】水煎服。每日 3 次。

【功用】治疗腹泻。

苹果方

【用药】苹果 1～2 个。

【用法】将其烤熟,去皮,蘸红糖少许食用,每次可服 1～2 个,每日 2 次。

【功用】涩肠止泻。治慢性肠炎、过敏性结肠炎以及其他原因引起的慢性泄泻,大便稀溏等。此为山东名老中医刘惠民的经验方。

黄芪茶

【用药】黄芪 50～100 克。

【用法】水煎代茶饮。

【功用】补中益气。治慢性泄泻属中气虚损,不能运化水湿者,症见腹泻日久,每感寒或进食油腻而复发,胃纳不佳,倦怠乏力,苔薄白,脉虚弱。

便血

便血是指血液从肛门排出,大便带血,或全为血便,颜色呈鲜红、暗红或柏油样的一种消化道症状。便血一般见于下消化道出血,特别是结肠与直肠的出血,但偶尔可见上消化道出血。便血的颜色取决于消化道出血的部位、出血量与血液在肠道停留的时间。

酸枣根

【用药】酸枣根 30 克。

【用法】刮去黑皮焙干,用水 1 碗煎至 1 茶杯,温服。如不止,隔 7 天再服 1 剂。

【功用】治便血。又方酸枣根皮 30 克,烧存性研末,每日 3 克,开水送下。

柿饼

【用药】柿饼适量。

【用法】烧炭存性,每次服 6 克。忌食辛辣。方中如再加入地榆炭、槐米炭研末,收效较速。

【功用】各地类似方较多,用量多为每次服 6～9 克,用法各不相同。①烧炭存性为末,用开水、米汤或黄酒冲服;②蒸熟,每天吃 2～3 个,连吃半月。又方柿饼 2 个、菜油或香油 120 克,煎服。治由于大便干燥之便血、肛裂或内痔。

仙鹤草

【用药】仙鹤草 15 克。

【用法】水煎服。

【功用】治便血。又方龙芽草(仙鹤草)根,切碎,同鸡蛋炖服。或水煎去渣,入鸡蛋 1 枚,饴糖 1 匙调服。

黑槐花

【用药】黑槐花 15 克。

【用法】用水适量煎服,连服 2 次。孕妇忌服。

【功用】又方①槐花炭 30 克,研末,每次服 9 克,开水送服。②槐角 12 克,炒锅内炒成黄色,用冷水 120 克煎至 30 克,

空腹服。治妇女大便出血,并治痔疮肛裂出血。③槐蘑(即槐耳)9～15 克(焙黄研面)、红糖 120 克,开水冲服。治肠风下血。

瓦松

【用药】瓦松 9 克。

【用法】烧炭存性,开水吞服。

【功用】治由于大便干燥之便血。

大黄

【用药】大黄 15 克。

【用法】和面炒黑,水煎服。

【功用】又方大黄 9 克、甘草 3 克,水煎服。治便血,或大便热闭、干咳者。

茄子

【用药】茄子。

【用法】经过霜冻的茄子选其细长、色深紫、柔软而子少的,连蒂烧存性研成粉末,每晨空腹服 9 克,用热陈酒送下,连服 1 周左右。

【功用】又方①用煅白茄子研末,空腹陈米汤送下即可。②茄蒂烧存性为末,每次服 9 克,开水送下。③白茄子叶 4 张水煎服。治肠风便血。④茄蒂烧存性,每次服 9 克,米汤饮下。治肠风下血。⑤茄子枝,水煎服。治便前有血。

石榴

【用药】石榴 1 个。

【用法】煅炭存性研末,加红糖适量拌匀,开水送服,每次服 9～12 克。

【功用】又方①白石榴花 7 朵、白冰糖 9 克,水煎空腹服。治肠热下血。②石榴皮炒研末,每次服 9 克。治大便下血。③石榴皮炙醋为末,每次服 6 克,茄根煎汤送下。治便前下血。

小蓟

【用药】小蓟嫩白根 60 克。

【用法】水煎服。

【功用】又方①鲜小蓟 1000 克,捣汁过滤,开水冲服。体弱者慎用。②鲜大蓟根 330 克,烧存性为末,开水冲服。治大小便出血。

酒饼

【用药】酒饼 5 枚。

【用法】炒至黑如炭,研为细末,每晨服 1 汤匙,米汤送服。

【功用】又方酒曲煨为末,空腹用米汤服 9 克。治酒毒便血。

腹痛

　　腹痛多由腹内组织或器官受到某种强烈刺激或损伤所致,也可由胸部疾病及全身性疾病所致。此外,腹痛又是一种主观感觉,腹痛的性质和强度,不仅受病变情况和刺激程度影响,也与多方面因素有关。

金草

【用药】金草 30 克

【用法】水煎服。痛时 1 次服下。

【功用】本方治疗因吸入冷风引起脘腹扭痛,吐、泻、出汗、发热、脉数,严重者抽搐、转筋者,有特效。

绵大戟

【用药】绵大戟 1～2 克。

【用法】药用绵大戟根干品,捣碎水煎服,每日 1 剂,每日服 2 次。

【功用】适用于治疗痰、食、水聚积于里的实证腹痛,虚弱者不宜用。孕妇忌服。

杉木鱼

【用药】杉木鱼1条。

【用法】将杉木鱼没入酒中死后,取出晾干、研末,每次10克,温开水送服,腹痛时服。

【功用】下腹气痛泛指肝气痛,胃肠气痛,疝气痛等。本方具有行气止痛的功效,止痛快。此法中医未载,为彝医的独特经验。

鸡蛋黄

【用药】鸡蛋黄2个。

【用法】鸡蛋黄放小勺内,炼取油服。本方也可治宿食腹痛。

【功用】本方用于治疗小儿腹痛。

茴香根

【用药】茴香根9克。

【用法】水煎服。

【功用】本方用于治疗小儿腹痛。

茶油

【用药】茶油。

【用法】少许点在脐上,外以火罐拔之。

【功用】本方用于治疗小儿腹痛。

台乌药

【用药】台乌药3~6克。

【用法】水煎顿服。

【功用】本方用于治疗小儿腹痛。

野花椒

【用药】野花椒1.5~3克。

【用法】将成熟的果实晒干,再将果皮与种子分开,将花椒煎水内服,每日1~3次。

【功用】野花椒具有温中散寒,止痛的功效,主治胃腹冷痛、呕吐、寒湿泻痢。为西藏地区常用草药,疗效颇佳。

吴茱萸

【用药】吴茱萸3~6克。

【用法】研末,口嚼开水送服。

【功用】治疗腹痛。又方①吴茱萸9克、细辛3克,水煎服。②吴茱萸9克(研末),姜汁冲服。③吴茱萸、荜茇各6克,研末调开水服。

牛膝

【用药】牛膝90克。

【用法】用好烧酒300克浸泡,封好,熬至60克,饮后吐出恶物则有效。

【功用】用于治疗腹坚如石,痛如刀割者。又方牛膝60克,水煎服。

白芍

【用药】白芍45克。

【用法】水2碗煎8分,饭后服之有效。

【功用】又方①白芍30克、全当归12克,水煎服。治腹痛。②白芍6克、厚朴3克,共研末,开水送服。治心腹冷痛。

③芍药、枳实各等份,炒黄研末,每次服6克,开水送下。治胸腹痛。

毛诃子

【用药】毛诃子2～3克。

【用法】研为细末,煎汤取汁,内服,每日3次,每次服1/3。

【功用】本方对湿热所致腹痛、口苦、逆食等症,有较好的疗效。

腹胀

　　腹胀,病症名,出《灵枢·玉版》《灵枢·水胀》等篇。即腹部胀大或胀满不适。可以是一种主观上的感觉,感到腹部的一部分或全腹部胀满,通常伴有相关的症状,如呕吐、腹泻、嗳气等;也可以是一种客观上的检查所见。

牛胆汁

【用药】牛或猪的新鲜胆汁。

【用法】以小量冲服为宜,每次0.25～1毫升,每日数次服用。

【功用】主治消化不良,慢性胃炎。

嫩干葫芦子

【用药】嫩干葫芦子(烧存性)。

【用法】研为细末,温酒或白水送下,每次6克。

【功用】又方①莱菔子炒,研细面,曲糊为丸,每次服3克,每日2次,白水送下。②莱菔子、大麦芽各21克,水煎服。治腹胀闷饱。③冬天取萝卜叶晾干,用时加水浓煎服。治夏秋间胸腹不宽。④生萝卜捣汁1杯喝下。治食积。

砂仁

【用药】砂仁30克。

【用法】浸入萝卜汁内,拌干研细末。每次服4.5克。

【功用】用于治疗气虚腹胀。

姜

【用药】姜15克。

【用法】以鲜根茎入药,水煎服,每日3次,每日1剂。

【功用】本方入脾胃,散风寒,止吐止泻。主治胀满、泄泻。临床治疗急性菌痢有效,彝医用于治疗腹泻,疗效肯定。

观音竹

【用药】观音竹 30 克。

【用法】水煎服。

【功用】主治食积腹胀。

柞木

【用药】柞木 500 克。

【用法】柞木烧灰存性,和红糖拌匀,每晨空腹服 9 克,温开水送下。

【功用】用于治疗气虚腹胀。

山楂炭

【用药】山楂炭 24 克。

【用法】开水冲服 12 克,连服数次。

【功用】用于治疗食积腹胀。又方生山楂 45 克、灯心草 4.5 克,水煎服。治食积痛。

火硝

【用药】火硝 3 克。

【用法】用膏药 1 张贴脐部。或用布袋放火硝固定腹部。体弱者禁用。

【功用】主治小儿腹胀。

肉桂

【用药】肉桂适量。

【用法】研末,和饭为丸如绿豆大。每次服 1.5 克,开水送下。本方宜用于治疗食瓜果腹胀痛者。

【功用】主治食积腹胀。

鸡内金

【用药】鸡内金 5 克。

【用法】取干品以火烤黄研末,开水送服,每日 3 次。

【功用】佤族民间常用其治疗消化不良、腹部胀满,大人小孩均可服用。

余甘子

【用药】余甘子 2~3 克。

【用法】研为细末,煎汤取汁,内服,每日 3 次,每次 1/3。

【功用】本方可消积健脾、生津止咳,用于治疗血热、肝胆病、口干、消化不良等。

刀豆

【用药】刀豆 10 粒。

【用法】水煎服,以冰糖为引,每日 1 剂,每日服 2 次。

【功用】此为白族人民治腹胀呃逆的土方法,药虽简单,却有疗效。

嫩花椒

【用药】嫩花椒。

【用法】泡入咸菜缸内,泡熟后当咸菜食。

【功用】多食气从上散,胀可除根。此方为辛酸两和法,能健胃杀虫。

草豆蔻

【用药】草豆蔻 30 克。

【用法】研末,每次服 1.5～3 克,以生姜 3 片、木瓜 6 克,煎汤送下。对治疗寒邪郁滞,消化不良有效。热证不宜用。

【功用】又方草果 3 个,纸包水泡,火煅焦,研细末,水冲服。治胃积不食。

酒药

【用药】酒药(小的 1 个,大的半个)。

【用法】取酒药 1 粒(小的),研成细末,开水冲服,每日 2 次,每隔 4 小时服 1 次。

【功用】又方①酒曲或麦曲适量,水煎服。②酒药 2 个、干面 30 克,为细末炒焦,白开水调服,治食积。

蛤蟆

【用药】蛤蟆 1 个。

【用法】将腹剖开贴脐部。

【功用】主治小儿腹胀。

腹水

　　腹水指腹腔内游离液体的过量积聚。在正常状态下腹腔内约有 50 毫升液,对肠道起润滑作用。在任何病理情况下导致的腹腔内液量增加超过 200 毫升即称为腹水。腹水是许多疾病的一种临床表现。

蝴蝶花

【用药】蝴蝶花根捣汁 30 克。

【用法】冲陈酒清晨空腹时服。本方服后不久腹痛泻下,约泻 6～10 次,泻出为稀水,泻后精神疲乏者,预后较差,泻后食欲增加者,预后较好,1 周后可再服 1 次。

【功用】蝴蝶花药力峻猛有毒,虚者禁用,用时宜慎。又方蝴蝶花根、茅根、生姜各 120 克,再用饴糖 120 克共捣汁,炖化分次调服。

鲜射干花

【用药】鲜射干花适量。

【用法】预藏阴干,取适量水煎服。

【功用】消肿去腹水。又方鲜射干根 500 克,捣烂取汁开水冲,分数次服。

芫花

【用药】芫花 3 克。

【用法】醋炙存性为末,成人 0.9～1.5 克。

【功用】服后泻下,有消肿作用,如未消,

数日后再服,不可连服。

瘪花生

【用药】瘪花生不拘量。

【用法】水煎服。

【功用】消肿去腹水。又方花生米(连皮)、赤小豆 120 克,水煎服,亦可加适量糖同服。

鲜杉树皮

【用药】鲜杉树皮(刮去粗皮)120 克。

【用法】水煎服。

【功用】去腹水。又方杉木节、生橘叶各 250 克,大腹皮、槟榔各 60 克,放于大罐内,加水浓煎后,取汤服 1 大碗。1 小时后,如腹中不响不泻,再取 1 碗服。

苦参

【用药】苦参 450 克。

【用法】用清水 4000 毫升,煎至 1000 毫升,过滤后,再煎缩成 500 毫升,分 5 日服,每日服 3 次,每次 30 毫升,至腹水消退为止。服药时忌盐,愈后仍忌盐 30 天。

【功用】本方适用于治疗腹水。又方①苦参 450 克、赤小豆 150 克,先将小豆加水少许,浸至出芽后,晒干研末。苦参加水 4000 毫升,煎至 1000 毫升后,再如前法煎取 2 次,前后 3 次所煎药液 3000 毫升,混合文火浓缩为 500 毫升,将赤小豆粉和浓缩液各分为 5 份,每日混合服 1 份,服至全消为止。②苦参 1000 克、黑丑 500 克、白丑 1500 克,以水 3000 克煎取浓汁 1500 克,去渣,再加适量白蜜收成膏。每日 3 次,每次服 30 克,饭前开水送下,服后有点作泻,忌食盐。

柚子皮

【用药】柚子皮适量(煅灰存性)。

【用法】研末,冲开水服。

【功用】去腹水。

咯血

　　咯血是指喉部以下的呼吸器官出血,经咳嗽动作从口腔排出。咯血首先须与口腔、咽、鼻出血鉴别。口腔与咽部出血易观察到局部出血灶。鼻腔出血多从前鼻孔流出,常在鼻中隔前下方发现出血灶,诊断较易。有时鼻腔后部出血量较多,可被误诊为咯血,如用鼻咽镜检查见血液从后鼻孔沿咽壁下流,即可确诊。大量咯血还须与呕血(上消化道出血)相鉴别。前者常有肺结核、支气管扩张、肺癌、心脏病等病史,出血前有咳嗽、喉部痒感、胸闷感,咯出血液为鲜红色,混有泡沫痰,一般无柏油样便;后者常有消化性溃疡、肝硬化等病史,出血前有上腹部不适、恶心、呕吐等症状,呕出血液为棕黑色或暗红色,有时为鲜红色,混有食物残渣、胃液,有柏油样便,可在呕血停止后仍持续数天。

柳花

【用药】柳花适量。

【用法】将柳花用文火炒干,研细末内服,每日 3 次,每次 4 克,用煮米汤冲服。

【功用】本方治肺病吐血,无副作用,可作食用。

槐花

【用药】槐花45 克。

【用法】炒黑或烧存性,研末,每次服6~9 克,开水冲服。

【功用】又方①治咯血失音,槐花晒干,泡茶饮。②鲜槐角(成熟者佳)1000 克,加水熬成膏,每次服15 克,每日 2 次,治肺病吐血。

白山茶花

【用药】白山茶花30 克。

【用法】水煎加糖服,连服 1 周。

【功用】主治劳伤咯血、刀伤出血等。

琉璃草

【用药】琉璃草100 克。

【用法】以琉璃草100 克泡 500 毫升酒,每日 3 次,每次服25 毫升。

【功用】本方功在清肺化痰、止血生肌、止咳。主治劳伤咯血、刀伤出血等,疗效可靠。

鲜大蓟

【用药】鲜大蓟 500 克。

【用法】捣烂,用白布包好,榨取药汁(如无鲜者,可用干的 30 克,研成细末替代)。加白糖适量,冷开水送服。轻者 1 剂,重者数剂。孕妇忌用。

【功用】对吐血、衄血、尿血、便血、九窍出血均可适用。

鲜茅根

【用药】鲜茅根60~90 克。

【用法】水煎服。

【功用】又方①用白茅根 1 把,捣汁服。②白茅花60~120 克,水煎服。③白茅花15 克、白及 9 克,水煎服治咳嗽吐血。

马勃

【用药】马勃(研末)适量。

【用法】每次服 3 克,开水送服。

【功用】主治咯血。

芥菜饮

【用药】鲜芥菜梗适量。

【用法】捣汁,冲开水徐徐饮下。如无鲜

的,干者水煎服亦可。

【功用】又方治肺出血,用鲜芥菜叶1握,捣汁1小杯,冲开水服下。

百草霜

【用药】百草霜9克。

【用法】加水适量煎取1小碗,澄清,1次或分2次服完。

【功用】本方治疗咽炎、扁桃体炎、慢性咳嗽、咯血,均有良好效果。

血余炭

【用药】血余炭适量。

【用法】研极细末,每次服3~6克,开水调服。

【功用】本方治疗咯血。

藕

【用药】藕15~30克。

【用法】水煎服。

【功用】又方治咳嗽吐血,藕节9个,冬桑叶、白茅根(去心)各15克,水煎代茶饮。

陈棕榈皮

【用药】陈棕榈皮。

【用法】烧存性,研细末,每次服9克,温开水送下,患儿酌减。

【功用】治咳嗽吐血。

地榆

【用药】地榆30克。

【用法】水煎分4次凉服。

【功用】本方亦治胃出血。又方治咳血用地榆、甘草各12克,煎水200毫升,分2次服。

桂圆核

【用药】桂圆核适量(煅炭,研细)。

【用法】内服。外用亦可止血。

【功用】治咯血。

茜草根

【用药】茜草根15~24克。

【用法】水煎服。如无瘀滞者勿服。

【功用】又方用茜草500克,研细末,入生蜜1000克和为膏,每日蒸晒1次,九蒸九晒,每日清晨服2~3汤匙,水冲服。

旱莲草

【用药】旱莲草30克。

【用法】鲜品洗净切细,水煎内服,每日3次,每次1剂。

【功用】本方治疗急性呼吸道出血效果很好,连服无毒副作用,止血后可停药。

蒲黄炭

【用药】蒲黄炭60克。

【用法】每次服9克,冷开水送服。

【功用】治咯血。

仙人掌根

【用药】仙人掌根60克(切片)。

【用法】加白糖30克,水煎,饭后服。

【功用】治咯血。本品药性猛烈,使用需注意。

白及

【用药】白及 60 克（研极细末）。

【用法】空腹每次服 3 ~ 9 克，开水送下，每日 2 次。禁酒、烟、辛辣、香燥、房事。

【功用】又方①白及末 9 ~ 15 克，加冰糖炖服，治胃溃疡出血。②白及 30 克，枇杷叶（去毛、蜜炙）、藕节、阿胶（蛤粉炒珠）各 15 克，共为细末，生地黄浓煎取汁泛丸，每丸重 3 克，每次用 1 丸，嚼化。治咯血。

柳树花

【用药】柳树花（以未开放者佳）适量。

【用法】焙干研末，每次用 6 克，糯米汤冲服。

【功用】治咯血。

急性胃炎

急性胃炎是指多种原因引起的急性胃黏膜炎症。临床以上腹部不适、疼痛、食欲减退、恶心、呕吐为特征。病因多与酗酒、刺激性食物、寒凉刺激以及药物有关。本病以起病急、病程短、预后佳为特点，属中医学"胃痛""胃脘痛""呕吐"范畴。可选用疏肝理胃、降逆和胃、温胃散寒、清泻胃热、消食导滞等法治之。

云木香饮

【用药】云木香适量。

【用法】将其用温水磨浓汁，入热酒调服。

【功用】行气止痛，健脾消食。治脾胃气滞，脘腹胀痛。

佛手茶

【用药】佛手 6 克（鲜品 12 ~ 15 克）。

【用法】水煎服，或用开水冲泡代茶饮服。

【功用】疏肝行气，和胃止痛。治急慢性胃炎属肝胃气滞者，症见脘腹胀满，胃痛纳呆，胁痛。

鸡内金散

【用药】鸡内金适量。

【用法】将其焙干研细末，每次 1 ~ 2 克，白糖水送服，每日 3 次。

【功用】消食健脾。治食积胃脘痛。症见胃脘胀痛，嗳腐吞酸，或呕吐不消化食物。

沉香粉

【用药】沉香粉 2 克。

【用法】将其用黄酒 60 毫升煎煮,1 次顿服。

【功用】行气降逆,温中止痛。对一般胃痛均有良效,对胃寒气滞者尤其适宜。湿热及阴虚胃痛者禁用。

金橘茶

【用药】金橘饼2~3个。

【用法】将其用开水冲泡代茶饮服。

【功用】疏肝行气,和胃止痛,消食化痰。治肝胃气滞引起的胃脘胀痛,胁痛,嗳气以及食滞胃痛。

枳实汤

【用药】枳实6~9克。

【用法】将其炒至微黄,加水煎服,每日1剂。

【功用】行气除痞,化痰消积。治饮食积滞或胃肠气滞所致的胃脘胀痛。

蒲公英汤

【用药】蒲公英全草15克。

【用法】将其水煎2次,入酒酿1匙,混合后分3次服完。或将其炒黄研末,每次服1~3克。

【功用】清热解毒,散滞气,健胃。治急慢性胃炎、消化性溃疡有热者。据清·王洪绪《外科证治全生集》所载,本品"炙脆存性,火酒送服,疗胃脘痛"。

木蝴蝶散

【用药】木蝴蝶 20~30 张。

【用法】将其焙干研细末,每次 1.5~3克,黄酒调服。

【功用】疏肝理气,和胃止痛。治肝胃气痛,腹胀、痞满。《本草纲目拾遗》有用此药治肝气痛的记载。

酱油水

【用药】酱油适量。

【用法】冲开水饮服。

【功用】止呕。治伤酒呕吐及妊娠呕吐。此为浙江名老中医魏长春介绍的经验方。《随息居饮食谱》谓酱油能"治胎气上冲及虚逆呕吐"。

白豆蔻散

【用药】白豆蔻3克。

【用法】研末,酒送服。

【功用】行气化湿,温中止呕。治急性胃炎属脾胃虚寒者,对胃寒湿阻气滞,症见胃寒呕吐,胸闷不畅,脘腹胀痛等症者尤其适宜。

向日葵根散

【用药】向日葵根适量。

【用法】洗净晒干,研成粉末,每次3克,温开水冲服,每日2次。

【功用】行气止痛。治急性胃炎胃痛。

橘皮汤

【用药】橘皮70克。

【用法】加水 600 毫升,煮取 200 毫升,去渣,顿服,每日 1 剂。

【功用】理气健脾,和胃止痛。治酒食所伤,中焦气滞,胃脘痞塞胀闷,呕吐吞酸,或突然失声,声嘶不出。

山楂汤

【用药】山楂 12 克。

【用法】炒焦,水煎服。

【功用】消食健胃,行气散瘀。治伤食所致的脘腹胀满疼痛、呕吐。对因肉食所致者尤其适宜。

淡豆豉饮

【用药】淡豆豉 15 克。

【用法】加温水浸泡 10 分钟,急煎取汁约 100 毫升,顿服。

【功用】消食健胃,止胃痛。治急性胃痛。

慢性胃炎

　　慢性胃炎是指不同病因引起的慢性胃黏膜炎性病变。根据病理组织学改变和病变在胃的分布部位,结合可能病因,将慢性胃炎分为慢性浅表性胃炎、慢性萎缩性胃炎和特殊类型胃炎三类。临床上常有上腹部不适、疼痛、食欲减退、恶心、呕吐、嗳气等消化不良症状。本病属中医学"胃痛""胃脘痛""胃痞"范畴。可选用疏肝理胃、温胃散寒、清泻胃热、消食和中、化瘀通络、滋阴益胃、温补脾胃等法治疗。

枸杞子方

【用药】宁夏枸杞子适量。

【用法】洗净,烘干,打碎分装,每日 20 克,分 2 次空腹嚼服,2 个月为 1 个疗程。

【功用】滋阴养血。治慢性萎缩性胃炎属胃阴不足者,症见胃脘隐痛,饥不欲食,口干不思饮,苔少舌红,脉弦细。现代名中医朱良春先生临床常选用此方,

恒收佳效。

蚕蛹粉

【用药】蚕蛹适量。

【用法】焙干研粉,每次 1.5～3 克,每日 2 次。

【功用】《医林纂要》说此药能"和脾胃,祛风湿,长阳气"。现用于治疗慢性胃炎、胃下垂,效果很好。

延胡索散

【用药】延胡索适量。

【用法】研末，每次服2克，每日3次。

【功用】活血行气止痛。治慢性胃炎属气滞血瘀者，症见胃痛，胁肋胀痛或刺痛。

威灵仙汤

【用药】威灵仙30克。

【用法】水煎，去渣取汁，加生鸡蛋（去壳后搅匀兑入）2个，红糖适量，共煎成蛋汤，温服。

【功用】通络止痛。治胃寒痛偏寒者，症见胃痛，暖气呕恶，喜暖畏寒。成人一般服1剂，约过半小时可止痛。痛止勿再服。凡溃疡性疼痛者禁用。

砂仁酒

【用药】砂仁50克。

【用法】炒研细末，装入小布袋，用白酒500毫升，浸泡15～20天，日服10毫升，连服数日。

【功用】行气调中，和胃醒脾。治慢性胃炎属脾胃气滞，中焦湿阻者，症见胃脘胀痛，食欲不振，或胃脘冷痛。

乌药汤

【用药】乌药6～9克。

【用法】水煎服。

【功用】行气散寒止痛。治慢性胃炎属寒郁气滞者，症见脘腹胀痛，胁痛。

白豆蔻散

【用药】白豆蔻适量。

【用法】研末，每次3克，黄酒适量送服。

【功用】行气温中，开胃消食。治慢性胃炎属寒湿阻滞者，症见胃脘冷痛，脘腹胀满，呕吐，不思饮食等症。

肉苁蓉散

【用药】肉苁蓉适量。

【用法】晒干研末，每次服5克，每日3次。

【功用】补肾阳，益精血，润肠道。治慢性浅表性胃炎属水亏火旺，肝气犯胃者，症见胃脘部灼热疼痛，纳少不知饥，舌质红微干，苔薄白，脉弦数。

五味子方

【用药】五味子100克。

【用法】研末冲服，每次3克，每日3次，20天为1个疗程。

【功用】收敛固涩，益气生津。治萎缩性胃炎。

栀子散

【用药】栀子适量。

【用法】炒焦，研末，每服3克，开水送下。

【功用】清热泻火。治慢性胃炎属热者。症见胃脘灼痛，口干，舌红苔黄，脉数。

三七粉

【用药】三七3克。

【用法】研粉,开水冲服。

【功用】活血化瘀,消肿止痛。治慢性胃炎属血瘀者,症见胃脘刺痛,痛有定处,拒按,舌紫暗,脉涩。

鲜佩兰叶

【用药】鲜佩兰叶30克。

【用法】洗净泡开水代茶饮。

【功用】芳香化湿。治胃炎,消化不良。此为江苏名老中医徐景藩的经验方。

艾叶方

【用药】艾叶3克。

【用法】研末,用开水送下。也可用淡盐水略炒后,水煎服。

【功用】温经散寒止痛。治胃痛久而不愈,痛时喜按,得热则痛减。

荔枝核散

【用药】荔枝核适量。

【用法】烘干后研为细末,每次6克,黄酒或温开水送服,每日3次。

【功用】温中理气止痛。治慢性胃痛,对气滞偏寒者尤其适宜。一般用药2~4次后即可止痛或治愈。

煅牡蛎散

【用药】煅牡蛎60克。

【用法】研末,每次3克,饭前温开水送服,每日2~3次。

【功用】制酸止痛。治慢性胃炎,胃溃疡,胃酸过多,胃脘疼痛。

肠炎

急性胃肠炎是指胃肠黏膜的急性炎症,多因进食被细菌及其毒素污染的食物而引起。多在夏秋季节发病。临床表现为急性发作的上腹部疼痛、呕吐、腹泻,可出现发热、烦躁、口干,严重者可出现失水或电解质紊乱的症状,甚至出现休克。本病属中医学"呕吐""泄泻""霍乱""腹痛"等范畴。可选用清热利湿、散寒燥湿、和胃化浊、消食化滞、降逆和胃等方法治疗。

鲜鱼腥草

【用药】鲜鱼腥草120克。

【用法】用凉开水洗净,捣烂,以温开水(可加白糖调味)送服,4小时后见效,每

6 小时服 1 剂,连服 3 剂。

【功用】适用于治疗急性肠炎。

枫树叶

【用药】枫树叶适量。

【用法】加水煎枫树叶至水减半,呈绿黑色即成。每次服量:1 ~ 5 岁 1.5 ~ 9 克;5 ~ 10 岁 9 ~ 15 克;10 ~ 15 岁 15 ~ 30 克;15 岁以上 30 ~ 60 克。每日 3 次。为减少苦味,可加适量白糖或甘草水。

【功用】适用于治疗急性肠炎。

仙人掌根

【用药】仙人掌根 60 克。

【用法】捣烂,炒热(以不会烫伤皮肤为度),敷脐周围。

【功用】用于治疗小儿吐泻。

青梅

【用药】青梅 1000 ~ 1500 克。

【用法】洗净去核,捣烂榨汁,用布滤过,以陶瓷盆盛放(禁用金属盆盛放),然后放日光下晒干,至稠厚如饴状,待冷即凝固如胶,或放炭火上,蒸发其水分亦可,凝固如胶后可用大口瓶装贮待用。成人每次服 3 克,患儿每次服 1.5 克,每日 3 次,均饭前服。用作治疗,用量稍加大即可。

【功用】适用于治疗急性肠炎。

食盐熨腹背

【用药】食盐适量。

【用法】炒热,用布裹熨腹背部位。

【功用】适用于治疗急性肠炎。

新鲜嫩藕

【用药】新鲜嫩藕约 1000 ~ 1500 克。

【用法】捣烂榨汁,用滚水冲服。

【功用】治热证绞肠疼痛。

艾叶

【用药】艾叶 1 握。

【用法】艾叶放锅内加烧酒炒热,用布包熨肚脐上,冷则烘。

【功用】治疗肠炎。

萝卜叶饮

【用药】萝卜叶适量。

【用法】放瓦屋上,日晒夜露 1 个月左右,用时将它收回洗净,每次用 30 ~ 60 克,煎水代茶饮用。

【功用】类似方较多,主治腹泻、水泻等,用法尚有①取萝卜叶 6 克,晒干研末,开水调服;②冬季采的萝卜晒干,水煎服。

葱白

【用药】葱白适量。

【用法】炒热熨脐。

【功用】治疗肠炎。

食盐

【用药】食盐 1 小杯。

【用法】将盐放锅内炒热后,以冷水淬,取水顿服;如此2 ~ 3 次。

【功用】治疗肠炎。

杉木

【用药】杉木 60 克。

【用法】将杉木切片,水煎服。

【功用】治疗肠炎。

晚蚕沙

【用药】晚蚕沙 30 ~ 60 克。

【用法】水煎服。

【功用】治疗肠炎。

鲜仙鹤草

【用药】鲜仙鹤草(又名龙芽草)90 克。

【用法】水煎服。

【功用】治疗肠炎。

生松毛

【用药】生松毛 120 克。

【用法】捣烂,加水 500 克煎浓汁,分 2 次服。1 小时服 1 次。

【功用】治疗肠炎。

生麻叶

【用药】生麻叶 120 克。

【用法】将药揉碎后开水冲,出味后服药汁。

【功用】又方用苎麻嫩叶 12 克、生盐各 6 克,将叶洗净捣烂取汁,和盐用开水冲服,治热证绞肠疼痛。

蒲公英汤

【用药】蒲公英 60 克。

【用法】水煎 3 次。每次 10 ~ 15 分钟,取汁 1000 毫升。加少量红糖或白糖调味,频频饮服。

【功用】清热解毒。治急性胃肠炎,腹痛、腹泻属热者。

鲜藿香叶

【用药】鲜藿香叶 1 把。

【用法】捣汁,开水冲服。

【功用】又方①藿香 30 克,水煎服。②藿香 9 克、陈皮 15 克,水煎服。③藿香、陈皮各 6 克,研细末,分 2 次开水送服,隔 2 小时服 1 次。④藿香、陈皮、香薷各 6 克,水煎服。

鲜藕汁

【用药】鲜藕 1000 ~ 1500 克。

【用法】捣烂取汁,用温开水冲服。

【功用】健脾开胃,解渴除烦。治急性胃肠炎。

大蒜饮

【用药】大蒜 9 克。

【用法】去皮,加盐适量捣烂,温开水冲服,日服 2 ~ 3 次。另用大蒜适量捣烂,外敷肚脐和足心。

【功用】解毒杀菌。治急性胃肠炎,腹痛,腹泻。本品善治因饮食不洁所致的急性腹泻。

伏龙肝汤

【用药】伏龙肝100克。

【用法】水煎,饮上层清水。

【功用】温中止呕。治疗急性胃肠炎,泄泻次数不多,呕吐恶心较重,以急性胃肠炎属中焦虚寒者尤其适宜。伏龙肝即灶中土,年份久者为佳。

山楂糖水饮

【用药】焦山楂75克。

【用法】水煎取汁,白糖50克冲服,并饮茶杯余。

【功用】消食化积。治急性胃肠炎属食滞胃肠者,症见肠鸣腹痛,吐泻频作,吐物酸臭,纳呆,舌淡红,苔垢浊或厚腻。

鸡血藤汤

【用药】鸡血藤60克。

【用法】加水600毫升,煎至200毫升,分2~3次服,每日1剂。

【功用】补血活络。治急性肠炎。

酒蒸黄连丸

【用药】黄连250克。

【用法】将其放入黄酒2000毫升中浸泡,以瓦器置甑上蒸至烂,取出晒干,研为末,滴水为丸如梧子大,每次50丸,食前

温开水送服。

【功用】清热利湿。治急性胃肠炎属湿热者,症见腹痛即泻,泻下急迫,肛门有灼热感,恶心呕吐,烦热口渴,小便短赤,舌红苔黄腻,脉滑数。《丹溪心法》有用此方治湿热泄泻的记载。

蚕沙汤

【用药】蚕沙30~60克。

【用法】水煎服。

【功用】祛风除湿,和胃化浊。治急性胃肠炎属湿浊内阻者,症见腹痛,吐泻,舌淡红,苔白腻,脉濡缓。对兼有腓肠肌痉挛者尤其适宜。

藿香饮

【用药】藿香10~30克。

【用法】水煎服。

【功用】芳香化湿,和胃止呕。治急性胃肠炎属湿浊犯脾者,症见大便清稀,腹痛肠鸣,脘闷食少,口淡不渴,舌淡红,苔白腻,脉濡缓。

番石榴叶汤

【用药】番石榴嫩叶10片(小儿3~5片)。

【用法】水煎服,每日2次。

【功用】燥湿健脾止泻。治急性胃肠炎,对腹泻为主者有良效。

消化性溃疡

　　消化性溃疡是指胃、十二指肠等处发生的慢性溃疡。临床表现为慢性周期性并有节律性的上腹部疼痛,常伴有泛酸、嗳气、消化不良等表现。本病属中医学"胃脘痛"范畴。可选用散寒止痛、消食导滞、疏肝清中,温胃补虚、养阴益胃、化瘀和络等方法治疗。

地龙粉

【用药】地龙适量。

【用法】将其焙干研粉,每次2克,每日3~4次,饭后1小时服。服4次者,每晚睡前加服1次。

【功用】平肝止喘,解痉通络。治消化性溃疡。

砂仁散

【用药】砂仁适量。

【用法】将其研为细末。第1疗程(第1~7日)每日3克,分2次口服;第2疗程(第9~15目)每日1.5克,1次口服。疗程之间停药1日。

【功用】化湿醒脾,行气和胃。对虚寒型胃、十二指肠溃疡的胃脘痛、腹胀、嗳酸症状有显著疗效。

白鲜皮粉

【用药】白鲜皮适量。

【用法】将其研为细粉,每次服5克,每日2次。

【功用】清热燥湿。治消化性溃疡属热者。

生姜汤

【用药】鲜生姜50克。

【用法】洗净切碎,加水300毫升,煎30分钟。每日3次,2日服完。

【功用】温中散寒止呕。治胃、十二指肠溃疡呕吐胃痛属寒性者。

地龙液

【用药】活地龙1000克。

【用法】上药置净水中约2小时,待其将腹中泥粪排净后,取出洗净,放入盆内,用白糖500克撒入拌匀,其体液即迅速渗出,经1~2小时后,以纱布滤出取液,至滤不出时再加少许清水冲滤,可以得到液体700~1000毫升。将所得到的液体高压消毒,置冷处或冰箱内待用。每次服 30~40 毫升,每日 3~4 次,于饭前 1 小时加温服用,服后立即向病变部位侧卧 1 小时左右,使之在局部充分发挥作用。一般连用 1~2 个月。

【功用】平肝止喘,解痉通络。治消化性溃疡属热证者,尤以阴虚胃热,或溃疡活动期而合并出血者最为适合。此为名老中医朱良春的经验方,屡用屡效。

甘草煎剂

【用药】甘草 90 克。

【用法】加水 500 毫升,文火煎 1~2 小时,煎取 180 毫升,日服 3 次,饭前服;或用甘草粉 3~5 克,每天 3 次,口服,连服 3~4 周。

【功用】和中缓急。治胃、十二指肠溃疡。

蚤休猪肚煲

【用药】蚤休 20 克。

【用法】将其切碎,用冷水浸透,塞入洗净的猪肚内煲熟服。每隔 4 天 1 剂。一般服 3 剂,严重者服 4~5 剂即获痊愈。

【功用】清热毒,消痈肿。治消化性溃疡属热者。

吴茱萸散

【用药】吴茱萸 3~6 克。

【用法】将其研末,生姜汤送服,每日 1 剂。

【功用】温经散寒止痛。治寒气凝滞之胃脘痛,症见胃脘痛,口吐清涎,肢冷,舌淡,苔薄白,脉沉弦。

饴糖水

【用药】饴糖 1~2 匙。

【用法】温开水化服,每日 2 次。

【功用】缓中补虚,健脾和胃。治脾胃虚寒型消化性溃疡疼痛。

地榆汤

【用药】地榆 24 克。

【用法】水煎服,每日 1 剂,20 天为 1 个疗程。

【功用】清热解毒,治消化性溃疡和慢性胃炎属热者。

黑胡椒散

【用药】黑胡椒 7 粒。

【用法】研细末,取鸡蛋 1 枚,磕入碗中,与药末搅匀,用沸水将鸡蛋冲熟饮服。每日清晨空腹服 1 剂,或临睡前加服 1 剂,1 个月为 1 个疗程。

【功用】温中散寒止痛。治胃、十二指肠溃疡属虚寒型者,症见胃脘痛,喜温喜按,口吐清涎,舌淡,苔薄白,脉沉弦。

延胡索散

【用药】延胡索 9 克。

【用法】研末,温酒送服,每日 1 剂。

【功用】活血行气。治胃、十二指肠溃疡属气滞血瘀者,症见胃脘部钝痛或刺痛,拒按。

白胡椒猪肚汤

【用药】白胡椒9～15克。

【用法】将其略打碎,用纱布包裹,放入洗净的猪肚内,并留少许水分,然后头尾用线扎紧,慢火炖熟,调味后饮汤食肉,隔3天服1次。

【功用】温中散寒,健脾和胃。治虚寒性胃、十二指肠溃疡,症见胃寒,心腹冷痛,口吐清水,苔薄白,脉沉弦。

白芷茶

【用药】白芷10克。

【用法】将其加水500毫升,煎20分钟,代茶饮,每日2～3次,可连服15～30日。

【功用】悦脾土,升胃阳,除湿浊。治消化性溃疡。

肉桂粉

【用药】肉桂适量。

【用法】研细末,每次1.5～3克,温开水送服。

【功用】温中散寒止痛。治胃、十二指肠溃疡属虚寒型者,症见胃脘冷痛,喜温喜按,口吐清涎,舌淡,苔薄白,脉沉弦。

马铃薯饮

【用药】新鲜(未发芽)马铃薯适量。

【用法】将其洗净,连皮捣烂绞汁,每天晨起空腹饮15～30毫升,可加适量蜂蜜,连服2～3周。

【功用】和胃健中。治胃、十二指肠溃疡。

煅瓦楞子散

【用药】煅瓦楞子120克。

【用法】研末,每次5克,饭前温开水送服,每日3次。

【功用】制酸止痛。治胃、十二指肠溃疡,吐酸。

胃下垂

　　胃下垂是指人体站立时,胃的下缘达盆腔,胃小弯弧线最低点降到髂脊连线以下。临床表现为上腹不适,饱胀或痛,食后尤甚,平卧得减,食欲不佳,恶心,嗳气,便秘等。多见于体形瘦长者。本病属中医学"胃缓"范畴。可选用补中益气、升阳举陷的方法治疗。

苍术饮

【用药】苍术 20 克。

【用法】将其用开水冲泡代茶饮服,每日1 剂。

【功用】燥湿健脾。治胃下垂属脾虚湿阻、中气下陷者。名老中医朱良春先生临床常用之,确效。

白术猪肚散

【用药】白术 250 克。

【用法】先将鲜猪肚 1 具洗净,正面朝外,再将用水浸透的白术放入猪肚内,两端用线扎紧,放入大瓦罐内(罐内须用洗净碎瓦片垫在底上,以免猪肚粘在罐底上),加水令满,置火上,煮沸,将猪肚内白术取出晒干,焙枯,研成极细末,每次 3 克,每日 3 次,空腹时用米汤送下,开水亦可(猪肚可切细脍食)。服完之后,可继续按法配制。5 剂为 1 个疗程。

【功用】养胃健脾。治胃下垂属脾胃虚弱者。轻者 1 个疗程可治愈,重症可连用 3 个疗程。此为湖南中医学院著名老中医张梦侬的经验方。

龙眼肉方

【用药】龙眼肉 120 克。

【用法】将其与猪小肚(猪膀胱)2 个同炖烂,饮汤食肉。

【功用】健脾益胃,升补中气。治脾胃虚弱所致的胃胀痛、胃下垂。

韭菜籽蜂蜜饮

【用药】韭菜籽 60 克。

【用法】捣烂,加蜂蜜 120 克,开水冲服,每日 1 ~ 2 次。

【功用】补益肝肾,壮阳固精。民间用于治胃下垂有一定疗效。

蚕蛹粉

【用药】蚕蛹适量。

【用法】焙干研粉,每次 3 克,白开水送服,每日 2 次。

【功用】杀虫疗疳,生津止渴。《医林纂要》谓其能"和脾胃,祛风湿,长阳气"。民间用其治胃下垂有一定疗效。

黄芪散

【用药】黄芪 500 克。

【用法】研细末,每次 10 克,饭前 1 小时吞服,每日 3 次。

【功用】健脾益胃,升补中气。治脾胃虚弱所致的胃下垂。

仙人掌方

【用药】仙人掌(或球)60 克。

【用法】去皮刺,与猪瘦肉 30 克同剁为肉泥,加水炖熟,睡前服食,每日 1 剂,30 天为 1 个疗程。

【功用】行气活血。治胃下垂。

紫河车胶囊

【用药】紫河车 1 具。

【用法】焙干研细末,装胶囊,每次 1.5 克,每日2~3 次。

【功用】大补气血。治气血虚弱之胃下垂,症见腹胀,食后更甚,嗳气,纳少,乏力,倦怠,消瘦。

白胡椒猪肚汤

【用药】白胡椒9~15 克。

【用法】将其用纱布包裹,放入洗净的猪肚内,炖熟,饮汤食肉。

【功用】温中散寒,健脾和胃。治胃下垂属中焦虚寒者。

小茴香粥

【用药】小茴香适量。

【用法】研末,每次 3~5 克,入稀粥中趁热服食。

【功用】温阳散寒,理气止痛。治胃下垂属虚寒者。

丝瓜络猪肚汤

【用药】丝瓜络 120 克。

【用法】先将猪肚 1 具洗净,加入干丝瓜络 60 克,煎煮 90 分钟至猪肚烂熟为度,去丝瓜络。取余下的干丝瓜络 60 克研粉,与猪肚一起分 3 天作 9 次服,每次饭前 30 分钟加热温服。6 天为 1 个疗程,每疗程间隔 2 天。

【功用】养胃健脾和络。治胃下垂。

上消化道出血

　　上消化道出血是指十二指肠悬韧带以上的消化道因各种原因而引起的出血。常见的病因有:消化性溃疡、食道静脉曲张破裂、急性胃黏膜病变和上消化道肿瘤。临床上以呕血(或黑便)为特征,常伴有血容量减少,可出现休克和低血压表现。如不及时抢救,可危及生命。本病属中医学"血证""吐血""便血"范畴。可选用清胃泻火、清热平肝、凉血止血、健脾益气等方法治疗。必要时可配合输液、输血或西药止血。内科治疗无效时,应考虑外科手术疗法。

侧柏叶散

【用药】侧柏叶适量。

【用法】焙干捣为末,每服 6 克,以粥饮调下,不拘时候。

【功用】清热凉血止血。治血热妄行之呕血。《丹溪心法》有用此药治吐血的记载。

大黄粉

【用药】生大黄适量。

【用法】研粉，每次 3 克，温开水冲服，每日 3 次。

【功用】泻火凉血止血。治上消化道出血属胃热者。

地榆饮

【用药】生地榆 75 克。

【用法】水煎，浓缩至 200 毫升，每次服 10 毫升，每日 3 次。

【功用】凉血止血。治胃、十二指肠溃疡出血属血热者。

三七粉

【用药】三七适量。

【用法】研为细末，每次温开水送服 1.5 克，每日 3 次。

【功用】止血化瘀。治上消化道出血。具有止血不留瘀的特点，对出血夹瘀者尤其适宜。

番泻叶粉

【用药】番泻叶适量。

【用法】研粉，每次 1 克口服，每日 3 次，直至大便潜血转阴为止。

【功用】凉血止血。治上消化道出血属热者。

虎杖散

【用药】虎杖适量。

【用法】研粉，每次 4 克，每日 2～3 次。

【功用】清热止血。治上消化道出血属热者。

荷叶散

【用药】荷叶适量。

【用法】焙干，研末，米汤送下 6 克。

【功用】凉血止血。治血热、吐血、衄血。

伏龙肝饮

【用药】伏龙肝 60 克。

【用法】水煎取澄清液，加蜜适量，搅匀服之。

【功用】温中止血。治脾胃虚寒性吐血、鼻出血不止。

艾叶汤

【用药】熟艾叶 9 克。

【用法】水煎服。

【功用】温经止血。治上消化道出血属虚寒者。

煅花蕊石粉

【用药】煅花蕊石适量。

【用法】将其研成极细粉末，每次 4～8 克，每日 3 次口服。

【功用】化瘀止血。治上消化道出血、肺结核咯血、支气管扩张咯血。

干姜散

【用药】干姜适量。

【用法】烧黑存性,为末,每服 1~3 克,温开水调服。

【功用】温经止血。治虚寒性呕吐,便血,血崩。

白及散

【用药】白及适量。

【用法】研成细末,每次 3 克,每日 3 次,温开水送服。

【功用】收敛止血。治消化道出血。

五倍子汤

【用药】五倍子 6 克。

【用法】水煎,取汁 100 毫升,分 3 次服,每日 1 剂。

【功用】收敛止血。治消化道出血。

胆囊炎

胆囊炎系因胆汁滞留或细菌感染及代谢障碍所致的胆囊炎症性疾病。有急慢性之分,临床表现为右上腹疼痛涉及左侧肩背,进食油腻后加重或伴有嗳气、恶心欲吐等症。本病属中医学"胁痛""黄疸"范畴。可选用疏肝理气、清化湿热、利胆退黄等治法。

山楂散

【用药】山楂 300 克。

【用法】研为细粉,每次 6 克,温开水冲服,每日 3 次。

【功用】消食健胃,行气散瘀。治慢性胆囊炎。

玉米须茶

【用药】玉米须 50 克。

【用法】水煎代茶饮,每日 1 剂。

【功用】利水通淋,促进胆汁分泌。治胆囊炎属湿热者。

马蹄金汤

【用药】马蹄金 30~120 克。

【用法】水煎代茶饮。

【功用】清热除湿,利胆退黄。治急性胆囊炎,急性黄疸型肝炎。

蒲公英汤

【用药】蒲公英 30~50 克。

【用法】水煎服,每日 2 次。

【功用】清热解毒。治胆囊炎,症见胁间痛,寒热往来,便秘。

金钱草汤

【用药】金钱草 100 克。

【用法】水煎代茶饮,每日 1 剂。

【功用】清热化湿,利胆排石。治急性胆囊炎。

威灵仙汤

【用药】威灵仙 30 克。

【用法】水煎,分 2 次服,10 天为 1 个疗程。

【功用】通络止痛。治慢性胆囊炎。

胆石症

胆石症是指胆道系统内有结石的一类疾病。其病因可能与胆汁淤积、胆道细菌和寄生虫感染、胆固醇代谢失调有关。少数患者虽有胆道结石,但无临床症状,称为无症状性结石。多数患者有上腹部胀气、右上腹痛,可放射到肩背部,伴有恶心、呕吐。常因高脂肪饮食诱发。若合并有胆道感染,可出现发热、黄疸、胆囊区压痛。本病属中医学"胁痛""胆胀""黄疸"等范畴。可选用清热化湿、利胆排石、利胆退黄、通络止痛等方法治疗。若胆石症反复发作,内科保守治疗效果不显,或结石较大者,宜考虑外科取石。

大黄粉

【用药】生大黄适量。

【用法】研粉,每次 0.6 克,饭前温水冲服,每日 3 次。

【功用】清热解毒,泻下攻积。治胆石症。

威灵仙汤

【用药】威灵仙 60 克。

【用法】水煎,早、晚分服,每日 1 剂。

【功用】通络止痛。治胆石症,对肝胆管泥砂样结石疗效显著。

虎杖饮

【用药】虎杖 30 克。

【用法】水煎服,每日 1 次。如兼黄疸,可配合金钱草等煎服。

【功用】利湿退黄。治胆结石。

地龙白糖饮

【用药】鲜地龙 50 克。

【用法】洗净,加适量白糖腌渍,至糖化成汁液后取汁内服,每次 15 毫升,每日服 1 次。

【功用】清热通络。治胆结石。

金钱草汤

【用药】金钱草 50~60 克。

【用法】水煎 3 次,每次加水 1000 毫升以上,武火煮沸后改用文火煮 20~25 分钟,每日早、中、晚饭后 0.5~1 小时各服 1 煎,30 日为 1 个疗程。

【功用】清热利胆排石。治胆石症。对肝胆管及胆总管泥沙状结石或胆道较小的结石有较好疗效。

茵陈汤

【用药】茵陈 24 克。

【用法】水煎,分 2 次服,每日 1 剂。

【功用】利湿退黄。治胆结石。

功能性便秘

便秘是临床常见的一种症状,指大便次数减少或粪便干燥难解,一般 2 天以上未排便,即提示有便秘存在。便秘按病因分为器质性与功能性两大类。功能性便秘多因食物缺乏纤维素、未养成定时排便习惯、结肠运动功能失调、排便动力缺乏、精神过度紧张或抑郁以及药物影响等所致。属于中医学"便秘"范畴。可选用泻热通腑、行气导滞、益气润肠、养阴增液、温肠通便等治疗方法。

核桃仁方

【用药】生核桃仁(去皮)30 克。

【用法】每日 2 次嚼服。

【功用】润肠通便。治老年性便秘及妇女产后肠燥便秘。

决明子散

【用药】决明子 30 克。

【用法】研粉,每服 3~6 克,每日 2~3 次。或加水 2 碗,煎至 1 碗,加少许蜂蜜

饮服,每日 1 剂。

【功用】润肠通便。治老年性便秘。名老中医蒲辅周认为本品性平微苦,体虚者或老人便秘用之疗效甚佳。

大黄方

【用药】生大黄 6 克。

【用法】泡开水代茶饮。或取生大黄适量,将其研碎,用黄酒拌,于铜罐中密闭,隔水加热,九蒸九晒,研为细粉,过筛,炼

蜜为小丸,每服6克,温开水送下。

【功用】清滞通便。治积瘀停滞、宿食、积痰、大便燥结。

番泻叶茶

【用药】番泻叶3~5克。

【用法】开水泡服,每日1次。

【功用】泻热通便。治热结便秘,口干口苦,腹胀腹痛。

莱菔子饮

【用药】莱菔子6~10克。

【用法】开水泡液代茶饮用,或将其用文火炒黄,用温开水送服,每日2~3次。

【功用】消食除胀,降气通便。治老年性便秘、顽固性便秘。

郁李仁汤

【用药】郁李仁6克。

【用法】将其捣烂,开水煎服。

【功用】润肠通便,行气散结。治肠燥气结之便秘。

白术汤

【用药】生白术30~60克。

【用法】水煎服,每日1剂。

【功用】健脾益气通便。治习惯性便秘。据老中医岑鹤龄先生的经验,本品对便秘有良好的通便作用,能使干燥坚硬之大便变润变软而易于排出,并不引起腹泻。用于通便必须生用,且剂量宜大,服药后应多饮开水,一般服药后8~14小时即可通便。

胖大海糖水

【用药】胖大海数枚。

【用法】开水泡发,待体积增大,酌加冰糖后连肉带水服下(去皮核)。

【功用】清肠通便。治肠热便秘、大便出血。

桑葚饮

【用药】鲜桑葚30~60克。

【用法】水煎服。

【功用】滋阴养血,润肠通便。治肝肾不足或血虚精亏之肠燥便秘。

柏子仁汤

【用药】柏子仁15~30克。

【用法】水煎服。

【功用】养心安神,润肠通便。治年老体虚、久病血少津亏等原因所致的肠燥便秘。对兼有心悸、失眠者尤其适宜。

蜂蜜饮

【用药】蜂蜜30~60毫升。

【用法】每天3次,饭后服。本品须服至3~7天大便始见润畅,若坚持服用,有很好的疗效。

【功用】润肠通便。治习惯性便秘、老人和孕妇便秘属体虚津枯肠燥者。

蔓荆子汤

【用药】蔓荆子60~150克。

【用法】煎汤 200 毫升,每日分 3 次口服。

【功用】清热润肠。治习惯性便秘。

当归汤

【用药】当归 50 克。

【用法】浓煎频服。

【功用】补血润燥。治血虚阴伤、大便失润之便秘。此为名中医赵绍琴的经验方。

苏子散

【用药】苏子 10 克。

【用法】炒焦碾碎,清晨空腹用蜂蜜 30 克送服,连服 10 天。

【功用】降气化痰,润肠通便。治习惯性便秘。对兼有咳嗽、咳痰者尤其适宜。

白木耳方

【用药】白木耳 30 克。

【用法】水煎,加白糖适量,分 2～3 次服,每日 1 剂。

【功用】养血益阴。治老人阴分渐亏,燥气过盛,津伤大肠失润之"燥秘"。此为名中医徐精诚的经验方,他指出该方如能连续服食数月,燥秘多能基本解除,同时食欲改善,使食量相应增加。

白芍汤

【用药】白芍 90 克。

【用法】煎汤频饮。

【功用】养血益阴。治老人阴分渐亏、燥气过盛、津伤便结证。此为名中医赵绍琴的经验方,临床应用多有显效。

制何首乌茶

【用药】制何首乌 10 克。

【用法】将其切成小碎块,置入杯内,加沸水盖严杯盖,浸泡 20 分钟左右,加蜂蜜适量代茶饮,可反复加入沸水浸泡数次,直至无味。每日上午和晚上各泡服 1 剂。

【功用】补肝肾,益精血。治习惯性便秘,症见大便数日不解,大便干结等。

车前子汤

【用药】车前子 50～100 克。

【用法】加水 500 毫升,文火熬煮 30 分钟,1 次口服。

【功用】治便秘。

熟地黄汤

【用药】熟地黄 100 克。

【用法】煎浓液 500 毫升,每晚顿服,连服 3 天。

【功用】养血益阴。治药源性便秘属阴津亏虚者。

肉苁蓉汤

【用药】肉苁蓉 90 克。

【用法】煎汤顿服。

【功用】补肾阳,益精血,润肠道。治老年人血液枯槁、大便燥结、胸中作闷。本方温而不燥,对老人阳气虚衰、肠道传送无力、大便艰涩难出者尤为适宜。

胃脘疼痛

胃脘疼痛指由于脾胃受损、气血不调所引起胃脘部疼痛的病证,又称胃痛。历代文献中所称的"心痛""心下痛",多指胃痛而言。如《素问·六元正纪大论》说:"民病胃脘当心而痛。"《医学正传》说:"古方九种心痛……详其所由,皆在胃脘,而实不在于心。"至于心脏疾病所引起的心痛症,《黄帝内经》曾指出:"真心痛,手足青至节,心痛甚,旦发夕死,夕发旦死",在临床上与胃痛是有区别的。

黑芝麻秸

【用药】黑芝麻秸 15 克。

【用法】水煎服。

【功用】主治肝胃气痛。

青木香

【用药】青木香 60 克。

【用法】生用,晒干不见火,研极细末,每次用酒吞服 4.5 克,每日早、晚各 1 次。忌生气。

【功用】主治肝胃气痛。

陈香橼

【用药】陈香橼 1 个。

【用法】煎汤代茶常饮。

【功用】又方①香橼果 15 克,炒热和酒炖服。②香橼根 120 克,泡酒(1000 克)中,口服适量。

旱稗子

【用药】旱稗子适量。

【用法】将旱稗子拔来洗干净,卷成疙瘩按在茶缸里,然后用开水泡,当茶饮,每天至少喝 4 次,痛甚者可喝 6~7 次,至少每天换 1 次稗子。一般患者坚持饮用 2 周可以减轻症状,久饮可根治。

【功用】旱稗子即旱地里长的稗子,有和胃止痛、健脾消积的功效。治疗期间忌白酒、辣椒及不易消化的食物,如红薯、芋头等,尤其要忌食魔芋制作的食品。

杉木鱼

【用药】杉木鱼 1 只。

【用法】取杉木鱼阴干,研末,痛时用温开水送服。每次 2 克。

【功用】本方具有镇痛解痉之功效,主要

用于治疗上腹部疼痛,包括心、胆、胃等脏器的疾病。其药效较好,是彝医特有的动物药之一。

滚山珠

【用药】滚山珠 30 克。

【用法】将上药研粉,每日 3 次,每次 0.5 克,温开水送服。

【功用】该药是安徽省皖南山区特产的一种草药,为小檗科植物,药用块茎,民间用来治胃病,包括急慢性胃炎、胃溃疡的疼痛出血等症,均有明显疗效,甚至对胃癌也有一定疗效。服用本药止痛效果快,一般服下不到半小时,胃痛就可停止,民间认为该药止血优于三七,溃疡病服药 2 周后,即起到明显效果。

蚌壳

【用药】蚌壳 4 只。

【用法】放瓦上煅之研末,每次服 0.9 克,红糖拌好开水送下。连服有效,但久服后有大便干结现象。

【功用】①蚌壳有制酸作用,能减少胃溃疡之酸刺激,故能止痛,但非根治之法,常易复发。②蛤蜊壳、蚬壳、田螺壳、螺蛳均可用。或加良姜片 6 克煎水,调服煅螺蛳壳细末 3 克。③用量每次服 1.5 ~ 12 克不等,每日 1 ~ 3 次。

滇木姜子

【用药】滇木姜子 20 克。

【用法】以上 1 味药水煎服,每日服 3 次,每日 1 剂。

【功用】本方具有消食化积、健胃补脾、祛风行气、止痛消胀、止吐泻的功能。彝族地区常用以治疗胃部疾病。对于胃炎、胃溃疡、胃痛、消化不良、食积等症,效果满意,是彝医独特的经验方。

萝卜

【用药】萝卜适量。

【用法】捣汁,每日早晨捣汁 3 杯,每次饭后饮 1 小杯。

【功用】又方莱菔子 9 克,炒为细末,开水冲服。治气积胃痛。

岩生南星

【用药】岩生南星 15 克。

【用法】以根入药,水煎服,每日 3 次,每日 1 剂。

【功用】本方具有镇痛、化积、解毒、杀虫之功效,为彝医广泛习用的独特方剂,治疗胃痛效果甚佳。

狗肚

【用药】狗肚 1 只。

【用法】杀狗取其肚,碱水洗净,清水冲至无碱味,取出晾干。置火炉上焙干,研细粉,每日服 2 次,每次服 1 匙,开水冲服。

【功用】对寒性胃脘疼痛及由宿食所致

消化不良有效。

地不容

【用药】地不容15克。

【用法】干品研细末,每次1.5克,生姜煎汤送服,每日2~3次。

【功用】地不容有良好的消炎、理气、镇痛作用,可单用于治疗胃痛、气胀腹痛等症。

左金丸

【用药】左金丸。

【用法】每次服1.5克,温开水送下。

【功用】主治胃痛吐酸。

棉花籽

【用药】棉花籽21克。

【用法】用水3杯,煎成1杯,加黄酒半匙温服。

【功用】对寒性胃脘疼痛及由宿食所致消化不良有效。又方①棉花籽,炒黄色研细粉,每日9~15克。②新棉花30克,炒黄研末,每日服6克,1次酒送下,连服3次。

高良姜

【用药】高良姜9~12克。

【用法】干鲜品均可,鲜品加量。红糖少许为引,水煎服,每日服2次,每日1剂。

【功用】哈尼族人民胃痛多用此单验方,

取其药源易得、简便有效的特点。本方所治胃痛,是偏属于胃虚寒型的胃痛,若为胃热所致者,则非本方所宜。

槟榔片

【用药】槟榔片(炒黑)。

【用法】为细末,每次服3克,白水送下。

【功用】主治胃痛吐酸。

木姜子果

【用药】木姜子果3克。

【用法】研成细末,每日3次,每次3克,开水送服。

【功用】本方有温中和胃,疏肝理气,除湿健脾之功效。用于治疗胃寒疼痛,食少纳差,脾胃不和,肝气郁结引起的食少不化等症有良好疗效。

大茴香

【用药】大茴香9克。

【用法】加酒煎服。

【功用】又方茴香捣末调砂糖吃,治胃气痛。

香附子

【用药】香附子12克。

【用法】炒黑,水煎服。

【功用】又方用香附子研末,或稍加砂仁末、甘草末,白汤送服。治胃出血。

胆道蛔虫症

　　胆道蛔虫病是蛔虫从小肠逆行进入胆道,引起胆管和奥狄括约肌痉挛,以患者突然发作的上腹部疼痛为主要临床特征。蛔虫进入胆道后,多数停留在胆总管,因胆囊管与胆总管之间角度较大,蛔虫很少进入胆囊,但可钻入左右肝胆管之中。儿童青年多见、无性别差异、农村较为多见。若处理不当可引起多种并发症、危害甚大,也是原发性胆管结石的原因之一。

万年蒿炭

【用药】万年蒿炭适量。

【用法】将万年蒿放在瓦器内,密闭封严,加火烧成炭,放凉后取出研细即可,每天 3 ~ 6 克,每次 1 ~ 3 克,用白糖水送服。

【功用】本方一般服用 14 天见效。

紫萁

【用药】紫萁 20 克。

【用法】以根茎入药,水煎服,每日 1 剂 1 次服,连服 2 日。

【功用】本方具有杀虫驱虫止痛之功效,彝医用于治疗肠道寄生虫病有效。现代药理实验证明有驱虫作用。临床治疗胆道蛔虫有效。

鱼胆

【用药】鱼胆 1 个。

【用法】取鱼胆阴干,研末,痛时用温开水送服。

【功用】汉医药典籍中载有各种鱼胆的药用功效,但以鱼胆治胆道蛔虫之说,未见汉医有载,是彝医独特的传统药用经验。本方主要用于治疗胆道蛔虫、胆囊炎所致的疼痛,其止痛效果好。

肝硬化

　　肝硬化是肝脏受各种因素损害后发生的慢性、进行性病变。其病因可分为病毒性、酒精性、胆汁性、营养性、代谢障碍性、药物性、血吸虫性、心源性和原因不明性。我国以病毒性肝炎所致的肝硬化最为常见。临床上将肝硬化分为肝功能代偿期和肝功能失代偿期。肝功能代偿期主要表现为:乏力、食欲减退、腹胀不适、恶心、上腹隐痛、肝功轻度异常。肝功能失代偿期主要以肝功能损害和门静脉高压为主要表现,除上述症状加重外,还常有黄疸、胸水、腹水、脾肿大、腹壁静脉曲张和出血倾向等。本病属于中医学"积聚""胁痛""黄疸"等范畴。本病虚实夹杂,治疗时宜根据病情选用行气、利水、退黄、消淤、化积等法先治其标,然后再图固本。

陈葫芦散

【用药】陈葫芦 1 个。

【用法】焙干,研细末,服时于药粉内加入 1/3 红糖,每晚以开水调服 1 小汤匙。

【功用】利水消肿。治肝硬化腹水。

丹参汤

【用药】丹参 15 ~ 30 克。

【用法】水煎服。

【功用】活血化瘀。治肝硬化腹水早期。

赤小豆鲤鱼汤

【用药】赤小豆 500 克。

【用法】与活鲤鱼 1 条(重 500 克以上)同放入锅内,加水 2000 ~ 3000 毫升清炖,至赤小豆烂透为止。将赤小豆、鱼和汤分数次服下,每日或隔日 1 剂。

【功用】利水消肿。治肝硬化腹水。

白芷汤

【用药】新鲜白芷全草 60 ~ 70 克。

【用法】水煎服,每日 1 剂,15 天为一疗程。

【功用】祛风除湿。治肝硬化腹水。

鳖丸

【用药】活鳖 3 只。

【用法】将其放入锅内,文火焙干至黄色,研粉,酌加蜂蜜为丸,每丸重 9 克,每日 3 次,连服 30 日为一疗程。

【功用】滋阴潜阳,软坚散结。治肝硬化。

鳖蒜汤

【用药】鳖 500 克、独头蒜 200 克;或鳖甲 30 ~ 60 克,大蒜 15 ~ 30 克。

【用法】加水煮熟勿入盐,淡食之,每日 1 剂。

【功用】滋阴潜阳,软坚散结。治肝硬化。此为江西名老中医万友生介绍的民间验方。该方在江西民间曾治愈不少晚期血吸虫病肝硬化腹水及慢性肝炎之肝硬化患者。

萹蓄汤

【用药】鲜萹蓄 60 克。

【用法】加水浓煎成 1 碗,每服 1 小杯,每日服 4 ~ 5 次。

【功用】清热利尿。治肝硬化腹水。

郁李仁方

【用药】郁李仁适量。

【用法】将其研为膏,用小米汤送服 15 克。药后腹泻,若不泻可增加用量。

【功用】润肠通便,利水消肿。治肝硬化腹水。本品治腹水本草早有记载,如《本经》谓"郁李仁主大腹水肿"。现代名医许寿山用本品治肝硬化腹水,使水从大便而解,收效颇著。唯滑利之性易伤正气,故体弱者慎用。

蝼蛄散

【用药】蝼蛄 6 只。

【用法】焙干研末,分 3 次,开水送服。

【功用】利尿消肿。治肝硬化并发轻度腹水。

蟋蟀散

【用药】蟋蟀 6 只。

【用法】焙干研末,分 3 次,开水送服。

【功用】利尿消肿。治肝硬化并发轻度腹水。

蚕豆方

【用药】数年陈蚕豆连壳 90 ~ 120 克。

【用法】与红糖 60 ~ 90 克共煎煮,分次服。

【功用】利尿消肿。治肝硬化腹水。《医林集要》有单用此药治水臌的记载。

干紫珠草

【用药】干紫珠草 6 ~ 9 克。

【用法】研成粗末,加水 300 毫升,煎至 200 毫升,可代茶频饮。

【功用】主治肝硬化食管静脉曲张破裂出血。紫珠草别名贼仔草、创伤草,甘平无毒。为落叶灌木,属马鞭草科,喜生于山地林野,茎高达 2 ~ 3 米,圆形,枝梢有黄褐色茸毛。叶对生,呈矩圆形或卵状椭圆形。有叶柄,叶尖端基部楔形。边缘锯齿状,叶脉上有毛,背面有密被黄褐色之茸毛。夏秋间叶腋抽出花梗,簇生粉红兼淡紫色小花,花后结深紫色球形小浆果。它能治溃疡病出血及鼻出血。民间遇创伤,取叶捣如泥,绑于创口即可止血。

丹参

【用药】丹参 15～30 克。

【用法】水煎服,每日 1 剂。

【功用】主治肝硬化。

白毛藤

【用药】白毛藤 60 克。

【用法】加冰糖 15 克炖服,忌食各种油类食物。

【功用】此药主治肝硬化患者的肝肿大。

中毒

食物中毒是指食用不洁食品或有毒物质,或服药过量引起的毒性反应。中毒发生后,因毒物种类、毒性大小、中毒量大小、中毒时间长短不同而有多种不同的临床表现,其中以胃肠道及神志的变化为多见。病轻者可选用下列解毒方,病重者须及时送医抢救治疗。

防风汤

【用药】防风 20 克。

【用法】水煎服,每日 1～2 剂。

【功用】可促进铅、汞等重金属排泄。

甘草饮

【用药】生甘草 15 克。

【用法】水煎代茶频饮。

【功用】缓解链霉素中毒反应。

咸菜卤

【用药】咸菜卤适量。

【用法】将患者急移于风凉处,灌服数匙,如无咸菜卤或用新汲井水灌服。

【功用】用于治疗煤气中毒、昏晕,恶心跌倒。咸菜卤须陈久如清水者,方有效。又方将白菜切碎,拧出水灌服。

苏叶汤

【用药】苏叶 9 克。

【用法】水煎服。

【功用】解鱼蟹毒。

蜂蜜饮

【用药】蜂蜜 120 克。

【用法】用冷开水调蜂蜜,搅匀徐徐咽下。

【功用】可解服乌头过量中毒。

生姜汁

【用药】生姜适量。

【用法】捣烂取汁含服、漱口,并用生姜渣外擦口唇及其周围皮肤。

【功用】解生南星毒。治误食生南星后症见口流涎水,口唇及舌体肿大等。

蝉蜕汤

【用药】蝉蜕15克。

【用法】水煎服,每日1~2剂。

【功用】治药物过敏。

麝香方

【用药】麝香0.3克。

【用法】温水冲服。

【功用】治杏仁中毒。

石菖蒲汁

【用药】石菖蒲适量。

【用法】捣成汁液,饮服。

【功用】治巴豆中毒。

鲜葛根汁

【用药】鲜葛根适量。

【用法】捣汁饮之。若无鲜品,可用干葛根研末,每次9克水煎温服。

【功用】醒酒。治饮酒过度,酒醉不醒。

白果壳汤

【用药】白果壳50克。

【用法】水煎服。

【功用】治白果中毒。

橄榄汤

【用药】橄榄肉10个。

【用法】煎汤饮。

【功用】醒酒。治酒伤昏闷。

鲜桑葚子汁

【用药】鲜桑葚子适量。

【用法】取汁,每饮30~50毫升,连服数次。

【功用】醒酒。治酒醉不醒。

柑皮汤

【用药】鲜柑皮适量。

【用法】煎汤饮。

【功用】醒酒。治酒醉不醒。

胆矾

【用药】胆矾6克。

【用法】研末,水冲服,如不省人事,撬口灌之,催吐。

【功用】又方胆矾0.3~0.6克,研细末,开水冲化,趁热服,催吐。可治误服桐油中毒,亦可治磷中毒。

杉木

【用药】杉木适量。

【用法】洗净,水煎服。

【功用】用于治疗铅中毒。

乌梅

【用药】乌梅7粒。

【用法】水煎汤,搅麦粉内服。

【功用】用于治疗服碱中毒。

清油

【用药】清油1碗。

【用法】急灌之使之呕吐,吐出毒物。

【功用】用于治疗河豚中毒。

鲜芦根

【用药】鲜芦根500~1000克。

【用法】捣汁饮,或水煎趁热频服。

【功用】又方①芦根、茅根各50克,瓜蒂7个,水煎服催吐。②治诸鱼中毒用芦根、紫苏各适量,水煎服。③吃瘟马肉中毒,亦可用鲜芦根500克,捣汁服。

新鲜银花藤叶

【用药】新鲜银花藤叶1把(干制品用100克)。

【用法】捣汁服或浓煎服。

【功用】用于治疗误吃野蕈中毒(野菇)。又方金银花50克,甘草15克,水煎服。

胡荽子

【用药】胡荽子(又名芫荽菜子)。

【用法】水煎服,药量不限,毒重多吃,毒轻则少吃。

【功用】适用于治疗误吃野蕈中毒。

汉防己

【用药】汉防己50克。

【用法】水煎饮。

【功用】用于治疗瓜菜中毒。

地浆水

【用药】地浆水。

【用法】择洁净黄土地方,掘1米深,倾入1桶水,用棍搅动,澄清后即是地浆水,取3~4碗频频灌服。

【功用】用于治疗野蕈中毒。此方各地应用较多。又方①地浆水、大蒜球(捣烂)2个、雄黄少许,混匀合饮。治野蕈中毒引起的周身痛痒发紫。②黄土研碎,加冷水搅匀,澄清后泡入已捣烂的薤白头适量,频频服下。治野蕈中毒。

香椿叶

【用药】香椿叶500克。

【用法】水煎服,如冬季无鲜叶,用干枝煎服亦可。

【功用】用于治疗红矾、白砒中毒。又方用椿树子1把,捣如泥状,茶水冲服。

天竺根

【用药】天竺根1把。

【用法】捣汁,灌服。

【功用】用于治疗红矾、白砒中毒。又方用南天竺子50克(无子,叶可代用),水煎服。

绿豆粉

【用药】绿豆粉。

【用法】加鸡蛋清灌下。用于治疗中毒

不久者。

【功用】用于治疗红矾、砒中毒。又方①鸡蛋取清 5 个、绿豆粉 200 克,调和服下。②绿豆 200 克,浓煎 2 ~ 3 小时,口服 4 次。③甘草、绿豆粉各等份,水煎服。

鸡蛋

【用药】鸡蛋 3 ~ 4 个。

【用法】以生鸡蛋清灌下,可止痛。

【功用】主治斑蝥中毒。

豆浆

【用药】豆浆。

【用法】黑、黄豆浆均可,在锅内熬 2 ~ 3 沸即可,或用生豆浆急速冷服亦可。如无豆浆用豆面熬 1 ~ 2 沸饮之亦能解。

【功用】用于治疗喝卤水中毒。此方各地应用甚多。又方先用肥皂水灌之催吐,吐未尽,用热豆浆灌,少顷即吐出如豆腐样物。

醋

【用药】醋适量。

【用法】口服。

【功用】用于治疗误吞玻璃碴儿。

赤小豆

【用药】赤小豆适量。

【用法】煮熟尽量饮服后,再服泻剂,赤豆和玻璃由大便泻出。

【功用】用于治疗误吞玻璃碴儿。

黄柏

【用药】黄柏 9 克。

【用法】研末,开水调服。

【功用】用于治疗食死牲畜肉中毒。

生山芋

【用药】生山芋。

【用法】大量服,可使玻璃从大便排出。

【功用】用于治疗误吞玻璃碴儿。

黑豆

【用药】黑豆适量。

【用法】煮浓汁冷饮。

【功用】用于治疗斑蝥中毒。各地同类方中,黑豆用量 200 ~ 500 克不等。又方①豆衣、生甘草各适量,水煎服,治斑蝥中毒、小便黑色者。②用绿豆适量,水煎服。

米醋

【用药】米醋适量。

【用法】灌服。

【功用】用于治疗肥皂中毒。

韭菜

【用药】韭菜适量。

【用法】不可切断,用水少许,煮软淡食,金属可吐出或由大便排出。

【功用】用于治疗误吞金属(如金、银、铜物、铁钉、缝针等)。又方草头(苜蓿,又名金花菜),炒熟,少嚼服下。

萝卜汁

【用药】萝卜 500 克。

【用法】捣烂取汁,每次服 60 克,每日 2 次。

【功用】用于治疗食物中毒。又方萝卜(生、干均可)、红糖,水煎服。治蕈类中毒。

石灰水

【用药】石灰水。

【用法】开水泡石灰不拘量,趁热洗,以愈为度。

【功用】治手足接触田地里的新鲜人粪,致使皮肤溃烂者。

生甘草

【用药】生甘草 60 克。

【用法】以水 2 碗煎至半碗,1 次顿服。

【功用】用于治疗服奎宁或阿的平过量中毒。又方甘草 120 克,煎好后,以 1/4 内服,以 3/4 外洗,如无效,甘草可加量至 250 克或 500 克。治由于药物引起的皮肤过敏。

山乌龟

【用药】山乌龟(又名牛眼珠)。

【用法】磨清水服 2~3 碗。

【功用】用于治疗误食毒菌、毒物,身黄目赤,危在旦夕。服后即呕吐、不泻。

绿豆

【用药】绿豆 30 克。

【用法】误食野菌中毒而发生昏迷呕吐或丧失知觉等现象,可用绿豆 30 克连壳研成细粉,放入新汲井水内搅匀,澄清液灌入患者口中,能解毒复苏。

【功用】用于治疗误食野菌中毒。

黄皮叶

【用药】黄皮叶 120 克

【功用】用于治疗食狗肉后误食绿豆,而致胸腹饱满、胀痛苦闷、呼吸困难、坐卧不安,大便不通。

干柿饼

【用药】干柿饼。

【用法】嚼烂吞服。

【功用】用于治疗服桐油中毒。

蜂蜜

【用药】蜂蜜 60 克。

【用法】开水冲服。

【功用】用于治疗误吞水蛭。又方治小儿误食蚂蟥,用白蜡研末,每次服 0.9 克,蜂蜜调服。

生石膏

【用药】生石膏 18 克。

【用法】水煎服。

【功用】用于治疗棉油中毒。

生螃蟹

【用药】生螃蟹 1~2 个。

【用法】将生螃蟹打碎,食之即解。

【功用】用于治疗食鳝鱼中毒。

硼砂

【用药】硼砂(研末)9克。

【用法】以鸡蛋清调硼砂末灌服,或吐泻,毒可解。

【功用】用于治疗盐卤中毒。

花生油

【用药】花生油适量。

【用法】视误食煤油多少,决定花生油用量,用油灌入洗胃。

【功用】用于治疗煤油中毒。

樟脑

【用药】樟脑少许。

【用法】调开水送服。

【功用】用于治疗酒精中毒。

鸡蛋清

【用药】鸡蛋清或鸭蛋清数个。

【用法】尽量灌入患者口内,再以鸡、鸭毛探咽催吐,使其尽量呕吐,注意切不可用油类吞服。

【功用】用于治疗误食火柴头(磷)中毒。

南竹叶

【用药】南竹叶1000克。

【用法】水煎内服。

【功用】用于治疗煤油中毒。

连翘

【用药】连翘60克。

【用法】研为细末,每次服4.5~6克。

【功用】用于治疗磺胺过敏性反应引起的一切症状。3~6次可愈。

紫苏叶

【用药】紫苏叶60克。

【用法】煎浓汁,稍冷代茶饮。或加生姜汁2滴调服更好。

【功用】用于治疗食鱼蟹中毒。又方治食海味中毒,用苏叶、甘草各9克,水煎服。

白果壳

【用药】用白果壳1碗(约60~90克)。

【用法】水煎服。

【功用】用于治疗食白果中毒。

鱼腥草根

【用药】鱼腥草根250克。

【用法】捣烂,水煎,过滤,调红糖服。

【功用】用于治疗阿托品过量引起的中毒。

生扁豆

【用药】生扁豆500克。

【用法】洗净捣汁,和地浆水同饮之。

【功用】用于治疗轻粉中毒。

樟子木

【用药】樟子木120克。

【用法】用水半碗煎至1茶杯,用筷子将患者口撬开后,将药水慢慢灌入。如无樟子木,可用皂角9克煎服。

【功用】用于治疗误食被蜈蚣污染的食物中毒,昏迷、口唇周围起蓝色圈、牙关紧闭者。

木炭皮

【用药】杂木炭皮适量(研末)。

【用法】炭末调稀粥服。

【功用】用于治疗误吞铁器。

防己

【用药】防己9克。

【用法】水煎服。

【功用】用于治疗雄黄中毒。

菖蒲汁

【用药】菖蒲汁1杯。

【用法】开水冲服。

【功用】用于治疗大戟中毒。

明矾

【用药】明矾50克。

【用法】以沸水冲开,趁温服下。

【功用】用于治疗红矾、白砒中毒。中毒主要在于救治是否及时,如拖延救治,毒物被吸收,肝脏受损,就是服明矾也难挽救。各地同类方较多,用明矾催吐,可治各种食物中毒。用量以9克、50克者为多。又方①白矾9克,以鸡蛋10或11个,搅匀灌服或冷开水冲服使吐。②白矾15克、生石膏50克,共研,生鸡蛋7个搅匀调服。

豇豆子

【用药】豇豆子60克。

【用法】焙焦为末,白糖调开水冷服,连服2~3次。兼治鱼骨和竹签卡喉。

【功用】用于治疗误吞五金引起的中毒。

生防风

【用药】生防风60~120克。

【用法】切细,用冷开水1杯加入捣烂,再加冷水两大碗,混匀稍澄清,即以此水洗皮肤。防风可用到120克以上,新鲜者尤佳。注意切勿用热水或煎煮,否则无效。

【功用】用于治疗皮肤接触药物(如巴比通、铅粉、藤黄、磷等)引起的过敏。

病毒性肝炎

病毒性肝炎是由多种肝炎病毒引起的以乏力及食欲减退、恶心、呕吐、肝肿大及肝功能损害等为临床主要表现的常见传染病。根据肝炎病毒种类可分为甲型、乙型、丙型、丁型和戊型等。根据黄疸的有无、病情的轻重和病程的长短,临床上又可分为急性肝炎(黄疸型和无黄疸型)、慢性肝炎(迁延性和活动性)、重型肝炎(急性、亚急性和慢性）、淤胆型肝炎和肝炎后肝硬化。本病属中医学"黄疸""胁痛""积聚"范畴。可选用清热解毒、疏肝解郁、清热利湿、利胆退黄、行气活血等方法治疗。

薏苡仁根汤

【用药】薏苡仁根 30 克。

【用法】水煎服，每日 1 剂。

【功用】健脾利湿，清热。治肝炎。《本草纲目》有单用此药治黄疸的记载。

鸭跖草汤

【用药】鸭跖草（全草）30 ～ 60 克。

【用法】水煎，分 2 次服，每日 1 剂，15 ～ 20 日为一疗程。

【功用】清热解毒。治急性黄疸型肝炎有较好疗效。

田基黄汤

【用药】田基黄 60 ～ 90 克。

【用法】水煎服，每日 1 剂。

【功用】清热利湿。治急性传染性肝炎（有黄疸和无黄疸型均可）。

虎杖汤

【用药】虎杖 90 克。

【用法】加水浓煎至 300 毫升，每日分 3 次服，小儿用量酌减。一般需连续服用 2 ～ 3 周或数月。

【功用】清热利湿。治湿热型急性传染性黄疸型肝炎。

茵陈汤

【用药】茵陈 30 ～ 45 克。

【用法】水煎服，日 3 次。

【功用】清热利湿退黄。治急性传染性黄疸型肝炎。

鸡骨草汤

【用药】鸡骨草 30 ～ 60 克。

【用法】水煎服。

【功用】清热解毒，舒肝散淤。可治各型肝炎及肝硬化，尤其对急性黄疸型肝炎疗效佳。

山楂粉

【用药】山楂适量。

【用法】研粉，每次 3 克，每日 3 次口服，10 日为 1 个疗程。

【功用】消食健胃，行气散瘀。治肝炎（急性病毒性肝炎、迁延性慢性肝炎）。

泥鳅方

【用药】泥鳅适量。

【用法】烘干研末，每次 10 克，每日 3 次，饭后服，小儿量酌减。

【功用】利水解毒。治急慢性肝炎。对消退黄疸及降转氨酶效果比较明显，对临床症状及肝功能其他项目的恢复也较一般保肝药疗效显著。

板蓝根汤

【用药】板蓝根 10 ～ 30 克。

【用法】水煎服,每日1剂。

【功用】清热解毒。治急性传染性肝炎,有较好疗效。

鱼腥草沥

【用药】鱼腥草180克。

【用法】加白糖30克,水煎服,每天1剂,连服5~10剂。

【功用】清热利湿。治急性黄疸性肝炎。

五味子丸

【用药】五味子适量。

【用法】烘干,研末,蜜丸,每丸6克,每日3次,每次1丸,1个月为1个疗程。

【功用】保肝,降转氨酶。治病毒性肝炎。对肝气郁结、肝脾不和者效果较好,并能促使丙氨酸氨基转移酶降至正常。

白茅根饮

【用药】白茅根60克。

【用法】水煎2次,分2次服,每天1剂。

【功用】清热利尿。治病毒性肝炎。

栀子根瘦肉方

【用药】栀子根30~60克。

【用法】与猪瘦肉同煮食。

【功用】清热退黄。治肝炎黄疸。

积雪草汤

【用药】鲜积雪草120克。

【用法】加水500毫升,浓煎至250毫升,

趁热加入冰糖60克溶化,分2次空腹服,7天为1个疗程。

【功用】清热利湿。治传染性肝炎。

大黄茶

【用药】生大黄15克。

【用法】洗净后用开水冲泡代茶饮,每天1剂。服本方后若大便溏者,可减少大黄用量,并加服米汤。

【功用】清热退黄。治急性黄疸型肝炎。

糯稻根汤

【用药】糯稻根30~60克。

【用法】洗净,切成约1寸长,水煎服,每日1剂。

【功用】清热除湿,敛阴和血。治传染性肝炎肝区不适,胸腹饱胀,胃口不好,尿量较少。入药时以鲜品为佳。

枸杞子茶

【用药】枸杞子30克。

【用法】水煎代茶饮。每天1剂。

【功用】滋肾养肝,益精生津,止血。治慢性肝病所致的齿衄。症见牙龈出血,时多时少,头眩,神疲,心悸胁痛,夜寐多梦,苔薄红,脉弦细。此为现代名医朱良春的经验,他认为枸杞子有止血作用,为治肝肾精血虚损所致失血的佳品。连服数日,齿衄常获控制,临床症状亦随之改善。

细菌性痢疾

细菌性痢疾简称"菌痢",是由痢疾杆菌引起的常见急性肠道传染病。有腹痛、腹泻、里急后重、排脓血便等临床表现,可伴有发热及全身毒血症症状。如不及时治愈,病程超过2个月者,则成为慢性菌痢。本病属中医"痢疾""滞下""噤口痢""休息痢"等范畴。治疗以清肠化湿、调和气血为主。初痢多属实证,宜清肠、清热、解毒、化湿、燥湿。久痢多属虚证,宜养阴、温补、健脾、收涩。

酸梅膏

【用药】酸梅膏。

【用法】在黄梅时期,取青梅1500~2500克洗净,去核,捣烂,用布滤过,放陶瓷盆,在日光下晒干,至凝固如胶,瓶中贮存,放5~10年不坏。取酸梅膏溶于水中饮服,成人每次服9克,每日3次,饭前服。

【功用】①本方亦用于治疗伤寒及各种胃肠炎。②制备酸梅膏时,用炭火蒸发其水分较日晒更快,用量每次服3克,患儿酌减。

黄鳝血

【用药】黄鳝血适量。

【用法】取鲜黄鳝血,兑酒服。每日1次。

【功用】彝族民间长期习用黄鳝血入药治病。本方治痢疾,有收敛、固涩、止泻之功效。此法未见汉医书记载,为彝医特有的传统用法。

黄瓜藤

【用药】黄瓜藤50克(鲜的加倍)。

【用法】水煎服。

【功用】又方①黄瓜藤炙炭为末,每次服9克。②黄瓜叶3张,捣汁服,治赤痢(煎汤服亦可)。

草血竭

【用药】草血竭30克。

【用法】取草血竭根晾干、研末,每日3次,每次3克,温开水送服。

【功用】本方为景颇族民间用方,有收敛

止血之功效,用于治疗菌痢、便血,亦可用于外伤出血的治疗。

苦豆子

【用药】苦豆子适量。

【用法】将适量苦豆子在铁锅内炒至冒烟,呈黑色,研粉过筛。成人每天服3次,每次服1克,白开水冲服。小儿酌情减量。

【功用】苦豆子具有清热燥湿、止泻的作用,临床报道用本方治疗200例急性菌痢,总有效率达95%,多在服药3~5天内治愈。使用本方应严格控制剂量,每次服用在1克以内,每日服药总量不可超过3克。风湿性心脏病或肾脏疾病患者忌服。

灰菜

【用药】灰菜适量。

【用法】早晨日出前,采集叶背带有紫色斑点的卵形叶,洗净,下开水,煎烫至水重新开为度,取出,加适量食盐、奶油或香油,拌匀,食用,每日2~3次。

【功用】主治红白痢疾后重症。可长期服用,无毒副作用。

刺蜜

【用药】刺蜜20克。

【用法】取上药研为细末,开水冲服,每日1~2次,每次10克。

【功用】本方具有涩肠、止泻的功效,主治痢疾、腹泻。《本草拾遗》《新疆药材》《新疆中草药手册》等文献均有刺蜜治疗痢疾的记载。

茶叶

【用药】茶叶。

【用法】用茶叶100克放煎器中(最好是陶器),加蒸馏水约7倍,煮沸20分钟,用精制棉过滤,趁热将滤液浓缩至75毫升,放冷加乙醇,使全量成100毫升。每次茶叶煎剂2毫升,每6小时服1次,以7~10天为1个疗程。

【功用】此方应用范围很广,用法有以下数种:①每次用15~30克,煎服或浸服;②茶30克炒研末,加糖90克,每次服6~9克,2小时1次;③茶叶晒干研末,水泛为丸,如绿豆大,每次服4克,每日4次。以上皆治菌痢;④10%茶叶煎剂,首次服20毫升,以后每6小时服15毫升,治阿米巴痢疾。

枫木叶

【用药】枫木叶(用生的)5千克。

【用法】加水10千克煮沸3小时,去渣,煎成1500克,每次服50~75克,每日3次。

【功用】又方用枫树嫩叶50克,水煎服。

龙芽草

【用药】龙芽草(又名仙鹤草)。

【用法】1日量,干品15克,鲜品加倍,水煎,分数次服或捣烂取汁服。

【功用】此方在我国南方沿海一带应用很广。主治赤痢,也有治赤白痢的。鲜草每次用量9~15克不等;每日服3~4次,1日量多为50~75克,也有达150~200克的。龙芽草有些地区称为龙芽肾。本药有补肾作用,如因过劳,以致肾气虚弱,腰腹坠痛而下痢者,仙鹤草加红枣4枚、荔枝4枚,效果更显著。

榕树叶

【用药】榕树叶(小叶榕,用生的)5千克。

【用法】加水10千克煮至4小时,去渣,煎成240克,每次服30~75克,每日服3次。

【功用】用于治疗细菌性痢疾及肠炎、腹泻、腹痛。

石榴皮

【用药】生石榴皮适量。

【用法】水煎服。

【功用】又方白石榴花18克,水煎分3次饭前服。治痢疾。

红菱壳

【用药】红菱壳不拘多少。

【用法】晒脆研末,红痢老酒送下,白痢米汤送下,空腹服15克。

【功用】又方用沙角菱壳9~12克,煎浓汤,3小时服1茶杯,治久痢。

白木槿

【用药】白木槿根。

【用法】水煎服。

【功用】又方①木槿花50克(小儿减半),水煎服加白蜜0.9克。②槿树花晒干,焙燥研细末,同糖拌,每次服3克,每日3~4次。

水杨梅

【用药】水杨梅4个。

【用法】水杨梅4个(干品10克),加水500毫升煎煮至药液100毫升,1次服尽,每日2次。以愈为期。

【功用】水杨梅是水杨梅科植物,东北各地均产,形态与仙鹤草相似,但花单生,顶生,黄色,五瓣较大。

红色根大菜

【用药】红色根大菜连根3棵。

【用法】将其放砂锅内,另加清水3茶碗,煎至1小时过滤取汁温服。

【功用】红色根大菜药名甜菜,甘苦大寒无毒,治时行壮热,冷热毒痢。

芥菜根

【用药】芥菜根。

【用法】烧炭,研末,蜜汤调服6克,每日2次。

【功用】用于治疗细菌性痢疾及肠炎、腹

泻、腹痛。

空心菜根

【用药】空心菜根约 100 克(生的用 150 克)。

【用法】水煎服。

【功用】用于治疗细菌性痢疾及肠炎、腹泻、腹痛。

车前草

【用药】车前草 30 克。

【用法】水煎服,每日 2~3 次,每次 1 剂。

【功用】本方具有清热利湿的功能,主治细菌性痢疾。

臭梧桐

【用药】臭梧桐 15 克。

【用法】水煎服。痢疾初起 1 剂,严重者亦可服 2 剂。

【功用】又方用梧桐花、皮、根各适量,水煎服。每日 3 次。用于治疗细菌性痢疾及肠炎、腹泻、腹痛。

木棉花树皮

【用药】木棉花树皮 12 克。

【用法】清水 4 碗煎至 1 碗,饮服。

【功用】又方木棉花 5 朵,用水一碗半煎至半碗,去渣,冲白糖温服。治血痢里急后重。

松树嫩芽

【用药】松树嫩芽 9 克(干的)。

【用法】晒干碾成细末,红痢以开水送服,白痢以黄酒送服。

【功用】用于治疗细菌性痢疾及肠炎、腹泻、腹痛。

胖大海

【用药】胖大海 15 克。

【用法】开水 200 毫升,将胖大海放碗中冲开,如红痢加白糖 15 克,白痢加红糖 15 克,服汁并食胖大海肉,一般 1~3 剂可愈。

【功用】用于治疗细菌性痢疾及肠炎、腹泻、腹痛。

川黄连

【用药】川黄连。

【用法】研末或水煎服。黄连苦寒燥湿,对赤痢初起及急慢性肠炎均有良效。成人每日量 3~6 克,小儿酌减。

【功用】黄连治痢疗效很好。各地所用品种及用法尚有以下两种用药:①姜黄连研末,开水泛为丸,每次服 9 克;②黄连粉 1 份、胡黄连粉 4 份。装入胶囊,每 4 小时服 9 克。

甜橄榄

【用药】甜橄榄 7 粒。

【用法】炖服。

【功用】又方①用盐橄榄核 7 粒,新瓦焙焦,研末,开水送服。治慢性痢疾。②甜橄榄、盐橄榄各 10 粒。浓煎服,治久痢。

黄柏粉

【用药】黄柏粉 18 克。

【用法】1 日量,分 3 次服,每 4 小时服 1 次,开水送下。

【功用】又方①黄柏 50 克煎汤分 2 次服,渣再煎服,治菌痢初起。②黄柏树皮晒干研末,用 10% 酒精泛丸,每次服 9 克,每日 2 服。治慢性菌痢。③制成黄柏干浸膏,每次服 6 克,每日 4 次。治菌痢及肠炎。

楮树叶

【用药】楮树叶 9 克(又名谷树)。

【用法】炒干为末,每次服 9 克。噤口者加孩儿茶 0.9 克。

【功用】又方以此树叶 1 捆,水煎和面,做成面条,每日食 2 次。治小儿痢疾。

车前草

【用药】车前草 60 克。

【用法】全草煎水服,每日 1 次。

【功用】本方具有清热除湿、止泻的功能,主治细菌性痢疾。

芭蕉花

【用药】芭蕉花 50 克。

【用法】研烂,冲开水服,或加适量蜜糖。

【功用】用于治疗细菌性痢疾及肠炎、腹泻、腹痛。

大蓟

【用药】鲜大蓟 1 把。

【用法】捣汁加红、白糖,水冲服。

【功用】又方①大蓟研为面。加糖服。②大、小蓟各 50 克(阴干),水煎服。

淫羊藿兜

【用药】淫羊藿兜(又名铁拳头)。

【用法】生的切片,水煎取浓汁配白糖服,成人用 15 ~ 21 克,小儿减半。

马齿苋

【用药】鲜马齿苋 150 ~ 200 克。

【用法】捣烂滤汁服。

【功用】此方应用地区极广,多用以治赤痢。也治其他型痢疾。用量由 50 克至 500 克不等。可当菜吃,用量不拘。用法有以下多种用药:①鲜马齿苋捣取汁服;②鲜马齿苋洗净捣烂,加糖生吃;③马齿苋煮熟当菜吃;④马齿苋晒干研末,每次服 9 ~ 50 克,每日 2 ~ 3 次;⑤马齿苋炒成炭,研末,每次服 6 ~ 15 克;⑥马齿苋绞汁或煎汤后,用慢火熬成膏服用。

野牡丹

【用药】野牡丹 15 克。

【用法】取野牡丹根(干品),熬水,内服,每日 1 剂,分 2 次服。鲜品剂量加 1 倍。

【功用】本方为景颇族民间用方,有解毒消肿、收敛止血的功效,主治痢疾,亦可治疗肝炎、关节炎等。

毛九节

【用药】毛九节 15 ~ 30 克。

【用法】取毛九节切片水煎服。每日 1 剂,分 3 次温服。

【功用】毛九节为傣族地区傣族群众常用之治痢良药,有清热解毒、除湿止痛、止痢的功效,用于治疗细菌性痢疾及肠炎、腹泻、腹痛。曾用本方对 70 余例急性菌痢患者进行疗效观察,效果明显。

泡菜水

【用药】泡菜水 1 杯。

【用法】将泡菜水当药 1 次服。

【功用】用于治疗细菌性痢疾及肠炎、腹泻、腹痛。

胡荽子

【用药】胡荽子(炒、捣末)。

【用法】每次服 6 克,赤痢砂糖水服,白痢姜汤服。

【功用】用于治疗细菌性痢疾及肠炎、腹泻、腹痛。

萹蓄草

【用药】萹蓄草 50 克。

【用法】水煎,连服 2 ~ 3 次。

【功用】又方取鲜草 100 ~ 300 克,捣烂取汁加酒,分 3 ~ 4 次服。

小鱼眼草

【用药】小鱼眼草 6 ~ 12 克。

【用法】将鲜品捣烂取汁,用开水冲服,每日 2 ~ 3 次。

【功用】本品性味苦寒,有清热解毒,杀菌止痢的作用。多用于治疗痢疾、肠炎,小儿消化不良所致的腹泻也可使用。

高粱秆灰

【用药】高粱秆灰。

【用法】泡开水,冲酒服。

【功用】又方①高粱根 1 个、红糖 120 克,熬水喝。②高粱上火烟包(菌子)6 克,为末,烧酒少许,拌匀,加开水冲服。

银花散

【用药】金银花 45 克。

【用法】焙干研末,加糖(白痢用红糖,红痢用白糖)50 克合匀,分 3 次开水冲服。

【功用】清热解毒。治细菌性痢疾。

可布可

【用药】可布可 15 ~ 30 克

【用法】水煎服,每日 2 次,每天 1 剂。

【功用】可布可具有清热解毒,凉血止痢的功能。主治细菌性痢疾、肠炎。可布可分布于长江以南各省区,东起台湾,北到陕西南部。生长于林下或路旁湿地及小河边。

萹蓄汤

【用药】鲜萹蓄30克(干品15克)。

【用法】加水1碗,煎至半碗,入红糖、白糖各适量,趁温服。

【功用】清热利湿。治细菌性痢疾。

茶叶饮

【用药】茶叶50克(炙)。

【用法】将其捣末,浓煎100~200毫升服。

【功用】涤肠胃垢腻。治热毒久痢。

苦瓜根汤

【用药】苦瓜根干品60克。

【用法】加水800毫升,煎至400毫升,第2煎加水400毫升,煎至200毫升,混匀共得煎液600毫升。每次服150毫升,每日4次。

【功用】清热解毒。治细菌性痢疾。

仙鹤草根汤

【用药】仙鹤草根30~60克。

【用法】水煎服,每日3次。

【功用】健胃止痢。治急慢性痢疾。轻者服药1~2次即愈,重者服药4~5次即安。

山楂饮

【用药】生、熟山楂各5克。

【用法】水煎当茶热饮,白痢加红糖,红痢加白糖,红白痢加红、白糖各适量。

【功用】消食化积,止痢。治急性菌痢、肠炎。

石榴皮散

【用药】陈石榴皮适量。

【用法】焙干,为细末,米汤调下9~12克。

【功用】收敛止泻。治久痢不愈。

鸦胆子胶囊

【用药】鸦胆子适量。

【用法】每次10~15粒,置胶囊中,每日3次,饭后服,连续服7~10天。停1周,再继续服1周。

【功用】清热解毒。治热毒血痢、休息痢。现多用于治阿米巴痢疾。

苦参方

【用药】苦参适量。

【用法】研为细粉,装瓶备用。每次1克,每天4次,口服。或炒焦为末,水丸如梧桐子大,每服15丸,米汤送下。

【功用】清热利湿止痢。治细菌性痢疾。

白头翁汤

【用药】白头翁30克。

【用法】水煎1茶杯,加红、白糖当茶常服,以愈为度。

【功用】清热解毒止痢。治急性热性赤白痢,腹痛后重。

地榆茎叶汤

【用药】鲜地榆茎叶60克。

【用法】水煎,每日1剂,分2次服。

【功用】清热解毒,凉血止痢。治细菌性痢疾。症见解稀便,伴有血丝胶冻样物,滞下,腹胀痛。

秦皮汤

【用药】秦皮 36 克(小儿 18 克)。

【用法】水煎,分 3～4 次服,每日 1 剂。

【功用】清热燥湿,收涩止痢。治细菌性痢疾。

鱼腥草汤

【用药】鱼腥草 50～100 克。

【用法】水煎服,每日 1 剂。如用鲜品,可先嚼服鱼腥草叶 20～40 克,效果更佳。

【功用】清热利湿。治急性细菌性痢疾。

胖大海饮

【用药】胖大海 15 克。

【用法】开水 200 毫升冲泡。红痢加白糖 15 克,白痢加红糖 15 克,服药汁并食胖大海肉。

【功用】清肠通便。治细菌性痢疾。

马齿苋汤

【用药】马齿苋 30～60 克。

【用法】水煎,分 2 次服。

【功用】清热解毒,凉血止痢。治细菌性痢疾。

旱莲草饮

【用药】旱莲草 120 克。

【用法】水煎,加糖 30 克服。

【功用】凉血止血,止痢。治急性细菌性痢疾。一般服 1 剂后开始见效,继服 3～4 剂多可痊愈。

乌梅汤

【用药】大乌梅 5 个。

【用法】水煎,加白糖 15 克服。

【功用】收涩止痢,生津止渴。治久痢体虚者。此为清代名医刘宏恩的经验方。

山药散

【用药】干山药 30～60 克。

【用法】一半炒黄色,一半生用,共研为细末,米汤送服。

【功用】健脾止痢止泻。治噤口痢属脾虚者。症见痢疾兼见干呕欲吐,饮食不纳,乏力倦怠。

马鞭草汤

【用药】马鞭草(连根)3 株。

【用法】洗净剪碎,加水 1 大碗,煎成浓汁,赤痢加白糖,白痢加红糖,1 次服完,每日 2 次。

【功用】清热解毒,利湿。治痢疾。

疟疾

疟疾是由疟原虫引起的传染病,通过按蚊传播。其临床特点为反复间歇性发作的寒战、壮热,继之大汗而缓解。以间日疟和三日疟多见。恶性疟常侵犯内脏引起凶险发作。本病属中医学"疟疾"范畴。根据寒热的偏胜、发作时间、病势的凶险程度、病程的长短,而有正疟、温疟、寒疟、疫疟、热瘴、冷瘴、劳疟、疟母之不同。

鸦胆子胶囊

【用药】鸦胆子适量。

【用法】磨碎,装入胶囊。每日3次,每次1～2粒,饭前服。

【功用】杀虫截疟。治疟疾。

青蒿汁

【用药】鲜青蒿60克。

【用法】加适量凉开水捣汁,于疟疾发作前4小时服,连服5天。

【功用】解热截疟。治各型疟疾。本品鲜用,绞汁服用效果好,亦可入煎剂服用,但不宜久煎。

泽漆汤

【用药】泽漆(干品)10～12克。

【用法】加水煎汁,放红糖顿服。一日疟,连服2天;日口疟、三日疟,连服3天,即疟止。

【功用】截疟。《日华子本草》谓其"止疟疾,消痰退热"。

蛔虫病

蛔虫病是蛔虫寄生于人体小肠所引起的疾病,多数患者无明显症状,部分患者有消化不良、腹痛等胃肠功能紊乱现象,少数患者发生胆道蛔虫病与蛔虫性肠梗阻等严重并发症。本病属于中医学"虫证"范畴。

槟榔散

【用药】槟榔9~18克。

【用法】将其炒焦,研细末,每次3~6克,每晨空腹白开水送下,连服3天。

【功用】杀虫消积。治蛔虫。

萹蓄汤

【用药】萹蓄90克。

【用法】上药细锉,以水2000毫升,水煎,去滓再煎如饴,空腹服。

【功用】杀虫。治蛔虫。

花椒汤

【用药】花椒3~6克。

【用法】水煎,频频饮之。

【功用】温中安蛔止痛。治蛔虫性腹痛。痛止后应及时驱虫。

使君子方

【用药】使君子30克。

【用法】将其炒黄,儿童3~6克,成人6~9克,每日早晨空腹服1次,可连服3~5日。或取使君子肉6~10克,加瘦精肉30克,捣烂和匀,隔水蒸熟或煮饭时放饭面上蒸熟,佐膳食用。

【功用】杀虫,消积。治肠道蛔虫上腹部或脐周痛,胃口不好,恶心呕吐,有便虫史者。

葱白方

【用药】鲜葱白30克。

【用法】捣烂取汁,用麻油30克调和,空腹1次服下,小儿用量酌减,每日2次;或取葱头适量(3~10岁6~8根,10~12岁10~12根,成人不少于10根,多食无害),以文火用菜油将葱头炸黄,捞出冷却后食用,若能将炸葱头的菜油也喝下,其效更速。

【功用】通阳温中。治蛔虫性急腹痛。一般服1~7次后缓解。

紫苏子方

【用药】生紫苏子适量。

【用法】将其捣烂或咬碎嚼服。4~10岁,一次20~50克,成人一次50~70克,一日2~3次,空腹服下,连服3次(多服几天亦可)。

【功用】驱虫滑肠,通便下气。治蛔虫病。若蛔虫引起胃痛、胆绞痛及呕吐者可用花椒3克、米醋2.5毫升熬水,稍温后一次顿服,待蛔安痛止,再服紫苏子。

小麦秆煎剂

【用药】小麦秆200克。

【用法】加水 800 毫升,煎至 400 毫升,每天上午 9 时、下午 4 时各服 200 毫升,3 天为 1 个疗程。

【功用】驱蛔杀虫。小麦秆为民间驱虫药。

苦楝根皮汤

【用药】鲜苦楝根皮每千克体重 1 ~ 2 克

（干品减半）。

【用法】取鲜苦楝根皮刮去表面粗皮用白皮,煎汤睡前或晨起空腹一次服完。

【功用】杀虫。治蛔虫。此为陈树森老中医介绍的经验方。

蛲 虫 病

蛲虫病是蛲虫寄生于人体结肠和回盲部所引起的疾病,儿童多见。临床症状以肛门周围及会阴部瘙痒为特征。本病属于中医学"虫积""虫疳"等范畴。

杏仁外用方

【用药】连皮杏仁 30 粒。

【用法】将连皮杏仁研泥,加入沸水漫过药面一指深,文火煎浓液,当患者夜间自觉肛门发痒时,取药棉浸湿药汁,塞入肛门内,次日晨取出。一般 3 ~ 6 次可愈。

【功用】杀虫。治蛲虫病。

百部酒精

【用药】生百部 30 克。

【用法】将其装瓶,加入 55% 酒精 150 毫升浸泡 3 天。每晚睡前,取棉签蘸药液擦肛门附近皱襞处 1 次,7 天为 1 个疗程。

【功用】杀虫。

大蒜外用方

【用药】大蒜头 1 个(约 10 克)。

【用法】去皮捣汁,加温开水 50 毫升,直肠灌注,每晚 1 次,连用 3 次。

【功用】驱除蛲虫。治蛲虫病夜间肛门奇痒,烦躁不宁。

雄黄外用方

【用药】雄黄 5 ~ 10 克。

【用法】研成细粉末,分成 7 ~ 10 包,每次取 1 包用香油调成糊状,于每晚涂在肛门皱褶处,每晚涂 1 次。

【功用】燥湿杀虫。治蛲虫病,夜间肛门奇痒,烦躁不宁。一般连用 7 日可愈。

使君子方

【用药】使君子适量。

【用法】去壳,于每餐饭前 30 分钟嚼碎服之,1 岁小儿每次 1~5 粒,每日 3 次。

【功用】驱除蛲虫。治小儿蛲虫病夜间肛门奇痒,烦躁不宁。

阑尾炎

阑尾炎是指阑尾管腔阻塞和细菌侵入阑尾壁所致的感染性疾病。以转移性右下腹痛为特征。本病相当于中医学"肠痈"范畴。

金银花汤

【用药】金银花 24 克(重者 90 克)。

【用法】水煎服。

【功用】清热解毒。治急、慢性阑尾炎。

芒硝敷剂

【用药】芒硝 150~200 克。

【用法】用纱布袋包好,放在下腹,再用绷带固定,每 2 天换 1 次药,一般 2~3 次即可。

【功用】泻热导滞。治急、慢性阑尾炎。

紫花地丁汤

【用药】紫花地丁鲜品 30 克(或干品 15 克)。

【用法】水煎成半碗,饭前服,每日 2 次。

【功用】清热解毒,凉血消肿。治实热肠痈下血。现多用于治疗急性单纯性阑尾炎。

马鞭草散

【用药】马鞭草适量。

【用法】焙干研末,每次服 10 克,加甜酒,用开水送服,每日服 2~3 次,连服 5~7 天。

【功用】清热解毒。治阑尾炎。

鸡血藤汤

【用药】鸡血藤 60 克。

【用法】水煎 2 次,合并煎煮液,分 2 次服,每日 1 剂。

【功用】补血活血,疏通经络。治慢性阑尾炎。

马齿苋汤

【用药】鲜马齿苋 250~500 克。

【用法】水煎取汁约 300 毫升,加适量白糖调味,每次 100 毫升,每日 3 次。

【功用】清热解毒,散血消肿。治急性单纯性阑尾炎。

白花蛇舌草汤

【用药】鲜白花蛇舌草(全草)30~120克(干品减半)。

【用法】水煎服。首次剂量要大,第1天服4剂;病甚重者,首剂可用鲜品120克,以后减半服,每日2~3剂,每剂仅煎1次,不作二煎。

【功用】清热解毒。治急性阑尾炎。

肠梗阻

肠梗阻是指任何原因引起的肠内容物通过障碍,临床表现以腹痛、腹胀、呕吐、便秘四大症状为特征。属中医"肠结""关格""腹痛"范畴。

麝香敷剂

【用药】麝香0.15~0.25克。

【用法】研末置于神阙穴(脐心)上,胶布固定,外用艾条灸至肠排气为止。

【功用】活血通经。治肠梗阻。

大黄粉

【用药】生大黄适量。

【用法】研末,成人每次9克,老幼减半,开水送服或胃管注入,每日2次。

【功用】清热解毒,泻下攻积。治麻痹性肠梗阻、单纯性肠梗阻、粪块性肠梗阻以及手术后肠梗阻大便秘结者。

猪胆汁灌肠方

【用药】新鲜猪胆汁50毫升。

【用法】将其保留灌肠20~30分钟。

【功用】此方治疗小儿蛔虫性肠梗阻效果颇佳。

丁香敷剂

【用药】丁香30~60克。

【用法】研末,用75%酒精调糊敷脐及脐周,直径6~8厘米,覆盖纱布及塑料薄膜,周围用胶布固定。

【功用】温中降逆,温肾助阳。治麻痹性肠梗阻。症见呕吐、腹胀。机械性肠梗阻禁用。

花椒油

【用药】花椒9克。

【用法】先取麻油120毫升,置锅中烧热,投入花椒,炸至微焦,去花椒,取油,1次服完。

【功用】杀虫。治蛔虫性肠梗阻。如梗阻时间过长,中毒症状明显并有肠坏死,或有阑尾蛔虫可能者皆不宜服。

苦楝根皮汤

【用药】鲜苦楝根皮 15 克。

【用法】加水 300 毫升,煎成浓液,趁热用纱布过滤,得滤液 50 毫升即可。用导尿管插入肛门内 10～15 厘米,以注射器将滤液缓慢注入,然后取出导尿管。

【功用】杀虫,清热,燥湿。此方治疗小儿蛔虫性肠梗阻有效。

蜣螂散

【用药】蜣螂 3～7 只。

【用法】置新瓦上焙黄研末,吞服。

【功用】破淤化积,通便攻毒。治不完全性肠梗阻。症见大便不通,矢气不行,腹胀腹痛,x 线腹部透视可见气液平者。

腹外疝

凡是腹内脏器通过腹壁先天性或后天性缺损或薄弱区向体表突出,在局部形成一肿块者,统称为腹外疝。其中以腹沟疝最为多见,股疝次之,脐疝则多见于婴儿。本病相当于中医学"疝气"范畴。多因寒湿或湿热之邪滞于厥阴肝经,经脉不利所致。可选用疏肝理气、祛寒止痛、清热利湿等治疗方法。

地肤子散

【用药】地肤子适量。

【用法】炒香研末,每服 3 克,以酒送下。

【功用】清热利湿。治湿热下注之疝气。此方出自《简便单方》。

橘核散

【用药】橘核适量。

【用法】研末,每次服 6 克,盐汤送下,每日 2 次。

【功用】疏肝理气,散结止痛。治肝气郁结、经脉不利所致的小肠疝气痛、睾丸坠胀痛。本品对于乳房结块也有较好疗效。

小茴香汤

【用药】小茴香 15 克。

【用法】煎汤内服。

【功用】疏肝理气,祛寒止痛。治寒湿气滞之疝气。

第三篇

循环系统疾病

高血压

　　高血压是指体循环动脉收缩压≥140 毫米汞柱和（或）舒张压≥90 毫米汞柱。临床分为原发性高血压与继发性高血压。前者属于高血压病；后者是由各种原因或疾病引起的高血压，亦称为症状性高血压。本病属中医学"眩晕""头痛"等范畴。其病因主要与肝肾阴虚、肝阳上亢、肝火旺盛、痰浊和血瘀阻滞有关。可选用清肝、平肝、滋阴、潜阳、泻火、化湿、祛痰等治疗方法。

益母草膏

【用药】益母草膏。

【用法】每日2~3次，每次1匙，开水送下。

【功用】治疗高血压有较好效果。

山楂饮

【用药】鲜山楂10粒。

【用法】将山楂打碎、加糖30克，水煎服。

【功用】治疗高血压有较好效果。

柿子汁

【用药】青柿子1味。

【用法】将柿子榨汁，每次服1杯，每日3次。

【功用】又方用柿饼10个，水煎服。

黑果小檗

【用药】黑果小檗30克。

【用法】水煎服，加入白糖适量，每日1剂，分2次服。

【功用】黑果小檗味苦，性寒，无毒。新疆农村、牧区用其果实治疗高血压有较好效果。

向日葵叶汁

【用药】向日葵叶30克（鲜的用60克）。

【用法】用药罐或铜器煎浓汁服。

【功用】又方①生向日葵子，每日1把剥壳吃，配服芹菜根捣法，每日服1杯。②向日葵蒂1枚、红枣250克同煮，吃枣饮汤。

决明子饮

【用药】决明子适量。

【用法】炒黄捣成粗粉，加糖泡开水服，每次3克，每日3次。

【功用】各地同类方中，决明子每次用量

有12～30克者,亦可用决明子3克,加夏枯草9克水煎,连服1个月。

棕树嫩叶

【用药】棕树嫩叶15克。

【用法】水煎常服,每日1次。

【功用】又方用棕榈皮(鲜的更好)9～15克,水煎服。

水芹菜

【用药】水芹菜100克。

【用法】药用全草,洗净切段、晒干备用,水煎内服,每日3次。

【功用】本方治疗高血压,具有祛风、清热降火的作用。长期服用有较好效果,无任何毒副作用。

芭蕉油

【用药】芭蕉油适量。

【用法】加白糖开水服,每次1小杯,每日3次。

【功用】又方用生芭蕉根60～120克,每日2次,开水煎服。

土黄花

【用药】土黄花鲜者30克。

【用法】取根洗净,去外皮后切片,每日1剂,水煎服,加白糖适量,日服3次。

【功用】本方对高血压有良好效果,尤其对舒张压偏高有特殊疗效。

柚柑叶

【用药】柚柑叶15克。

【用法】加水1碗,糖适量,水煎服。

【功用】用于预防高血压。

萝芙木根

【用药】萝芙木根(又名假辣椒)。

【用法】根切片,每日30～45克,煎汤1碗,分2次服。

【功用】又方萝芙木草30克、冰糖15克,水煎常服。

青木香

【用药】青木香适量。

【用法】研成粉末,装入胶囊内服,每日3次。开始每次剂量可用0.4～0.8克,以后可逐步增加至1～2克,饭后服,3个月为1个疗程。一般用药后45天可减轻,如用于治疗有严重动脉硬化的高血压患者,用药时间应延长。

【功用】又方①鲜马兜铃根30克,加糖适量,水煎服。②马兜铃9克,水煎服,连服1个月。③马兜铃、知母各12克水煎服。④马兜铃30克、夏枯草15克、怀牛膝9克,水煎服。均治高血压。

野桑树根

【用药】野桑树根皮(新鲜桑白皮)6克。

【用法】水煎服。

【功用】主治高血压。又方用桑树根1000克,加水8碗煎成1碗服。

桑寄生

【用药】桑寄生适量。

【用法】每次 120 克,加糖适量,水煎服。

【功用】主治高血压。

侧柏叶

【用药】侧柏叶(晒干)。

【用法】每次服 6 克,开水泡饮。

【功用】主治高血压。

臭梧桐叶

【用药】臭梧桐叶 3 克。

【用法】每日 3 克熬水,当茶喝。

【功用】主治高血压。又方用臭梧桐子阴干磨粉,轧成片。每片 0.5 克,每日总量 4 ~ 16 克,分 3 ~ 4 次服。

地骨皮

【用药】地骨皮 3 克。

【用法】水煎服,每日 1 剂,连服 1 ~ 2 周。

【功用】主治高血压。

牡丹皮

【用药】牡丹皮适量。

【用法】研末,每次服 6 克,白水冲服,孕妇忌服。

【功用】主治高血压。又方用丹皮 45 克,每日 1 剂,水煎服,连服 1 周。

猪毛缨菜

【用药】猪毛缨菜 60 克。

【用法】水煎服,当菜吃亦可。

【功用】主治高血压。

荠菜花

【用药】荠菜花。

【用法】荠菜在抽茎后,花盛开时采取晒干,每日服 30 ~ 60 克,煎汤代茶,常服。

【功用】主治高血压。

灯笼草

【用药】灯笼草不拘量。

【用法】必须是长在落花生地内的灯笼草,水煎服。

【功用】主治高血压。

夏枯草

【用药】夏枯草(叶、茎)24 克。

【用法】煎浓汤,每天 1 剂,分 3 次服。

【功用】主治高血压。又方夏枯草、万年青根各 15 克,水煎服。

鲜车前草

【用药】鲜车前草 90 克。

【用法】捣汁,开水冲服。

【功用】主治高血压。

蚕沙

【用药】蚕沙 12 克(研末)。

【用法】分成 4 包,每日 4 次,每次服 3 克,开水送服。便溏者忌用。

【功用】主治高血压。

杉树枝

【用药】杉树枝 18 ~ 42 克。

【用法】水煎服。

【功用】主治高血压。

杜仲粉

【用药】杜仲粉 30 克。

【用法】加开水 1000 毫升,浸泡半小时,加热 20～30 分钟,再加防腐剂。每次服 30 毫升,每日 3 次;或取杜仲 10 克浸入 70% 酒精 100 毫升内,密封瓶口,经常摇动,7 天后即成 10% 杜仲酊。每日 3 次,每次服 10 滴。

【功用】主治高血压。

黄瓜秧水

【用药】秋后黄瓜秧 100 克。

【用法】每天 100 克代茶频饮。

【功用】该方对高血压之眩晕有显效,适用于治疗眩晕,耳鸣,头痛且涨,口苦,舌红,苔黄脉弦。

萝芙木根水煎

【用药】云南萝芙木根 3 克。

【用法】干品洗净切碎,煎水内服,每日 3 次。

【功用】云南萝芙木味苦、性寒、有小毒,功用为泻肝火、降血压、镇静、散瘀。对高血压及高血压引起的头痛、失眠、眩晕等症有一定疗效,症状改善或血压正常即可停药。

香青兰

【用药】香青兰 30 克。

【用法】将药浸泡后煎煮,过滤取汁,加适量白糖调味,每日服 2 次,每次 10～15 毫升。

【功用】本方对心绞痛、肺心病哮喘、高血脂、动脉硬化等心血管疾病均有效。

车前子饮

【用药】车前子 60 克(布包)。

【用法】水煎代茶饮,15 天为一疗程。

【功用】清热利尿。治老年高血压属阴虚阳亢者。

地骨皮饮

【用药】地骨皮 60 克。

【用法】加水 3 大碗,煎至 1 碗,加少许白糖或加猪肉煎煮,隔日 1 剂,5 剂为一疗程。

【功用】清热解毒,凉血降压。治高血压病属热者。

夏枯草方

【用药】夏枯草 6～24 克。

【用法】将其与红糖适量煎煮,或与猪瘦肉 30 克煲汤饮,每日两次。

【功用】清热散结,降血压。治高血压头痛、眩晕、目赤肿痛。

吴茱萸方

【用药】吴茱萸 300 克。

【用法】煎汤洗脚,每次 30 分钟,每日 2～3 次;或研末,醋调贴脚心,每日睡前贴,晨起去掉。

【功用】引血下行。治高血压。

枸杞子饮

【用药】枸杞子 20 克。

【用法】水煎代茶饮服,每日1剂。

【功用】滋肾补肝。治高血压属肝肾阴虚者。

葛根汤

【用药】葛根10~15克。

【用法】水煎。每日1剂,分2~4次服,连服2~8周。

【功用】解肌发表,生津止渴,降压。治高血压,对兼有颈项强痛或不适者尤其适宜。

钩藤汤

【用药】钩藤30克。

【用法】水煎,早晚分服,30日为一疗程。

【功用】清热平肝降压。治肝阳上亢型高血压,症见头晕目眩、神经性头痛。本品不宜久煎。

罗布麻茶

【用药】罗布麻叶3~6克。

【用法】将其用开水泡当茶喝,或早晚定时煎服。

【功用】平肝降压。治肝阳上亢型高血压,对头痛、眩晕、脑涨、失眠多梦和浮肿有较好的缓解作用。

蚯蚓合剂

【用药】白颈活蚯蚓15条。

【用法】将其剖开,洗净泥土,加白糖100克。30分钟后待蚯蚓溶化成液体时,顿服。每天早晚各服1次。5天为1个疗程。

【功用】平肝潜阳,利尿降压。治高血压病属肝阳上亢者,症见头晕不适,头部胀痛,急躁易怒,口苦口干,舌红苔黄,脉弦。

高脂血症

高脂血症是指血浆脂质浓度超过正常高限的病症。可分为原发性和继发性两大类。前者属遗传性脂质代谢紊乱疾病;后者主要继发于糖尿病、肾病综合征、痛风、肥胖等。本病属中医学"痰浊"。

绞股蓝粉

【用药】绞股蓝茎叶适量。

【用法】将其晒干研末,袋装,每包3克,每次1包,每日3次,开水冲泡10~15

分钟,代茶饮,连服 30 天为一疗程。

【功用】清热补虚。治高脂血症。

水蛭粉

【用药】水蛭适量。

【用法】将其干燥后研末,装胶囊,每粒胶囊内含水蛭粉 0.25 克,每次 3 粒,日 3 次,用开水送服,30 天为 1 个疗程。

【功用】活血,降脂。治高脂血症。

茵陈蒿饮

【用药】茵陈 15 克。

【用法】水煎代茶饮,1 个月为 1 个疗程。

【功用】有降血脂作用。可治高脂血症。

决明子汤

【用药】决明子 20 克。

【用法】用开水 500 毫升泡后代茶饮用。

【功用】清肝降脂。治高脂血症。

白僵蚕散

【用药】白僵蚕适量。

【用法】研为细末,每次 3 克,每日 3 次,2 个月为 1 个疗程。

【功用】降脂。治高脂血症。

何首乌汤

【用药】制何首乌 30 克。

【用法】加水 300 毫升,煎沸 20 分钟左右,取 150~200 毫升,分 2 次温服。

【功用】降脂。治高脂血症。

山楂饮

【用药】生山楂 15 克。

【用法】开水冲泡,代茶饮服,每日约 500 毫升,每 3 个月为 1 个疗程。

【功用】健脾消食,降血脂。治原发性高脂血症。

三七粉

【用药】生三七粉适量。

【用法】每次 0.6 克,每日 3 次,饭前服用,1~2 个月为 1 个疗程。

【功用】活血化瘀,降脂。治高脂血症。

大蒜方

【用药】生大蒜适量。

【用法】每次 5 克,每日 3 次,进餐时食用,连服 30 天为 1 个疗程。

【功用】降血脂。治高脂血症。

冠状动脉粥样硬化性心脏病

冠状动脉粥样硬化性心脏病简称"冠心病",是指'冠状动脉粥样硬化和(或)冠状动脉功能性改变(痉挛)导致心肌暂时缺血、缺氧而引起的心脏病,亦称为缺血性心脏病。本病以发作性胸痛或胸部不适、心悸为主要临床表现。根据冠状动脉病变部位、程度的不同,本病可分为以下 5 型:无症状性心肌缺血、心绞痛、心肌梗死、缺血性心肌病、猝死。本病属中医学"胸痹""心痛""真心痛"等范畴。可选用行气、化瘀、豁痰、通络、散寒、益气、养血、滋阴、温阳等治疗方法。

三七粉

【用药】三七适量。

【用法】研细末,每次温开水送服 1 ~ 1.5 克,早晚各 1 次。

【功用】活血化瘀止痛。治气滞血瘀之冠心病心绞痛,胸闷心悸。

丹参方

【用药】丹参 10 ~ 15 克。

【用法】水煎服;或取丹参 50 克,浸入 1000 毫升白酒中,浸泡 7 天即可服用。每日服 2 次,早、晚各饮用 25 ~ 50 毫升。

【功用】活血化瘀止痛。治气滞血瘀之冠心病心绞痛,胸闷心悸。

菊花汤

【用药】白菊花 300 克。

【用法】水煎 2 次,将药液合并浓缩至 500 毫升,每次服 25 毫升,每日 2 次,2 个月为 1 个疗程。

【功用】扩张冠状动脉,增加冠状动脉血流量。治冠心病心绞痛。

蒲黄方

【用药】生蒲黄适量。

【用法】每次 3 克,每日 3 次,口服,连服 2 个月。

【功用】活血化瘀止痛。治气滞血瘀之冠心病心绞痛,胸闷心悸。

心律失常

心律失常是指任何原因引起心脏冲动形成和传导的失常,使心脏活动规律发生紊乱而导致心动过速、心动过缓、异位心律、心律不齐等。临床表现为心悸、胸闷、乏力、脉律不齐等。本病属中医学"心悸""怔忡"范畴。可选用益气、养血、滋阴、温阳、清火、化痰、祛淤等治疗方法。

郁金散

【用药】郁金适量。

【用法】研粉,开始服 5～10 克,每日 8 次,如无不良反应,可加大到 10～15 克,每日 3 次。3 个月为 1 个疗程。

【功用】行气活血。治气滞血瘀之早搏,症见心悸不宁,胸闷作痛,痛有定处,舌质紫黯,脉弦或涩或代、促。

延胡索散

【用药】延胡索适量。

【用法】研粉。每次 5～10 克,每日 3 次,开水冲服。心房颤动患者在复律期间可服用 12 克,每日 3 次,疗程 4～8 周。

【功用】活血行气。治气滞血瘀之心律失常。

百合糖水

【用药】百合 60～100 克。

【用法】水煎煮,加适量冰糖调服,每日 1 次。

【功用】清心安神,清热除烦。治心悸属心阴虚者,症见心悸不宁,五心烦热,口干,舌红少苔或无苔,脉细数。

玉竹汤

【用药】玉竹 15 克。

【用法】浓煎,分 2 次服用。

【功用】养阴生津。治心悸属心阴虚者。

黄芪汤

【用药】黄芪 30 克。

【用法】水煎服,每日 3 次,连服 60 天。

【功用】补中益气。治病毒性心肌炎并发室性早搏属气虚者,症见心慌动悸,劳后为甚,倦怠,自汗,舌淡红,苔薄白,脉细、弱或脉结、代。

人参方

【用药】人参适量。

【用法】将其切成 0.5～1 毫米厚的饮片,早晨或晚上临睡前取 1 片置口中慢慢含服,治疗阶段每日含 2 片,巩固阶段每日含 1 片,10 天为 1 个疗程。

【功用】益气养心。治心律失常(包括心房颤动、病态窦房结综合征、室性早搏)属气虚者,症见心慌动悸,劳后为甚,倦怠乏力,自汗,舌淡红,苔薄白,脉细、弱或脉结、代。

冬虫夏草胶囊

【用药】冬虫夏草适量。

【用法】将其焙干,研成细末,装入胶囊,每粒含药 0.25 克,每次 2 粒,每日 3 次,连服 2 周。

【功用】补肾益精。治心律失常属心肾两虚者。对年老体弱或病后体虚者尤其适宜。

仙人掌方

【用药】鲜仙人掌 30～50 克。

【用法】去皮刺,切碎,加适量红糖,水煎

服,每日1剂。

【功用】行气活血。《贵州草药》谓其能治"心悸失眠"。

女贞子汤

【用药】女贞子250克。

【用法】兑水1500毫升,文火熬至900毫升,备用。每次30毫升,每日3次,4周为1个疗程。

【功用】养阴生津。治心律失常属阴虚者。

苦参汤

【用药】苦参300克。

【用法】煎汁浓缩成1000毫升,每次50毫升,每天上、下午各服1次,连服2~4周。

【功用】清热燥湿,宁心复脉。治早搏属热者,症见心悸不宁,心烦口干,便秘,舌红苔黄,脉数或脉结、代、促。

黄连散

【用药】黄连适量。

【用法】焙干,研末,每次0.3克,温开水冲服,每日2次。

【功用】清心定悸。治快速型心律失常属心火旺盛者,症见心悸心烦,口干苦,噩梦纷纭,便秘,舌红苔黄,脉数。

三七粉

【用药】三七适量。

【用法】研为细粉,每次服0.5克,每日3次,15天为1个疗程。

【功用】活血化瘀止痛。治病态窦房结综合征属气滞血瘀者,症见心悸不宁,胸闷作痛,痛有定处,舌质紫黯,脉弦或涩。

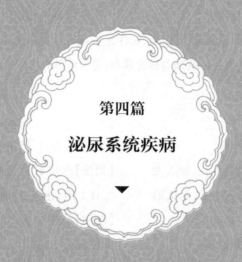

第四篇

泌尿系统疾病

血尿

血尿是指小便中混有血液或夹杂血块。血尿明显者,称肉眼血尿。血尿轻者,需经显微镜检查方能确定的,称显微镜血尿。大多数病因由泌尿系统疾病引起,可出现于肾小球肾炎、尿路感染、尿路结石、多囊肾、肾结核、泌尿系肿瘤等。血尿属中医学"尿血""血淋"范畴。中医学将血尿不伴有排尿疼痛者称为尿血;将血尿伴有排尿疼痛者称为血淋。

大黄蛋

【用药】大黄适量。

【用法】取鸡蛋1个,戳1个小孔,放入大黄粉1克,湿纸贴孔上,置饭锅上蒸熟吃,每日1个。

【功用】活血祛瘀。治疗热血尿。

马蹄金饮

【用药】鲜马蹄金30~60克。

【用法】与冰糖15克加水炖服。

【功用】清热解毒,利水通淋。治血尿、血淋属热者。

槐花散

【用药】槐花适量。

【用法】研粉,每次3克,以冰糖开水送服,每日3次。

【功用】凉血止血。治尿血属热者。本品对子宫出血也有效。

车前子方

【用药】车前子15克。

【用法】水煎取汁,加红糖适量代茶饮。每日1剂,连服20剂。

【功用】清热利尿。治血尿、血淋属湿热下注者。

浮小麦散

【用药】浮小麦适量。

【用法】炒香,研细,每服6~10克,开水冲服。

【功用】止血。对于尿血、血淋有一定疗效。此为名中医朱良春的用药经验。他认为若无浮小麦,用麦麸(小麦之麸皮)亦可。《奇方类编》有浮小麦加童便炒为末,砂糖煎水调服,治男子血淋不止的记载。

白茅根散

【用药】鲜白茅根60克。

【用法】水煎服,每日1剂。

【功用】清热利尿,凉血止血。对热证血尿疗效显著。

琥珀散

【用药】琥珀0.6克。

【用法】研为细末,温开水冲服,每日3次。若用灯心汤送服,效果更好。

【功用】活血散瘀止血。对于血尿、血淋夹瘀者有一定疗效。

血余炭

【用药】血余炭适量。

【用法】研末,每次1.5克,吞服,每日3次。

【功用】止血利水。对于血尿有一定疗效。虚实皆宜。

鹿角胶方

【用药】鹿角胶180克。

【用法】研碎,炒令黄燥,加水300毫升,煎至200毫升,分3次,饭前服。

【功用】温精补血止血。治阳气虚弱,精血亏虚之血尿、腰酸痛。《妇人大全良方》有用其治妇人小便出血的记载。

【功用】清热利尿,健脾摄血。治尿血属湿热者。

荠菜汤

【用药】鲜荠菜125克。

【用法】水煎,调冬蜜服。

【功用】清热解毒,利水凉血。治血热所致的血尿。

蒲黄方

【用药】蒲黄6克。

【用法】用温黄酒或温开水送服。

【功用】散瘀止血。对于血尿、血淋有一定疗效。《妇人大全良方》中有用其治妇人小便出血的记载。

生地黄汁

【用药】鲜生地黄适量。

【用法】洗净捣取汁,每服1小杯,每日3次。

【功用】清热凉血止血。治下焦血热所致的血尿、血淋。

水 肿

水肿是指体内水液潴留,泛溢肌肤,引起头面、四肢、腹部,甚至全身浮肿的病症。可见于急慢性肾炎、肾病综合征、心功能不全、营养不良、特发性水肿等病。中医学认为其病因病机多由肺、脾、肾三脏对水液的宣发输布功能失调,致体内水湿滞留,泛溢肌肤所致。可选用宣肺发汗、利水消肿、健脾渗湿、清热利湿、温阳利水等治疗方法。

葱

【用药】鲜葱全株30克。

【用法】将其与猪肾1副,米泔水适量,食盐少许共炖服。

【功用】补益肾气,通阳利水,分清化浊。治肾阳虚衰之水肿及尿浊。

菝葜散

【用药】菝葜适量。

【用法】晒干研末,每次3克,每日3次。

【功用】祛风利湿。治水肿反复发作者。

白茅根汤

【用药】鲜白茅根500克。

【用法】用水4大碗,煮数沸,以静置后根皆沉入水底为度,去渣温服,每次半杯,每日服5~6次,夜服2~3次。

【功用】清热利尿。治水肿、小便不利属热者。

淡竹叶茶

【用药】淡竹叶1~2克。

【用法】开水浸泡当茶饮,每日1剂,连用1个月。

【功用】渗湿利尿。治特发性水肿属热者。

冬瓜皮饮

【用药】冬瓜皮250克。

【用法】加水适量,煮沸后文火煮30分钟,取汁代茶饮,每日1剂。

【功用】利水消肿。治水肿胀满,小便不利。

赤小豆鲤鱼汤

【用药】赤小豆90克。

【用法】将其与鲤鱼一条(250~500克)加水放瓦煲内煎煮熟,不加盐,分2~4次温服,每日1剂。

【功用】健脾渗湿,利水消肿。治水肿,小便不利。此为民间常用治水肿或妊娠水肿的单方。

冬瓜皮鲤鱼汤

【用药】冬瓜皮30~60克。

【用法】将其与鲤鱼一条(250~500克)加水放瓦煲内煎煮熟,不加盐,分2~4次温服,每日1剂,连服数天。

【功用】利水消肿。治水肿。

乳糜尿

乳糜尿是指从肠道吸收的乳糜液逆流到泌尿系统的淋巴管中,致该管内高压、曲张、破裂,使乳糜液溢入尿中。临床表现为小便混浊如米泔水,或夹凝块,或夹血液。本病属中医学"膏淋"范畴。多因中焦湿热下注膀胱,以致气化不行,清浊不分所致。可选用清利湿热、健脾益肾等方法治疗。

荠菜汤

【用药】鲜荠菜连根 120 ~ 500 克。

【用法】洗净煮汤(不加油、盐),顿服或 3 次分服,连服 1 ~ 3 个月。

【功用】清热利湿。治乳糜尿。

山楂汤

【用药】生山楂 90 克。

【用法】水煎服,每日 1 剂,15 日为 1 个疗程。

【功用】消食化积。治单纯性乳糜尿。治疗时忌油脂。

糯稻根汤

【用药】糯稻根 60 ~ 120 克。

【用法】水煎,每日 2 次分服,20 日为 1 个疗程。

【功用】清热除湿,敛阴和血。治乳糜尿,对丝虫病所致者疗效尤好。

射干方

【用药】射干 15 克。

【用法】水煎后加白糖适量,分 3 次饭后服,每日 1 剂。或制成水泛丸,每次服 4 克,每日 3 次,饭后服,10 日为 1 个疗程。

【功用】清热解毒,《湖南药物志》谓其能"利水、消肿"。

玉米须猪肉汤

【用药】玉米须 20 ~ 50 克。

【用法】与瘦猪肉 100 ~ 200 克水煮熟,吃肉喝汤,分早晚 2 次服用,每日 1 剂,用药 5 ~ 7 日。

【功用】利水渗湿。治乳糜尿属热者。

芋头方

【用药】芋头 5000 克。

【用法】将其水蒸或水煮熟服,每日 1 次或分数次服完,连服 1 个月。

【功用】健脾补虚,散结解毒。治久治不愈的乳糜尿,每每获效。

白及散

【用药】白及 30 克。

【用法】研末,分早、晚 2 次冲服;或将白及 30 克研末,分早、晚 2 次配糯米煮粥服用。10 日为 1 个疗程。

【功用】治乳糜尿。特别是久治不愈的患者,有较好疗效。

鲜芭蕉根

【用药】鲜芭蕉根 200 克。

【用法】与瘦猪肉 200 克水煲,分早、晚 2 次饮汤,每隔 3 日服 1 剂。

【功用】清热利尿。治乳糜尿。

糯米粥

【用药】糯米适量。

【用法】将糯米炒至金黄色后煮粥食,食用量随患者食欲而定,每日 3 次。

【功用】补中益气。治乳糜尿。《本草纲目》中有用糯米治小便白浊、女人白淫的记载。

桑叶方

【用药】干霜桑叶 1000 克。

【用法】洗净晾干,每 1000 克加水 4000 毫升,煮沸 30 分钟,取汁过滤,灭菌装瓶备用,每瓶 300 毫升。口服,每日 600 毫升,分 3 次服,30 日为 1 个疗程。

【功用】治乳糜尿。

向日葵梗心

【用药】向日葵梗心 10 克。

【用法】水煎,分早、晚 2 次空腹服。

【功用】清热利湿。治乳糜尿。用此方治疗,一般 3 ~ 4 日后即见效,最长不超过 1 周。

射干蒸鸡蛋

【用药】生射干 10 克。

【用法】洗净,切细,与鸡蛋 1 个搅匀,再加糯米酒 50 毫升,久蒸。每日 3 次,连服 7 日。

【功用】清热解毒,利水、消肿。治乳糜尿,疗效满意。此为秀水地区的民间验方。

贯众炭

【用药】贯众 1500 克。

【用法】洗净,用白醋 250 克拌贯众,然后放入烧红的铁锅内,将其烧成灰白色灰末,将灰取出,用细筛筛过后装瓶备用。未烧尽者,可继续放入锅内再烧。每次取贯众灰 1 小匙(约 2 克),白糖水冲服,每日 3 次。

【功用】清热解毒,凉血止血。治乳糜尿属热者。

肾炎

急性肾小球肾炎是由免疫反应所引起的弥漫性肾小球损害。临床表现为血尿、蛋白尿、水肿、高血压。本病相当于中医"水肿"中"阳水"的范畴。

慢性肾小球肾炎简称"慢性肾炎",亦是免疫反应性疾病。少部分可由急性肾炎转变而来。临床表现为血尿、蛋白尿、水肿、高血压,肾功能可有不同程度的损害。本病相当于中医"水肿"中"阴水"的范畴。

益母草汤

【用药】益母草 120 克。

【用法】水煎成 2 大碗,分 4 次服,每隔 3 小时服 1 次,1 日服完,连服 10 日。

【功用】活血化瘀,利水消肿。治肾炎水肿,对兼有瘀热者尤其适用。

玉米须汤

【用药】玉米须 30～60 克。

【用法】水煎服。

【功用】利水消肿。治肾炎水肿。本方具有消肿、减少蛋白尿、改善肾功能等作用。

连翘汤

【用药】连翘 30 克。

【用法】加水用文火煎成 150 毫升,分 3 次饭前服(小儿酌减),连用 5～10 日。忌辛辣及盐。

【功用】清热解毒。治急性肾炎水肿属热者。

白茅根汤

【用药】白茅根干品 250 克。

【用法】加水 500～1000 毫升,水煎至 200～400 毫升。分早、晚 2 次口服。

【功用】清热利尿,治肾小球肾炎浮肿、尿少,兼血压高或血尿患者。

蝼蛄散

【用药】蝼蛄适量。

【用法】去头、足、翼,文火焙干,研细末,每服 2 克,每日 2 次,开水送下。

【功用】利尿消肿。治慢性肾炎水肿。本品对各种水肿(营养性、心源性、肝源性、肾源性、脚气及其他疾病引起的水肿)均有效果。此为现代名老中医朱良春的用药经验。

冬虫夏草方

【用药】冬虫夏草 6 克。

【用法】水煎服,每日 1 剂,30 日为 1 个疗程。

【功用】补肾益精。治慢性肾炎属脾肾虚者。

商陆猪肉汤

【用药】商陆 10 克。

【用法】与猪瘦肉 100 克、水 500 毫升共煨至 300 毫升左右,弃去猪肉,分 3 次温服,每日 1 剂。

【功用】泻水通便消肿。治慢性肾炎全身浮肿、大量蛋白尿。本方苦寒,善通二便,逐水饮,属攻逐水饮类药,故老幼体弱者慎用。

白胡椒蛋

【用药】白胡椒 7 粒。

【用法】取鸡蛋 1 个,戳一小孔,把白胡椒放入蛋内,用面粉糊住,放锅中蒸熟,去壳食蛋。成人每日 2 个,小儿每日 1 个,10 日为 1 个疗程,休息 3 日后再行第 2 疗程。

【功用】治慢性肾炎。

灵芝汤

【用药】灵芝 30 克。

【用法】水煎,分 2 ~ 3 次服,每日 1 剂。

【功用】补气养血。治慢性肾炎。

六月雪饮

【用药】六月雪 30 ~ 60 克。

【用法】浓煎当茶频饮。

【功用】祛风除湿,清热解毒。治慢性肾炎高血压,症见血压高,伴头痛似炸似裂,颈部血管暴张而绷紧者。

蚕豆糖浆

【用药】蚕豆衣 10 千克。

【用法】将其与红糖 2.5 千克,煮成浸膏 5000 毫升,分装 50 瓶,每次 20 ~ 30 毫升,每日 2 ~ 3 次,宜空腹服。

【功用】利尿渗湿,健胃,止渴。治慢性肾炎蛋白尿。此方有较好的消除尿蛋白作用。

蚕豆瘦肉汤

【用药】陈年蚕豆(虫蛀的更好)250 克。

【用法】与猪瘦肉 50 克,加水共炖汤。每日分 2 次食并喝汤。

【功用】利尿渗湿,健胃,止渴。治肾炎水肿。

鱼腥草汤

【用药】鲜鱼腥草 60 克。

【用法】水煎服。

【功用】清热解毒,利尿通淋。治急、慢性肾炎水肿属热者。

黄芪汤

【用药】黄芪 60 ~ 120 克。

【用法】水煎服。

【功用】补气利尿。治慢性肾炎水肿、蛋白尿长期不消者。

陈葫芦壳方

【用药】陈葫芦壳 15~30 克。

【用法】水煎,每日 1 次;或焙微黄,研末,每服 9 克,白开水送服,每日2~3 次。

【功用】利水消肿。治急、慢性肾炎浮肿。

蜈蚣鸡蛋方

【用药】蜈蚣 1 条。

【用法】去头足,焙干研细末,取鸡蛋 1 个,戳 1 个小孔,把蜈蚣粉放入蛋内搅匀,外用湿纸包住,煮熟,每晚吃 1 个,7 日为 1 个疗程。每个疗程间隔 3 天。

【功用】祛风通络,解毒散结。治慢性肾炎。

补骨脂方

【用药】补骨脂 30~60 克。

【用法】水煎服或代茶饮,每日 1 剂,1~2 个月为 1 个疗程。

【功用】补肾暖脾。治无症状性蛋白尿(隐匿性肾炎)属脾肾气虚者。

蚕蛹散

【用药】蚕蛹适量。

【用法】焙干研细末,每次 3 克,每日 2 次,开水送服。

【功用】祛风健脾。治慢性肾炎,对消除蛋白尿有效。

马鞭草汤

【用药】马鞭草 30~60 克。

【用法】水煎服,每日 2 次。

【功用】清热解毒,利水消肿。治肾炎水肿。

僵蚕散

【用药】僵蚕适量。

【用法】焙干研细末,每次 1.5 克,每日 3 次,开水送服。

【功用】祛风止痛,化痰散结。治慢性肾炎早期,对消除蛋白尿有效。

山药粥

【用药】生山药 30 克。

【用法】与糯米适量加水共煮粥,加白糖适量服之。

【功用】健脾益肾。治慢性肾炎属脾肾两虚者,对消除蛋白尿有效。

杜仲方

【用药】炒杜仲 9~15 克。

【用法】与猪肾(猪腰)1 个同煎至熟,喝汤吃猪肾。

【功用】健脾益肾,强腰膝。对慢性肾炎,肾虚腰痛有效。

乌梅茶

【用药】乌梅适量。

【用法】将乌梅置锅内,用武火加热,炒

至皮肉鼓起,表面呈焦黑色,喷淋少许清水,灭尽火星,取出凉透,研细末,每次 3 克,开水冲服,每日 2 次。

【功用】收敛止血。治慢性肾炎血尿、蛋白尿属阴虚者。

金樱子饮

【用药】金樱子 30 克。

【用法】水煎代茶饮。

【功用】益肾固精缩尿。治慢性肾炎蛋白尿属肾虚者。

核桃仁汤

【用药】核桃仁 10 枚。

【用法】加水适量,煮沸 15 分钟后加入蜂蜜适量饮用,每日 1 剂。此方可长期服用。

【功用】补肾健脾。治慢性肾炎蛋白尿属脾肾亏虚者。

藕节饮

【用药】鲜藕节 150 克。

【用法】将其洗净,加水 500 毫升,文火煮 20 分钟,代茶饮用。

【功用】化瘀止血。治肾炎血尿者。

臭菜

【用药】臭菜 30 克。

【用法】取臭菜 30 克,切碎,开水泡服,每日 1 剂。

【功用】本方清热解毒、利尿,主治慢性

肾炎,对消除尿蛋白有较好的效果。臭菜在傣族地区为群众喜爱的菜食,用法简单,亦易寻找,无副作用,可以经常服用。曾用于治疗多例慢性肾炎患者,效果较好。

黑豆汤

【用药】黑豆 100 克。

【用法】加水煮成粥服食,每日 1 剂。

【功用】补肾健脾利水。治肾炎水肿,对属肾虚者尤其适宜。

蚕茧

【用药】蚕茧 10 只。

【用法】水煎服,每日服 1 次,5 天为 1 个疗程。

【功用】治疗慢性肾炎效果较好。

决明子

【用药】决明子 90 克。

【用法】炒微焦研末,每日服 9 ~ 12 克,白开水送服。

【功用】治疗慢性肾炎效果较好。

老头草

【用药】老头草 50 克。

【用法】加水 500 毫升,煎煮至约 200 毫升,每日 1 剂,分 2 次服用。

【功用】老头草为菊科植物炎绒草,以此治疗慢性肾小球肾炎,疗效显著。

肾病综合征

肾病综合征并非单一疾病,而是由许多病因引起的一种临床症候群,表现为:①大量蛋白尿(24 小时尿蛋白≥3.5 克),②低蛋白血症(人血白蛋白≤30 克/升),③高脂血症,④水肿。其中大量蛋白尿和低蛋白血症是必备的条件。本病属中医"水肿""虚劳"范畴。

石韦茶

【用药】石韦 3~5 克。

【用法】将其放入茶杯内,用开水浸泡,代茶饮。

【功用】利水通淋,清肺泄热。治肾病综合征属湿热者。

黄芪汤

【用药】黄芪 30~60 克。

【用法】水煎服,每日 1 剂。

【功用】补气利水,消除蛋白尿。治肾病综合征蛋白尿属脾气虚者。

鱼腥草汤

【用药】鱼腥草 100~150 克。

【用法】开水冲泡 30 分钟代茶饮,每日 1 剂,3 个月为 1 个疗程。

【功用】清利湿热。治肾病综合征属热者。

玉米须汤

【用药】干玉米须 60 克。

【用法】水煎服。

【功用】利水消肿。治肾病综合征属湿热者。

冬虫夏草方

【用药】冬虫夏草适量。

【用法】每日 2 个,煎汤服用,连服 2 个月以上。

【功用】补肺益肾。治肾病综合征属脾肾两虚者。

水蛭胶囊

【用药】水蛭适量。

【用法】焙干研细粉装胶囊,每次 1 克,每日 3 次,开水送服。

【功用】活血通络。治肾病综合征属血瘀者。

干葫芦方

【用药】干葫芦(不去子)1 个。

【用法】水煎,加红糖适量,分 2 日服完。

【功用】利水消肿。治肾病综合征高度水肿者。

尿路感染

尿路感染是指病原体侵犯尿道黏膜或组织而引起的炎症,以细菌感染为多见。根据感染部位的不同,分为尿道炎、膀胱炎、肾盂肾炎。其临床表现主要为小便频数短涩,滴沥刺痛,欲出不尽,少腹拘急,或腰腹疼痛,发热。本病属于中医学"淋证"范畴。治以清热利尿通淋为主。

栀子根

【用药】黄栀子根 30 克(生用)。

【用法】水煎服。

【功用】本方具有利尿通淋的作用。又方黑栀子 15 克,开水炖服。

大黄末

【用药】大黄末 0.9 克。

【用法】取鸡蛋 1 个,开 1 个小孔,去蛋清少许,加入大黄末加热蒸熟(不可落水)。早晨空腹服下,连服 1 周。

【功用】本方具有利尿通淋的作用。

苦参

【用药】苦参 30 克(1 日量)。

【用法】水煎,分 3 次服用。

【功用】本方主治尿路感染。

箭竹

【用药】箭竹 15 克。

【用法】以叶入药,水煎服,每日 1 剂,分 3 次服用。

【功用】本方具有利尿通淋、清热、止尿血、活血化瘀等功效。彝医用以治疗泌尿系炎症、尿道炎、膀胱炎。

木贼草

【用药】木贼草 30 克。

【用法】水煎出味,冲冰糖 30 克,露一宿至清晨,空腹服。

【功用】本方具有利尿通淋、清热、止尿血、活血化瘀等功效。

糯稻根须

【用药】糯稻根须 250 克。

【用法】每次 30 克,以水煎服。

【功用】用于治疗尿痛、尿频、尿急,用糯稻根须 30 ~ 90 克水煎服,治血尿,疗效也很好。

何首乌

【用药】何首乌 30 克。

【用法】水煎,加白冰糖服。

【功用】本方具有清热解毒、利尿通淋之功。

银花

【用药】银花 60 克。

【用法】加白糖 120 克同蒸,频饮。

【功用】主治尿痛、尿频。又方用金银藤 120 克,水煎服。

老雅麦

【用药】老雅麦或巨麦(老雅麦形如大麦,唯杆不同,多野生,各处溪滩均有)。

【用法】水煎服。

【功用】适用于治疗尿痛、尿频症。

水丁香

【用药】水丁香 90 克(干用 45 克)。

【用法】水 2 碗,煎 1 碗,冲冰糖空腹服。

【功用】本方主治尿痛。

椿树籽仁

【用药】椿树籽仁 7 个(炒黄)。

【用法】研细面,黄酒冲服。

【功用】主治年老小便不利茎痛。又方树籽仁开水浸泡,代茶饮。治小便短赤,痛如刀割。

野生地黄

【用药】野生地黄 1 把。

【用法】去红皮,用火烧过,水煎服。

【功用】本方主治尿痛。

猪鬃草

【用药】猪鬃草 1 握。

【用法】水煎,每日 3 次分服。

【功用】本方主治尿痛。

乌仔豆

【用药】乌仔豆心、叶。

【用法】共捣烂绞汁和蜜服。

【功用】本方主治尿痛。

鲜垂杨枝

【用药】鲜垂杨枝 1.7 米。

【用法】加白糖 30 克,水煎服。

【功用】又方柳叶 30 克,水煎服。

对坐神仙

【用药】对坐神仙 30 克。

【用法】每日 1 剂,水煎分 2 次服。

【功用】本方用于治疗尿路感染。

夏枯草

【用药】夏枯草 9 克。

【用法】水煎分 3 次服用,连服 5 天。

【功用】本方用于治疗尿路感染。

白果

【用药】白果数十粒。

【用法】炖熟连汤服下,连续服用半月。

【功用】本方用于治疗尿路感染。白果有抗菌作用,但有一定毒性,使用时需注意。

土常山根皮

【用药】土常山根皮适量。

【用法】捣烂取汁,冲开水服。

【功用】本方用于治疗尿路感染。

川楝子汤

【用药】川楝子30克。

【用法】水煎,分3次服,每日1剂。

【功用】行气止痛,清除湿热。治淋证属下焦湿热者。

鸭跖草汤

【用药】新鲜鸭跖草60克。

【用法】加水浓煎去渣,分2次服,每日1剂,7日为1个疗程。

【功用】清热解毒,利湿通淋。治疗急性尿路感染。

山楂饮

【用药】山楂90克(儿童30~45克)。

【用法】水煎服,每日1剂,14日1个疗程。

【功用】消食化积,活血化瘀。治急、慢性肾盂肾炎。《本草再新》谓其能"治脾虚湿热,……利大小便"。本方治疗肾盂肾炎有一定疗效。

榕树须方

【用药】榕树须30克。

【用法】与冰糖适量共煎服,每日1剂。

【功用】清热利湿,通淋。治淋证小便不

利、涩痛属湿热者。

鱼腥草汤

【用药】新鲜鱼腥草100克。

【用法】水煎服,每日1剂。

【功用】清热解毒,利湿通淋。治尿路感染属热者。

菟丝子汤

【用药】菟丝子30克。

【用法】水煎3次。将3次药汁混合,分早、中、晚3次服用,每日1剂。

【功用】补肾固肾。治劳淋属肾虚者。湿热证忌用。

大蓟方

【用药】新鲜大蓟根30~90克。

【用法】洗净、捣碎,酌冲开水炖1小时,饭前服,每日3次。

【功用】凉血止血。治热结血淋。对尿路感染兼见血尿者尤其适宜。

车前草汤

【用药】鲜车前草30~60克,或车前子30克。

【用法】水煎服,每日2~3次。

【功用】清热利尿。治尿路感染,小便赤涩疼痛。

栀子方

【用药】鲜栀子60克。

【用法】与冰糖30克加水适量煎服。

【功用】清热利湿。治湿热淋证、血淋。

刘寄奴茶

【用药】刘寄奴 10～15 克。

【用法】水煎代茶饮，每日 1 剂，7 日为 1 个疗程，可服用 1～3 个疗程。

【功用】破瘀通经，止血消肿。治慢性膀胱炎。

龙胆草汤

【用药】龙胆草 9 克。

【用法】水煎 2 碗凉透，上、下午空腹时各冷饮 1 碗，每日 1 剂。

【功用】清热燥湿。治下焦湿热之淋证。

甘草梢方

【用药】生甘草梢 6～10 克。

【用法】水煎，空腹服。

【功用】清热解毒，止淋痛。治肝经气滞蕴热，小便淋痛。甘草用梢者，古有"直达茎中，止淋痛"之说。《丹溪心法》中有用此单方治"淋茎中痛，其肝经气滞有

热"的记载。

香附汤

【用药】香附 30 克。

【用法】加水 300 毫升，煎煮 2 次取汁 200 毫升，1 次顿服。

【功用】理气解郁止痛。《本草纲目》谓其"利三焦"，故可治急性膀胱炎。

马鞭草汁

【用药】鲜马鞭草适量。

【用法】洗净捣汁，每次服 50 毫升，每日 2～3 次，直至痊愈。

【功用】清热解毒，利水消肿。治疗尿路感染、尿路结石。

苦参汤

【用药】苦参 30 克。

【用法】水煎，每日 3 次。

【功用】清热利湿。治尿路感染，症见尿频、尿急、尿痛。

慢性肾衰竭

慢性肾衰竭简称"慢性肾衰"，又称为"慢性肾功能不全"，是指由于各种原因造成的肾实质慢性进行性损害，致使肾脏不能维持其基本功能，从而呈现氮质血症、代谢紊乱和各系统受累等的临床综合征。临床常见为倦怠、恶心、呕吐、贫血、少尿、水肿等症状和肾功能受损、水电解质及酸碱平衡紊乱。本病属于中医学"癃闭""虚劳"等范畴。

大黄胶囊

【用药】生大黄适量。

【用法】将其研细粉,装胶囊,每日 1 ~ 3 克(以大便每日 2 次为宜),开水送服。

【功用】泻热导滞。治慢性肾衰竭,对大便秘结者尤其适宜。

冬虫夏草方

【用药】冬虫夏草 3 ~ 6 克。

【用法】煎汤连渣服,每日 1 次。

【功用】补肺益肾。治慢性肾衰属脾肾两虚者。

番泻叶饮

【用药】番泻叶 5 ~ 10 克。

【用法】加沸水 100 ~ 150 毫升,浸泡 2 小时,去渣滤过,分上、下午 2 次服完。

【功用】泻热导滞。治慢性肾衰竭,对大便秘结者尤其适宜。此方对早、中期慢性肾衰竭病人疗效显著,症状改善明显。对终末期尿毒症患者也具有改善症状、延长寿命的作用,为进一步治疗争取时间。

泌尿系结石

泌尿系结石是指肾、输尿管、膀胱和尿道的结石,以腰痛、尿血,或尿出砂石,或经检查发现尿路结石为特征。本病属中医学"石淋"等范畴。

核桃仁方

【用药】核桃仁 120 克。

【用法】将其用麻油炸酥,加冰糖 100 克混合研磨。服时以开水调成乳状,成人每 2 日服 1 剂,或每次服用 2 汤匙,每日服2 ~ 3 次。连续服药至结石排出、症状消失为止。

【功用】消坚开瘀。治尿路结石。

金钱草汤

【用药】金钱草 30 ~ 60 克。

【用法】水煎代茶频饮。

【功用】通淋排石。治尿路结石。另可在早、晚各嚼服核桃仁 7 枚,积以时日,其效诚属不谬。

香附方

【用药】生香附(鲜品)80 ~ 100 克,干品酌减。

【用法】水煎服,每日 1 剂,30 日为 1 个疗程。

【功用】理气解郁,利气疏导。《本草纲目》谓其"利三焦",故可治尿路(肾、输尿管、膀胱)结石。

蒲公英汤

【用药】蒲公英 60 克。

【用法】水煎服。

【功用】清热解毒,利小便。治尿路结石。《本草从新》谓本品为"通淋妙品"。

向日葵茎心方

【用药】向日葵茎心 50~80 克。

【用法】水煎服,每日 1 剂,连服 1 周。

【功用】清热利湿。治尿路结石属湿热者。

芒硝汤

【用药】芒硝 20 克。

【用法】兑水 300 毫升,1 次服完。

【功用】软坚通便。《别录》谓其"利大小便及月水,破五淋,推陈致新"。临床观察,芒硝治肾结石所致的腰腹疼痛有效,对兼有便秘者尤为适宜。

枳实汤

【用药】枳实 20 克。

【用法】加水 1000 毫升,煎 20 分钟后 1 小时内服完,多饮水,尽量憋尿,排尿时

屏气用力,以增腹压,促使结石排出。

【功用】利气疏导。治输尿管结石属气滞血淤者。

九香虫散

【用药】九香虫适量。

【用法】将其去头,焙干研粉,每次 3~6 克,每日 2 次。

【功用】理气止痛,促进排石。治泌尿系统结石症。

鸡内金散

【用药】鸡内金适量。

【用法】焙干研粉,用时取 15 克放入杯中,冲 300 毫升开水,15 分钟后即可服用,早晨空腹服,1 次服完,然后慢慢跑步,以助结石排出。

【功用】消石、化石。治尿路结石。

薏苡仁方

【用药】生薏苡仁 30 克。

【用法】焙干研细末,加少许白糖拌匀,每日 2 次,服后大量饮水,配合跳跃运动以助结石排出。

【功用】健脾渗湿。治尿路结石。

猫须草汤

【用药】猫须草 50 克。

【用法】与冰糖适量水煎服,每日 1 剂。

【功用】清热解毒,利尿排石。治尿路结石。此为福建闽南地区常用的中草药

验方。

蝼蛄散

【用药】蝼蛄4~7只。

【用法】焙干研末,开水调服,米酒为引,每日1次。

【功用】利尿消肿。治泌尿系结石。

尿潴留

尿潴留是指膀胱内有尿而不能排出。其病因可分为阻塞性和功能性两大类。阻塞性尿潴留的病因多为尿道结石、尿道肿瘤、尿路狭窄、老人前列腺增生等疾病导致尿道的机械性梗阻。功能性尿潴留的病因多为神经源性、药物性、精神源性等疾病导致神经性尿闭、膀胱括约肌痉挛。本病属中医学"癃闭"范畴。

牙皂散

【用药】牙皂3克。

【用法】研极细末,装瓶备用。治疗时取少许吹入患者鼻孔取嚏,通常尿即随嚏而下。

【功用】开窍利尿。治小便癃闭不通。

蝼蛄方

【用药】蝼蛄20只。

【用法】去头、足、翼,煎汤1小碗,顿服。

【功用】清热利尿。治腹部手术后膀胱麻痹引起的尿潴留。本品性较峻利,虚弱者用量宜轻,或伍以补益之品。

生大黄方

【用药】生大黄5~15克。

【用法】用沸水100~200毫升浸泡20分钟,顿服,每日1~2次。

【功用】泻热通便。治急性尿潴留。

芒硝方

【用药】芒硝100~150克。

【用法】加开水50毫升,纱布浸蘸后湿敷小腹部,一般1~2个小时即起作用。

【功用】软坚通便。治术后或老年癃闭。

车前子方

【用药】生车前子适量。

【用法】捣烂研细,加精盐少许,以凡士林调为膏状,用时先消毒神阙穴,然后将车前子膏涂在穴位上,覆盖纱布,外用胶布固定,一般贴敷30~60分钟,每日

1 次。

【功用】利水消肿。治术后尿潴留。

莱菔子方

【用药】莱菔子 10 克。

【用法】炒熟，1 次吞服。

【功用】利气，通水。治尿潴留，腹胀。该方对动力性尿路梗阻效果好，对前列腺增生引起的机械性尿路梗阻也有一定效果。

田螺方

【用药】田螺 3 枚。

【用法】捣烂，加青盐 10 克，摊开如薄饼状，贴脐下 4 厘米处。

【功用】利尿缓急。治癃闭。

食盐方

【用药】食盐适量。

【用法】炒盐装于布袋中，热熨小腹，冷复易之。

【功用】温经通阳。治小便不通。此方出自《丹溪心法》。

葱白方

【用药】葱白 500 ~ 1500 克。

【用法】细锉炒热，以纱布裹，分作两处，更替熨脐下。

【功用】温阳通脉。治癃闭。《普济本事方》有单用此药治"小便难，小肠胀"的记载。

尿频症

尿频症是指小便次数增多，排除尿路感染等器质性疾病。临床表现为尿频、尿急，但无明显尿痛，无遗尿，尿常规检查无异常结果。本症多见于老人及小孩，常因肾气虚所致。

金樱子方

【用药】金樱子适量。

【用法】去净外刺和内瓤，与猪肚 1 个共煮熟服。

【功用】缩尿止遗。治小便频数、多尿、小便不利。

萆薢丸

【用药】川萆薢适量。

【用法】洗净，研为细末，酒和为丸，如桐子大。每服 70 丸，空腹盐汤送下。

【功用】分清别浊,止小便频数。治小便频数。日夜无时。

何首乌饮

【用药】何首乌20克。

【用法】煎汤代茶饮,每日1剂。

【功用】补肝肾,益精血。治小儿尿频数。

鸡内金散

【用药】鸡内金适量。

【用法】焙干研末,每次5克,每日3次,温开水冲服。

【功用】缩尿止遗,治尿频数。

栗子方

【用药】生栗子适量。

【用法】每日早晚各食生栗子1~2枚,嚼食后咽。

【功用】健脾补肾。治老人肾亏,小便频数,腰脚无力。

核桃仁方

【用药】核桃仁2个。

【用法】将其煨熟,每晚临睡前食用。

【功用】补肾缩尿。治老人肾虚尿频及夜尿症。

补骨脂酒

【用药】补骨脂60克。

【用法】放入500克白酒中浸泡,7日后饮用。每日早、晚各服1盅。

【功用】补肾缩尿。治老人肾虚尿频。

前列腺炎

前列腺炎是前列腺特异性急性或慢性炎性反应,为成人男性生殖系统最常见的疾病之一。急性前列腺炎常有发热、寒战、会阴部坠胀、疼痛、尿频、尿急、尿痛等症状;慢性前列腺炎常有急性前列腺炎发作病史,症见尿频、尿急、余沥不净,尿后有白色黏液,腰部酸痛、阳痿、早泄、血精、性欲减退。急性前列腺炎属中医"热淋"范畴。慢性前列腺炎属中医"劳淋"等范畴。

刺猬皮散

【用药】刺猬皮2个。

【用法】焙干研末,分40包,早晚米汤送下1包。服药过程可有尿道烧灼感,勿顾虑。

【功用】行气止痛,化瘀止血。治前列腺炎、肾结石。

蒲公英汤

【用药】蒲公英 50 克。

【用法】水煎代茶频服,每日 1 剂,连用 1 个月。

【功用】清热解毒消痈。治前列腺炎。

南瓜子方

【用药】生南瓜子 30～60 克。

【用法】连皮或去皮后研细粉,开水调服或水煎服。

【功用】驱虫,消肿。治慢性前列腺炎,前列腺肥大、尿频。

爵床汤

【用药】鲜爵床草 60 克(干品 15 克)。

【用法】水煎 2 次,合成 1 大碗,加适量冰糖烊化,分 2 次服。

【功用】清热利湿,活血止痛。治急性前列腺炎。

荸荠饮

【用药】荸荠 150 克。

【用法】洗净切碎后捣烂,加温开水 250 毫升,调匀后滤去渣皮,饮汁,每日 2 次,连服 2 周。

【功用】解热通淋。治前列腺炎小便涩痛。

生大黄方

【用药】生大黄 9 克。

【用法】放入砂锅内,加水 400 毫升煎至 200 毫升左右,倒入瓷盆中熏洗会阴部,待药液不烫手时再用毛巾浸液擦洗会阴处。同时用手指在局部做顺时针按摩,早、晚各 1 次,每次 30 分钟,每剂熏洗 2 次。

【功用】清热利湿,祛瘀解毒。治疗慢性前列腺炎。

猕猴桃饮

【用药】新鲜猕猴桃 50 克。

【用法】捣烂后加温开水 250 毫升,调匀后饮服。

【功用】解热通淋。治前列腺炎小便涩痛。

前列腺增生

前列腺增生是男性进入老年后由于体内性激素平衡失调而引起腺体的良性增生性病变。增生的前列腺压迫后尿道或膀胱颈部引起小便不畅、尿路梗阻、尿潴留。本病属中医学"淋证""癃闭"范畴。治宜选用清湿热、散瘀结、调气机、利水湿、补脾肾等方法。

棕榈根汤

【用药】鲜棕榈根 100 克。

【用法】水煎,加红糖适量,每日 1 剂。

【功用】利小便。治前列腺增生,小便不利。《本草纲目》曾有"以棕榈根煎水内服治小便不通,屡试屡验"的记载。

野燕麦汤

【用药】野燕麦 60 克。

【用法】水煎服,每日 1 剂。

【功用】补虚损,通利小便。治前列腺增生,小便不利。该方民间常用于治疗癃闭,因有补虚作用,故对年老体弱者尤其适宜。

葱白熨脐方

【用药】葱白 10 根。

【用法】将其捣烂分为 3 等份,置锅内加热,用纱布包裹交替熨脐部。

【功用】温经通阳,化气行水。治前列腺肥大,小便困难,点滴而出,甚至小便不通。若加少许麝香,其效尤速。

琥珀散

【用药】琥珀适量。

【用法】研末,早、晚各服 5 克,温开水送服。每日 1 剂,7 日为 1 个疗程。

【功用】活血化瘀,利水通淋。治前列腺肥大,小便淋沥。多数服药2～3 个疗程可愈。

浮小麦方

【用药】浮小麦 120 克。

【用法】微炒,煎汤频饮,可长期代茶饮服。

【功用】除虚热,止汗。《现代实用中药》谓其能"利小便"。本方对前列腺肥大症能防能治,收效颇著。

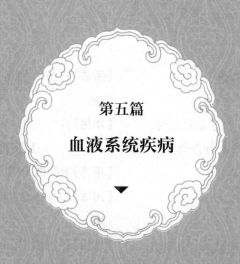

第五篇

血液系统疾病

缺铁性贫血

缺铁性贫血是指因体内贮存铁的缺乏而影响血红蛋白的合成所引起的贫血。临床表现为头晕、乏力、心悸、气短、面色苍白。本病相当于中医"萎黄""黄胖病"等范畴。

阿胶猪瘦肉汤

【用药】阿胶 6 克。

【用法】取猪瘦肉 100 克,加水适量先炖,熟后入阿胶炖化,低盐调味,饮汤食肉。

【功用】滋阴补血。治贫血。

阿胶膏

【用药】阿胶 500 克。

【用法】与冰糖 100 克一起放入 250 毫升黄酒中浸泡 1 夜后,隔水炖,待阿胶完全烊化后即成膏药。每日取 1 小汤匙开水冲服,每日 2 次。

【功用】滋阴养血。治贫血。

何首乌猪瘦肉汤

【用药】制何首乌 50 克。

【用法】与猪瘦肉 300 克共炖熟,分 2 次食肉喝汤,每日 1 剂。

【功用】补肝肾,益精血。治贫血。

木耳糖水

【用药】木耳 20 ~ 30 克。

【用法】熬汤后加适量白糖温服,每日 1 剂。

【功用】益气养血。治贫血。

龙眼白糖水

【用药】龙眼肉 10 克。

【用法】与冰糖适量泡开水代茶饮,每日 1 剂。

【功用】补益心脾,养血安神。治贫血,失眠,心悸,多梦。

紫河车粉

【用药】紫河车 1 具。

【用法】洗净,焙黄研末,每服 6 克,每日 2 次。

【功用】温肾补精,益气养血。治贫血。

三七粉

【用药】三七适量。

【用法】打碎,用食用油炸至棕黄色,研为细末,每服 3 ~ 5 克,每日 2 ~ 3 次,用鸡汤或肉汤送服。

【功用】补益气血。治贫血,少气乏力,面色无华。民间认为生三七散瘀止血,熟三七补益气血。

再生障碍性贫血

再生障碍性贫血是由于不同病因引起的骨髓造血功能障碍所致的一组综合征,以全血细胞减少而伴有相应的贫血、出血、感染为主要临床表现。本病多属于中医学"虚劳""血证"范畴。

鹿茸粉

【用药】鹿茸粉适量。

【用法】每次取 1 克,口服,每日 2 次,用温开水送下,连服 3 个月。

【功用】补肾阳,益精血。治再生障碍性贫血。

三七粉

【用药】三七 90 克。

【用法】锅内置鸡油适量,放入三七炸至黄色,放凉后研细末,每次 5 克,白开水送服,每日 3 次。

【功用】补益精血。治再生障碍性贫血。若能坚持服用此方 3～5 个月,多数患者可获愈。

紫河车粉

【用药】紫河车 1 具。

【用法】洗净,焙干研粉,每次 6 克,每日 2 次,白开水送服。

【功用】补益精血。治再生障碍性贫血。

野菊花汤

【用药】野菊花根茎 30 克。

【用法】与猪瘦肉 30 克同煮,去渣,食肉及汤,每日 1 剂。

【功用】清热解毒。治疗再生障碍性贫血疗效显著。

原发性血小板减少性紫癜

原发性血小板减少性紫癜是一种常见的出血性疾病,其发病机制与体内抗体破坏自身血小板有关。临床上分急性和慢性两型,急性型多见于儿童,慢性型多见于青年,以女性为多。主要临床表现为皮下、黏膜大小不等的瘀点和瘀斑,常见于四肢及躯干,可伴有内脏出血。本病属于中医学"血证""发斑"的范畴。

甘草汤
【用药】甘草 25 ~ 30 克。
【用法】水煎,分 3 次服。
【功用】清热解毒。治原发性血小板减少性紫癜。

紫草汤
【用药】紫草 30 ~ 60 克。
【用法】水煎服,每日 1 剂。
【功用】清热凉血活血。治血小板减少性紫癜。

连翘饮
【用药】连翘 18 克。
【用法】加水用文火煎成 150 毫升,分 3 次饭前服用。
【功用】泻火解毒。治血小板减少性紫癜、过敏性紫癜。

栀子方
【用药】栀子 15 克。
【用法】打碎,加水 1 碗,煎至半碗,去渣,加蛋清两个,煮熟后合药液 1 次服完,每日 1 次。
【功用】清热凉血止血。治血小板减少性紫癜属血热者。

商陆汤
【用药】商陆 9 克。
【用法】加水 2 碗,文火煎 2 小时,取药汁 1 碗,分 2 次温服,每日 1 次。
【功用】泻火解毒。治血小板减少性紫癜属血热者。

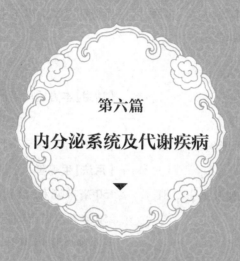

第六篇

内分泌系统及代谢疾病

糖尿病

糖尿病是由于人体内胰岛素分泌缺陷或胰岛素作用缺陷致血糖升高所引起的一类慢性疾病。临床表现以多饮、多食、多尿、消瘦为特征。本病属于中医学"消渴"范畴。可选用养阴生津、润燥清热等治疗方法。

原蚕

【用药】原蚕（即晚蚕）适量。

【用法】缫丝煎汤。（如无缫丝，以茧壳、丝棉煎汤代之）

【功用】用于治疗下消白浊及上中二消，饮渴不生肌肉。

蚕茧壳

【用药】蚕茧壳或乱丝棉 15 克。

【用法】水煎服用。忌饮茶。

【功用】此方对糖尿病有效，又方用蚕肾炒服，每次 6 克，每日 3 次，连服 10 天。

葵花根

【用药】葵花根 250 克。

【用法】水煎清晨服。

【功用】此方对糖尿病有效。

野蔷薇花根皮

【用药】野蔷薇花根皮 24 克。

【用法】水煎服，连服 2 次。

【功用】本方适用于治疗小儿消渴。

生鸡蛋

【用药】生鸡蛋 5 个。

【用法】生鸡蛋 5 个，打碎置碗中，加入醋 150 毫升调和，放置约 36 小时，再用醋 250 毫升与原有的蛋醋液混合调匀。每日早晚口服 15 毫升。

【功用】此方经实践证明，可以改善机体的酸碱平衡及人体内分泌功能，使各腺体分泌正常，连续服用，对糖尿病有一定疗效。

生猪胰子

【用药】生猪胰子 1 个。

【用法】先用冷开水反复洗净，切成小块，再用冷开水洗净。每日空腹吞服 10 余小块（约 6 克），陈酒送服，连服 1 月。

【功用】治疗糖尿病。又方①猪胰子用水煮至八成熟，每日晨服 1 次，每次 1

个。②猪胰 250 克,焙干为末,水丸,每次服 9 克,每日 3 次。忌糖。③猪胰 21 克,用豆腐皮包生吞,每日分 3 次服。④猪胰 1 条,切碎捣烂,布包绞汁服,须连服。⑤猪胰 1 个、白石脂 9 克,混合用蜜为丸,早晚各服 9 克,饭前开水送服。⑥猪胰 1 个,薏苡仁 50 克,水煎连药米汤服,连服 10 天。⑦猪胰 1 个、黄芪 100 克,水煎服。

松树种子

【用药】松树种子(俗称松柏蕊)适量。

【用法】将种子白天浸在人尿中,晚上取出,置空中暴露,共计 7 天,然后以火烤成木炭状,研为粉末,每次以半匙冲开水服,每天服数次。忌油。

【功用】治疗糖尿病。

干番薯藤

【用药】干番薯藤适量。

【用法】水煎服。

【功用】治疗糖尿病。

枇杷树根

【用药】枇杷树根 100 克。

【用法】水煎服。

【功用】治疗糖尿病。

亚腰葫芦

【用药】亚腰葫芦 1 个。

【用法】将其果肉切碎,拌在羊肉里做成饺子或包子馅,每日 1 次,连服数日。亦可用干品研成粗粉,水煎内服,每日 3 次。

【功用】本方为治疗消渴病的良方,使血糖下降、症状明显改善,可作为综合治疗的方法之一。

糯稻草

【用药】糯稻草适量。

【用法】取糯稻草剪去两端,留中节烧灰存性,每日取 2.4 克,开水冲服,连服半个月。

【功用】治疗糖尿病。

地骨皮饮

【用药】地骨皮 50 克。

【用法】加水 1000 毫升,慢火煎至 500 毫升,置瓶中少量频饮。

【功用】清热凉血,降血糖。治糖尿病。

山药泥

【用药】山药适量。

【用法】将其蒸熟,每次吃饭前先吃山药 90～120 克,然后吃饭;或煎水代茶饮。

【功用】补脾胃,益肺肾。治糖尿病属气阴两虚者。症见消渴多饮,小便频数,多食易饥,肌肉消瘦。可作为治疗糖尿病的辅助药。

白僵蚕散

【用药】白僵蚕适量。

【用法】研为细末,每次 5 克,每日 3 次,饭前开水送服。2 个月为 1 个疗程,休息半个月再进行第 2 疗程。

【功用】降血糖。治糖尿病。

蚕蛹散

【用药】蚕蛹适量。

【用法】焙干研细末,每次 3 ~ 6 克,每日 2 次,开水送服。

【功用】祛风健脾,止消渴。治糖尿病。

绞股蓝茶

【用药】绞股蓝 30 克。

【用法】将其置保温杯中,用开水泡服,当茶饮。

【功用】生津润燥止渴。治糖尿病口渴多饮。

天花粉

【用药】天花粉 15 克。

【用法】水煎,当茶饮。

【功用】生津润燥止渴。治糖尿病口干舌燥,烦渴多饮。

蚕沙散

【用药】蚕沙适量。

【用法】焙干研末,每次 6 克,凉开水送服。

【功用】和胃化浊。治消渴。《斗门方》有单用此药治消渴的记载。

仙鹤草汤

【用药】仙鹤草 30 ~ 80 克。

【用法】水煎频服,每日 1 剂。

【功用】补虚强壮,降血糖。治糖尿病。

麦门冬汤

【用药】鲜麦门冬全草 30 ~ 50 克。

【用法】切碎,煎汤代茶饮服,每日 1 剂,连用 3 个月。

【功用】清热生津止渴。治糖尿病属肺胃燥热津伤者。

黄精方

【用药】黄精 500 克。

【用法】洗净,拣去杂质,用水浸软,上锅蒸熟透,饥饿时当点心吃。

【功用】补中益气,润心肺。治糖尿病饥饿感重者。

枸杞子饮

【用药】枸杞子 15 克(或枸杞叶 50 克)。

【用法】水煎代茶饮服,每日 1 剂。

【功用】滋肾补肝。治糖尿病。《折肱漫录》曾记载:"枸杞叶作茶啜,治消渴,强阴,解面毒。何不以代茶?"

马齿苋汤

【用药】马齿苋 100 克。

【用法】水煎 2 次,早、晚分服,每日 1 剂。

【功用】清热解毒,凉血消肿。《本草拾遗》谓其能"止消渴"。现多用于治疗阴虚燥热型糖尿病。

玉蜀黍须

【用药】玉蜀黍须 50 克。

【用法】每次 50 克,水两碗半,煎至一碗半,分 2 次服用,1 日服完,连服 10 日。

【功用】治疗糖尿病。本方每次用量最小者 6 克,最大者 200 克。又方①加猪胰 200 克,水煎服,连服 10 天。②加蕹菜 60 克,水煎服。③加黄芪、山药各 15 克,水煎服。

石斛汤

【用药】鲜石斛 15 克(干品 6 克)。

【用法】水煎服,每日 2 次。

【功用】益胃生津,滋阴清热。治阴虚燥热型糖尿病口干。

酒蒸黄连丸

【用药】川黄连 500 克。

【用法】上药酒浸 1 晚,甑上累蒸至黑,晒干为度,研末,蜜丸如梧桐子大,早、晚服 30 丸,酒送下。

【功用】清热燥湿,泻火除烦。治糖尿病属肺胃热盛者。

五味子方

【用药】五味子 120 克。

【用法】将其放入 250 毫升醋中浸泡 12 小时,然后取出加在适量面粉中拌匀,再放入锅中微火加热炒焦,置于瓶中随时取用。口服每日 3 ~ 4 次,每次 3 ~ 5 粒。

【功用】敛肺滋肾,生津止渴。治消渴属气阴两伤者。

菝葜方

【用药】鲜菝葜根 90 克。

【用法】与猪小肚 1 个同炖熟服。

【功用】祛风利湿。《本草纲目》谓其能“治消渴”。现临床用于糖尿病的治疗。

荔枝核散

【用药】荔枝核适量。

【用法】烘干后研为细末,每次 10 克,每日 3 次,饭前 30 分钟温水送服。

【功用】降血糖。治糖尿病。

芭蕉根方

【用药】鲜芭蕉根 30 ~ 60 克。

【用法】水煎服;或捣烂取汁温开水冲服。

【功用】清热解毒,止渴利尿。治消渴,症见口渴喜饮、烦热者。《本草纲目》有单用芭蕉根治消渴的记载。

南瓜粉

【用药】南瓜适量。

【用法】焙干研粉,每次 5 克,每日 3 次,30 日为 1 个疗程。

【功用】降血糖。治糖尿病。可作为糖尿病的辅助药。

金线莲饮

【用药】鲜金线莲 50 克(干品 5 克)。

【用法】水煎,分 2 次服,每日 1 剂,连服 4 ~ 10 天。

【功用】滋补强壮。治糖尿病。此为福

建闽南地区常用中草药验方。

苦瓜茶

【用药】苦瓜干 30 克。

【用法】水煎代茶饮服,每日 1 剂。

【功用】清热,止烦渴,降血糖。治糖尿病,症见口干口渴,多饮,烦躁,饮食正常或多,舌红苔黄。

花生根茎汤

【用药】秋植花生收获后的地下根茎鲜品 50~100 克,或干品 25~50 克。

【用法】水煎服,每日 1 剂,10 日为 1 个疗程,隔 7 日再服第 2 疗程。

【功用】祛风除湿。治 2 型糖尿病。

柠檬方

【用药】鲜柠檬 30~50 克。

【用法】与鸡肉 100~200 克炖熟后饮汁食肉,一日内分 1~2 次吃完;或单用鲜柠檬 30~50 克绞汁或泡沸水,分次饮用。每日 1 剂,10~15 日为 1 个疗程,相隔 10~15 日再进行第 2 疗程。

【功用】生津止渴。

甲状腺功能亢进症

甲状腺功能亢进症简称"甲亢"是指甲状腺功能增强,分泌的激素增多,使甲状腺激素在血循环中的水平增高所致的一组内分泌疾病。临床表现为怕热,多汗,易饥多食,消瘦,心悸,乏力,手足震颤,甲状腺肿大,突眼。本病属中医"瘿气"范畴。

夏枯草汤

【用药】夏枯草 30 克。

【用法】水煎服,每日 1 剂。

【功用】清热散结。治甲状腺功能亢进症。

蒲公英汤

【用药】蒲公英 60 克。

【用法】水煎成 2 碗,温服 1 碗,另 1 碗趁热熏洗。每日 1~2 次,连用 15~25 日。

【功用】清热解毒,消肿散结。可用于治疗甲状腺功能亢进症术后突眼加重。

黄药子汤

【用药】黄药子 10 克。

【用法】水煎 2 次,混匀,早、晚分服,每日 1 剂。

【功用】清热解毒,散结消瘿。治甲状腺功能亢进症。

单纯性甲状腺肿

单纯性甲状腺肿是以缺碘、致甲状腺肿物质等因素所致的代偿性甲状腺肿大，无明显的甲状腺激素分泌异常。临床以甲状腺肿大为特征。好发于女性，尤其多见于青春期、妊娠期、哺乳期。本病属于中医学"瘿病"范畴，俗称"大脖子"。可选用疏肝解郁、理气化痰、软坚散结、活血化淤、滋阴清火等治疗方法。

威灵仙方

【用药】鲜威灵仙全草 1 棵。

【用法】洗净，捣极烂，敷患处。

【功用】软坚散结。治甲状腺肿大。

五倍子外敷方

【用药】五倍子适量。

【用法】将其放入砂锅内炒黄（忌铁器），冷却后研成末，晚上睡觉前用米醋调成膏状敷于患处，次晨洗去，每天 1 次，7 次为 1 个疗程。

【功用】除湿敛疮，散结消核。治甲状腺肿。

夏枯草汤

【用药】夏枯草全草 20 ~ 50 克。

【用法】水煎服；亦可水煎去渣，加猪瘦肉片适量煮熟，后调味，喝汤食肉。可连服 10 ~ 15 日。

【功用】清肝散结。治甲状腺肿大。

海藻汤

【用药】海藻 30 ~ 60 克。

【用法】水煎代茶饮。

【功用】软坚散结。治甲状腺肿。

芒硝外敷方

【用药】芒硝适量（根据囊肿大小）。

【用法】将其装入纱布袋内，约成 1 厘米厚度，于晚间睡前敷于患处，用清水喷湿纱布袋表面，上盖同样尺寸的塑料薄膜，用胶布固定并热敷。晨起去药，每日 1 次，7 日为 1 个疗程。

【功用】软坚散结。治甲状腺囊肿。

昆布散

【用药】昆布 250 克。

【用法】将其研细末，每次 3 克，每日 3 次，开水冲服。

【功用】软坚散结,消痰清热。治单纯性甲状腺肿,对早期增生性肿大有一定效果。

金银花饮

【用药】金银花6～9克。

【用法】沸水浸泡30分钟后代茶饮用,每日2～3次,30日为1个疗程,连续服用2个疗程。

【功用】清热解毒。治结节性甲状腺肿。

单纯性肥胖症

单纯性肥胖症是指营养过度或能量消耗少造成体内脂肪堆积过多,超过标准体重20%以上,且排除神经内分泌功能失调所致者。临床以均匀性肥胖为主要表现。轻者可无症状,重度者常有乏力、头痛、头晕、气短、腹胀、便秘,甚或情绪抑郁、性功能减退等症状。

大黄汤

【用药】大黄4～6克。

【用法】水煎服。

【功用】清热导滞,降脂减肥。治单纯性肥胖症,大便干燥偏实证者。

枸杞子饮

【用药】枸杞子30克。

【用法】开水稍煎,代茶饮,每日2次。

【功用】滋阴养血,减肥降脂。治肝肾阴虚所致的单纯性肥胖症。

薏苡仁汤

【用药】薏苡仁30克。

【用法】水煎服,每日2次。

【功用】利水渗湿,减肥降脂。治脾虚湿阻所致的单纯性肥胖症。

赤小豆汤

【用药】赤小豆60克。

【用法】熬汤食用,每日1剂。

【功用】健脾利湿,减肥降脂。治脾虚湿阻所致的单纯性肥胖症。

山楂汤

【用药】山楂10～15克。

【用法】水煎代茶饮。

【功用】消食导滞,减肥降脂。治食滞中

焦所致的单纯性肥胖症。

虎杖汤

【用药】虎杖 10~30 克。

【用法】水煎服,每日 1 剂。

【功用】祛风利湿,减肥降脂。治火热较重所致的单纯性肥胖症。

番泻叶饮

【用药】番泻叶 3~6 克。

【用法】水煎代茶饮。

【功用】清热通便,降脂减肥。治单纯性肥胖症,大便干燥偏实证者。

荷叶散

【用药】败荷叶适量。

【用法】烧灰存性,研末,米汤调下,每次 3~6 克,每日2~3 次。

【功用】清热除湿,减肥降脂。治单纯性肥胖症有湿热者。前人有"荷叶灰服之,令人瘦劣"之说。用于减肥,患者还应适当控制饮食,增加运动量。

痛风

痛风是由于嘌呤代谢紊乱使血中尿酸过高,引起组织损伤的一组疾病。临床表现为高尿酸血症、尿酸结石及特征性急性关节炎反复发作。本病相当于中医学"痹证""痛风"等范畴。

淡竹叶猪蹄汤

【用药】淡竹叶 60~100 克。

【用法】与猪蹄 500 克一起放入瓦罐内,加水适量,文火炖熟后,去药渣,吃猪蹄喝汤。每日 1 剂,分次服完,连服 3 剂为 1 个疗程。

【功用】清热,除烦,利尿。治痛风属热证者。

山慈菇汤

【用药】山慈菇 5 克。

【用法】加水浓煎 150 毫升,去渣,加蜂蜜适量调匀,早、晚分服,每日 1 剂。

【功用】清热解毒,消肿止痛。治痛风。

黄花菜方

【用药】鲜黄花菜 30 克。

【用法】水煎后去渣,冲入黄酒适量服,

每日 1 剂。

【功用】通络止痛。治痛风关节红肿疼痛。

车前子汤

【用药】车前子 30 克（纱布包）；或车前草 30 ~ 60 克。

【用法】水煎，代茶饮，每日 1 剂。

【功用】清热利尿，促尿酸排泄。治痛风属湿热者，症见指、趾小关节红肿热痛，血尿酸高。

土茯苓饮

【用药】土茯苓 30 ~ 60 克。

【用法】水煎服，每日 1 剂。

【功用】清热利湿，促尿酸排泄。治痛风。

滑石汤

【用药】滑石 40 克（布包）。

【用法】加水 500 毫升，浸泡 30 分钟后煮沸，频服代茶饮，每日 1 剂。用药期间逐渐停服秋水仙碱等药物。

【功用】清热利湿。治痛风属湿热蕴结者。

樟木方

【用药】樟木 250 ~ 500 克。

【用法】切片（樟木屑亦可），加水 3000 毫升，浸泡 30 分钟，煎煮 30 分钟后去渣取药液，倒入盆中，熏洗患处，每日 1 剂。

【功用】祛风散寒，温经通络，消肿止痛。治痛风性关节炎属寒湿阻滞者，症见关节冷痛剧烈，遇热痛减，舌淡苔白，脉迟。

钩藤根方

【用药】钩藤根 250 克。

【用法】加烧酒适量，浸 1 天后分 3 次服完。

【功用】活血通络止痛。治痛风性关节炎属气滞血瘀者。

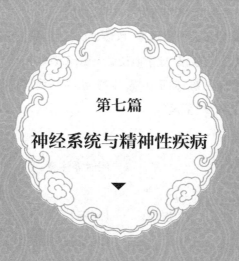

第七篇

神经系统与精神性疾病

头痛

　　头痛是临床常见的症状,可因多种急、慢性疾病,如感冒、鼻炎、鼻窦炎、三叉神经痛、高血压、偏头痛、紧张性头痛、脑外伤后头痛等引起。

　　中医学认为头痛的病因多因外感风寒、风热、风湿之邪犯及清窍;或肝、脾、肾三脏功能失调或虚损,以致风、火、痰、瘀、虚诸因使脉络阻闭或失养,清窍不利所致。根据头痛发生的部位,有全头痛、偏头痛、偏正头痛、前额痛、头顶痛、后头痛之分。头痛剧烈,经久不愈,呈发作性者,又称作"头风"。

全蝎

【用药】全蝎9克。

【用法】水煎,分3次服,每日1剂,连服10日。

【功用】又方加甘草9克,共研末,每次服3克,每日2次。

大附子

【用药】大附子1枚。

【用法】大附子去皮脐,研末,葱汁面糊为丸状,如绿豆大,每次服10丸,清茶送服。

【功用】用于治疗阳虚头痛。又方大附子1枚与绿豆同煮,以豆熟为宜,服时将附子取出,只食绿豆。附子每枚可煮5次,然后将附子为末服。本品有毒性,使用时需注意。

蔓荆子

【用药】蔓荆子6克。

【用法】水煎常服。

【功用】又方加石楠叶9克,煎汤代茶,连服3天,治头痛。

刀豆根

【用药】刀豆根15克。

【用法】加黄酒30克,再加适量清水煎服。

【功用】又方刀豆根30克、红茶3克,水煎服。

地肤子

【用药】地肤子15克。

【用法】研细,加姜汁1汤匙,开水吞服,

盖被出汗。

【功用】治头痛。

大花双参

【用药】大花双参20克。

【用法】将上药水煎,或炖肉服均可。每日3次,每日1剂。

【功用】本方具有活血调经、补气补肾、补脑止痛、祛风降温之功效。主治体虚、不孕、月经不调、头晕头痛等症。彝医用于治疗头晕头痛。

茵陈蒿

【用药】茵陈蒿30克。

【用法】水煎服。

【功用】治头痛。

荷叶

【用药】荷叶15克。

【用法】水煎服,或为末服9克。

【功用】又方①荷叶1张、鸡蛋2个,加红糖适量煎服,连服6次。②莲蓬壳不拘量,水煎频服。治偏头痛。

石楠叶

【用药】石楠叶9克。

【用法】水煎服。

【功用】治头痛。

草果

【用药】草果3克。

【用法】将上药研末,每日1次,每次3克。

【功用】本方具有补益身体、健胃、解毒、除湿止痛之功效。彝医广泛用于治疗头晕头痛,效果较为独特。

桂圆壳

【用药】桂圆壳不拘量。

【用法】水煎代茶。

【功用】治头痛。

益智仁

【用药】益智仁9克。

【用法】研碎,加盐少许,煎服。

【功用】治头痛。

荞麦面

【用药】荞麦面60克。

【用法】炒热,加醋再炒,用布包扎,趁热敷两太阳穴,勿见风,冷则换。

【功用】治头痛。

草决明

【用药】草决明60克(炒)。

【用法】为末,用茶调敷两太阳穴,干则换。

【功用】又方用决明子适量炒研,茶调,用法同上。

梧桐树叶

【用药】梧桐树叶适量。

【用法】将叶炒熟敷于头上。

【功用】治头痛。

黄烟叶

【用药】黄烟叶30克。

【用法】用热水煮透,趁热敷。敷时将烟叶放开,敷在头部及两太阳穴处。注意勿使烟水流入眼内。

荠菜花

【用药】荠菜花不拘量。

【用法】水煎服。

【功用】用于治疗头痛、头晕。

珍珠母

【用药】珍珠母15克。

【用法】研细末,开水冲服。

【功用】用于治疗头痛、头晕。

生白果

【用药】带壳生白果60克。

【用法】将白果捣裂入砂锅,加水500毫升,文火水煎至300毫升,分2次1日服完。

【功用】本方适用于治疗前额部阵发性头痛,发作时重浊钝痛,嗡嗡作响,伴有胀闷感,检查无器质性病变,属于神经性头痛者,以本方治疗后即可见效。

野菊花

【用药】野菊花30克。

【用法】水煎服,每日1剂。

【功用】本方用于治疗肝阳上亢型头痛,并能预防各型脑炎。虚寒者勿用。

雷五加

【用药】雷五加20克。

【用法】将上药洗净晒干,炖肉服,每日1剂。

【功用】本方具有活血化瘀、补虚益神、止血止痛、祛风除湿之功效。对于气血虚、体虚等所致头痛效果好。汉医未载,为彝医独特方剂。

大蒜

【用药】大蒜1个。

【用法】研取汁,患者仰卧,点入鼻腔,使眼中流泪。

【功用】又方用葱头数个,捣碎布包搽前额,治头痛。

辛夷

【用药】辛夷适量。

【用法】研细末,吸鼻腔内,每日2次。

【功用】用于治疗头痛、头晕。

茶子

【用药】茶子适量。

【用法】晒干,研细末,吹入鼻中。

【功用】用于治疗头痛、头晕。

川芎

【用药】川芎9克。

【用法】研细末,炼蜜为丸。每次服1丸,每日2次,温开水送服。

【功用】用于治疗头风痛。又方用川芎3~9克、茶叶6~9克,水煎服。治新久偏正头痛。尚有用川芎,加用下列之一项治偏正头痛者:①加蔓荆子 9 克;②加菊花 12 克;③加藁本 9 克;④加细辛 3 克;⑤加天麻 9 克;⑥加当归 9 克,以上均水煎服;⑦加荜茇各等份研末,每次服 9 克,白水送下;⑧加香附 3 克,共研末吞服。治气郁头痛。

晚蚕沙

【用药】晚蚕沙 120~240 克。

【用法】调盐水或调酒炒热,布包敷头部或敷患处。

【功用】用于治疗热症头痛。又方蚕沙 15 克、石膏 30 克,共研,醋调匀敷前额,治风火头痛。

大黄

【用药】大黄(酒炒)。

【用法】研细末,饭后用清茶送服,每次服 3~9 克。

【功用】用于治疗热症头痛。又方加花叶 1 撮,水煎服。

苍耳子

【用药】苍耳子 9 克。

【用法】水煎温服。忌辛辣之物。

【功用】又方①苍耳草根 3~6 克和米泔水煎服。②用苍耳草(又名色麻头)15 克水煎服。治头风串眼痛。③用苍耳叶晒干研末,每次服 3 克,每日 3 次。治头风眩晕。④加菊花 15 克,水煎服。⑤加

川芎 9 克,共研末服。⑥加瓢葫芦 9 克,水煎服。⑦加辛夷花 9 克,水煎服。

山豆根

【用药】山豆根 9 克。

【用法】研末,用香油(或菜油)调,涂两太阳穴。

【功用】用于治疗热症头痛。

牛蒡子

【用药】牛蒡子 60 克。

【用法】炒熟研为细末,开水调服,每次服 9 克,每日 1 次。服后盖被取汗。

【功用】又方①牛蒡子 120 克、生石膏 30 克,共研末,每日分 3 次调服。治头痛连颜面眼睛。②牛蒡子 120 克、瓜蒌 1 个,共研末,每次服 3 克,以酒冲服。治痰热头痛。③加旋覆花各等份为末,茶调服。治头痛。

荆芥穗

【用药】荆芥穗适量。

【用法】研细末内服。每日 3 次,每次 15 克,热水冲服。

【功用】本方有发汗解热作用,对偏头痛有较好的疗效,无副作用。

芥子末

【用药】芥子末 30 克。

【用法】以芥子末和泥,摊布上贴患处。本方有刺激皮肤发泡的作用,用时要注意。

【功用】用于治疗偏、正头痛。

鲜威灵仙根

【用药】鲜威灵仙根 1 把。

【用法】洗净,抽去筋,打烂,以糖拌,敷患处。

【功用】用于治疗偏、正头痛。

红皮白心萝卜

【用药】红皮白心萝卜 1 只。

【用法】削如手指大小。用竹针在萝卜上端刺一小孔,孔内放冰片末少许。右侧头痛塞右鼻孔,左侧头痛塞左鼻孔,吸气 3 分钟。

【功用】治疗剧烈偏头痛,立即见效。

白芷

【用药】白芷 9 克。

【用法】水煎分 2～3 次服。或研末,每次服 3 克,每日 3 次。

【功用】用于治疗偏头痛及感冒头痛。又

方①加荆芥 9 克;②加蔓荆子 9 克,均水煎服;③加菊花 9 克,泡开水代茶;④加天麻 1.5 克,共研末,分 2 次吞服;⑤加制川乌 3 克,共研末,用薄荷汤送下。

白僵蚕

【用药】白僵蚕 9 克。

【用法】研细末,姜茶水调服。

【功用】用于治疗偏、正头痛。

生牛蒡子

【用药】生牛蒡子梗叶或根。

【用法】上药加水 2 碗、陈酒 1 杯、食盐 2.4 克,煎成浓汁,趁热取汁搽患处。

【功用】用于治疗偏头痛。

谷精草

【用药】谷精草 30 克。

【用法】研末,加白面粉 15 克,调匀摊在皮纸上,贴痛处。

【功用】用于治疗偏头痛。

失眠

　　失眠是以睡眠困难为主要表现的一种病症。表现为入睡困难,睡后易醒,醒后难以再睡,严重者甚至整夜不能入睡。本症属中医"不寐"范畴。可选用补气养血、滋阴降火、清热化痰、清心泻火、宁心安神、重镇安神等治疗方法。治疗期间宜注意精神及生活方面的调摄,临睡前避免吸烟、喝浓茶及精神亢奋等。

酥油

【用药】酥油适量。

【用法】将酥油煨化擦头部的百会、上星、头维、哑门等穴,以及手足心,再用糌粑擦干,每晚1次,7次为1个疗程。

【功用】本方用于治疗神经衰弱型失眠。

小叶薄荷

【用药】小叶薄荷15克。

【用法】水煎服,每日1剂。

【功用】本方具有镇静安神、宁心的功效,主治失眠、心悸。为维吾尔族居住地区常用验方。

凤凰衣

【用药】凤凰衣3克。

【用法】水煎服。

【功用】本方用于治疗产妇失眠。

花生叶

【用药】花生叶90克。

【用法】取鲜花生叶煮水喝。

【功用】本方用于治疗神经衰弱型失眠。

糯稻根

【用药】糯稻根60克。

【用法】水煎,每晚服1大碗。

【功用】本方用于治疗失眠。

酸枣仁

【用药】酸枣仁15克。

【用法】焙焦为末,顿服,每日1次。

【功用】本方用于治疗失眠。

芹菜根

【用药】芹菜根60克。

【用法】水煎服。

【功用】本方用于治疗失眠。

莲子心

【用药】莲子心30个。

【用法】水煎入盐少许,每晚临睡时服。

【功用】本方用于治疗失眠。

肉果草

【用药】肉果草1.5~3克。

【用法】研为细末,温开水冲服,每日2~3次。

【功用】本方具有安神宁心的功能,主治失眠健忘症。

珍珠母粉

【用药】珍珠母适量。

【用法】研极细末,每晚临睡前服1.5~2.4克。

【功用】安神镇静。治失眠。

灯芯草饮

【用药】灯芯草18克。

【用法】煎汤代茶常服。

【功用】清心除烦。治心火上扰所致的心烦失眠。

龙眼肉鸡蛋方

【用药】龙眼肉15克。

【用法】先煮龙眼肉,后加入鸡蛋1个,蛋熟后加糖少许,每日1次。

【功用】补气血,安心神。治气血两虚所致的失眠、心悸、健忘。

酸枣仁散

【用药】酸枣仁30克。

【用法】炒香研末,每日3克,每晚睡前冲服。

【功用】养心安神。治心血不足所致的失眠多梦、心悸怔忡。

珍珠母

【用药】珍珠母适量。

【用法】研极细末,如用水飞更好,每晚临睡前服1.5~2.4克。

【功用】本方用于治疗失眠。

桑葚

【用药】桑葚15克。

【用法】水煎常服。

【功用】本方用于治疗失眠。

玄明粉

【用药】玄明粉适量。

【用法】每次9克,冲服,空腹服下,每日2次。

【功用】清火祛燥安神。治心烦燥热之失眠。症见失眠,心烦易躁,大便干,小便黄。

柏子仁猪心方

【用药】柏子仁10~15克。

【用法】猪心1个,将柏子仁放入猪心内,隔水炖熟服食。3天左右1次。

【功用】养心安神。治气血两虚所致的失眠、心悸、怔忡、神经衰弱。一般服2~3次可见效。对兼有血虚肠燥便秘者尤其适宜。

鲜花生茎尖方

【用药】鲜花生茎尖30克。

【用法】将其放入茶具内,用开水150毫升冲泡,每晚睡前1小时服完。一般2~3日即可明显见效。

【功用】养心安神。治失眠。

大枣核茶

【用药】大枣核适量。

【用法】于锅中炒焦,晚间泡开水代茶饮。

【功用】用于失眠的辅助治疗。

小蓟饮

【用药】小蓟花干品6克(或鲜品10克)。

【用法】用开水30~50毫升浸泡10分钟。睡前饮服,每日1剂。

【功用】凉血。治顽固性失眠。此方治疗失眠效果卓著。

花生叶汤

【用药】花生叶25~50克(鲜品50~70克)。

【用法】每晚睡前水煎服,每日1剂。

【功用】养心安神。治失眠、多梦。

苦参汤

【用药】苦参500克。

【用法】浓煎成1000毫升,加糖适量。成人每次20毫升,小儿每次5~15毫升,睡前1次口服。

【功用】清心泻肝。治心经有热之失眠。

莲子心茶

【用药】莲子心5~10克。

【用法】开水泡服,每日1剂。

【功用】清心泻火,除烦安神。治失眠心烦。

莲子汤

【用药】生莲子30粒。

【用法】水煎,加盐少许,每晚睡前服。

【功用】健脾养心安神。治中老年少寐。

茯苓饮

【用药】茯苓15克。

【用法】加适量水,约煎至150毫升,再磕入生鸡蛋1枚搅匀,临睡前服,每日1次。

【功用】健脾宁心安神。治失眠、多梦、心悸。

竹沥

【用药】竹沥30毫升。

【用法】温开水冲服,每日2~3次。

【功用】清热化痰,宁心安神。治老人夜不能眠或不能熟寐属痰热扰心者。

鸡血藤膏

【用药】鸡血藤500克。

【用法】加水2000毫升,熬至1000毫升,浓缩后加红糖适量收膏,每次用黄芪20克煎水冲服鸡血藤膏20克,每日3次。

【功用】补气养血,通络安神。治顽固性失眠属气血虚者。

神经衰弱

神经衰弱是以大脑皮质功能失调为表现的疾病。其特点是精神易兴奋和易疲劳,症状具有多样性、波动性及可逆性。表现为头痛、头晕、失眠、多梦、易激动、心悸,或精神不振、疲劳、记忆力减退。部分女性病人可有月经不调,男性病人有遗精、阳痿等。本病属中医学"不寐""心悸""郁证"等范畴。可选用镇惊、安神、定志、养心、解郁、益气、养血、滋阴等治法。

远志粉

【用药】远志适量。

【用法】焙干研粉,每次服 3 克,每日 3 次,米汤冲服。

【功用】安神益志。治神经衰弱,健忘心悸,多梦失眠。

徐长卿方

【用药】徐长卿全草适量。

【用法】将其制成散剂、丸剂(蜜丸)或胶囊服用。散剂每次 10 ~ 15 克,丸剂(每丸含生药 5 克)每次 2 丸,胶囊每个 0.5 克,每次服 10 个,均每日 2 次。

【功用】镇静,醒神和胃。治神经衰弱,对于改善头痛、失眠、健忘、易疲乏、焦虑等症状有一定效果。

珍珠母粉

【用药】珍珠母适量。

【用法】研为细末,装入胶囊,每粒 0.3 克,每日 3 次,每次 2 粒,开水送下。

【功用】安神定惊。治神经衰弱,头晕胀痛,失眠心悸。

紫河车胶囊

【用药】紫河车适量。

【用法】焙干研末,装入二号胶囊,每粒约 0.1 克,每次 2 ~ 3 粒,每日 3 次,开水送下。

【功用】补气养血,益精。治身体衰弱,男子阳痿、早泄,女子月经不调、不孕、性欲减退及其他慢性衰弱病(如肺结核)等。

五味子汤

【用药】五味子 6 克。

【用法】水煎,分 3 次服。

【功用】益气生津。治神经衰弱。

绞股蓝饮

【用药】绞股蓝 30 克。

【用法】开水泡服。

【功用】镇静,催眠,抗紧张。治神经衰弱、失眠、精神紧张。对失眠严重者,睡前 1 小时服浓绞股蓝茶 1 杯,有显著效果。

百合蜂蜜饮

【用药】生百合 100 ~ 150 克。

【用法】与蜂蜜 50 克拌和蒸熟,临睡前 30 分钟食用。

【功用】润肺止咳,清心安神。治神经衰弱,失眠多梦,虚烦惊悸,对兼有肺燥咳嗽者尤其适宜。此单方在《太平圣惠方》中有记载。

败酱草汤

【用药】败酱草 300 克。

【用法】加水 1500 毫升,文火煎至 600 毫升,白天上、下午各 1 次,每次 50 毫升,晚上睡前服 150 毫升,7 日为 1 个疗程。

【功用】降低神经系统兴奋性。治神经衰弱。

桑葚汤

【用药】鲜桑葚 30~60 克。

【用法】水煎煮，可加适量冰糖调服。

【功用】滋阴补血，生津润肠。治神经衰弱之失眠、健忘，对兼有习惯性便秘者尤其适宜。

丹参汤

【用药】丹参 30 克。

【用法】水煎，每日 1 剂，早、晚分服，30 日为 1 个疗程。

【功用】凉血安神。治神经衰弱、心烦失眠。

鸡蛋醋

【用药】鸡蛋数枚。

【用法】把鸡蛋洗净，泡在好米醋内，每 1 个鸡蛋加米醋 180 毫升，醋要漫过鸡蛋，盖严密封，7 天蛋壳软化，用筷子搅匀，食之不拘数量，食完再泡，直至病愈。

【功用】补阴血，安神魂。治神经衰弱，失眠。

酸枣仁汤

【用药】酸枣仁 4~30 克。

【用法】猪心 1 个，切片，与酸枣仁同煮熟，睡前服。

【功用】养心安神。治失眠心悸、神经衰弱。

灵芝酒

【用药】灵芝 150 克。

【用法】与白酒适量密封浸泡 20 天后备用。每次 15~20 毫升，每日 2~3 次。

【功用】养心安神。治神经衰弱，失眠。

蛤蟆油水糖饮

【用药】干蛤蟆油 3~6 克。

【用法】以清水 250 毫升浸泡 1 夜，第 2 天再加冰糖适量炖服，每日 1 次，连服 10~20 天。

【功用】补肾益精，养阴润肺。治神经衰弱性头痛、眩晕、失眠，产后虚弱，慢性胃病，胃下垂等。

梅尼埃病

梅尼埃病又称迷路积水，是由内耳迷路积水引起前庭功能障碍所导致的疾病，临床表现为阵发性反复发作的眩晕，发病突然，头晕目眩，如坐舟车，甚则天旋地转，动则呕吐,伴有听力减退、耳鸣等。本病属于中医"眩晕"范畴。可选用健脾和胃、燥湿化痰、平肝潜阳等治法。

生姜方

【用药】生姜 10 克。

【用法】上药入口中嚼后咽下。

【功用】散寒,降逆,止呕,开痰。治脾胃虚寒型梅尼埃病。

仙鹤草汤

【用药】新鲜仙鹤草(连根)100~300 克。

【用法】加水煎沸后去渣,熬成浓液约300 毫升,分早、中、晚 3 次服或频服,直至病愈。

【功用】补虚强壮。治梅尼埃病。

泽泻汤

【用药】泽泻 30~40 克。

【用法】水煎,分2~3 次服,每日 1 剂。

【功用】利水渗湿。治梅尼埃病。

独活方

【用药】独活 30 克。

【用法】与鸡蛋 6 个加水适量共煮至沸,然后敲打鸡蛋令壳破碎,使药汁能渗入鸡蛋内,再煮 15 分钟即可。仅吃蛋,每

次 2 个,每天 1 次,3 日为 1 个疗程。

【功用】祛风胜湿。治梅尼埃病。

白果散

【用药】优质白果仁 30 克(有恶心呕吐者加干姜 6 克)。

【用法】研细末分成 4 等份,每次 1 份,温开水送下,早、晚饭后各服 1 次,一般服4~8次即愈。

【功用】治梅尼埃病。

天麻散

【用药】天麻 30 克。

【用法】研细末,每次 3 克,每日 2 次,温开水送下,7 日为 1 个疗程。

【功用】平肝息风。治梅尼埃病属肝阳上亢者。

苍术汤

【用药】苍术 10~20 克。

【用法】水煎,分2~3 次服,每日 1 剂。

【功用】燥湿健脾,祛风除湿。治梅尼埃病属湿浊上扰者。

面神经麻痹

　　面神经麻痹又称面神经炎、贝尔麻痹，为面神经急性非化脓性炎症所致的急性周围性面瘫。临床表现为：突然发病，面部麻木，口眼歪斜，口角漏水。本病相当于中医学"面瘫""口眼歪斜""面风"等范畴。可选用祛风、散寒、化痰、通络、养血、活血等方法治疗。

生姜外用方

【用药】生姜适量。

【用法】将生姜剖开，用生姜的剖开面反复自左向右交替涂擦患侧上下齿龈，直至齿龈部有烧灼感为止。每日2~3次，7日为1个疗程。

【功用】祛风散寒。治面神经炎（面瘫）。

天南星外用方

【用药】鲜天南星适量。

【用法】用适量醋研磨取汁，于睡前涂搽患侧，覆盖纱布，次晨去之，每晚1次。

【功用】祛风痰，止痉。治面神经麻痹。

蓖麻子外敷方

【用药】蓖麻子适量。

【用法】去壳捣成泥状，敷于患侧下颌关节及口角部（厚约3厘米），外加纱布覆盖，胶布固定，每日换药1次。一般10日内可愈，若配伍少许冰片效果更好。

【功用】通络牵正。治颜面神经麻痹，口眼歪斜，口角流涎。《慈禧光绪方选议》有用此药治慈禧面风的记载。

稀莶草汤

【用药】稀莶草15克（生或酒蒸晒）。

【用法】清水煎服，每日1剂，连用10日。

【功用】祛风通络。治面神经麻痹。

鳝鱼血外用方

【用药】活鳝鱼1条。

【用法】将患侧用温水洗后，割断鳝鱼头或尾部，取血涂于面瘫侧或患侧颊车部位，每日1次。

【功用】祛风活血通络。治面神经麻痹。

含羞草汤

【用药】新鲜含羞草30克。

【用法】水煎，分3次温服。

【功用】凉血解毒,镇静安神,消肿散瘀。治面神经麻痹,用药后患部抽搐者,乃药物中病之征,为佳兆。

鳖血外用方

【用药】新鲜鳖血适量。

【用法】将患侧用温水洗后,取鳖血涂于面瘫侧或患侧颊车部位,每日1次。

【功用】祛风活血通络。治面神经麻痹。

马钱子外用方

【用药】马钱子500克。

【用法】将其湿润后切成薄片,排列于橡皮膏上,贴于患侧面部,7~10日换一张,至病愈为止。或用马钱子500克,加水500毫升,煮沸30分钟,趁热刮去外皮,取净仁切成片,隔纸置瓦上文火烘酥(不可烘焦),研筛成极细末,用白蜜调成稀糊状,涂于面部患侧,每日更换1次。春、夏连用7~9天,秋、冬连用12~14天为一疗程。

【功用】通络止痛,散结消肿。治面神经麻痹。用药期间勿受风寒。

巴豆外敷方

【用药】巴豆1枚。

【用法】将仁剥出压碎,敷于患者侧颊车穴(面部下颌角前上方约一横指,咀嚼时肌肉最隆起处),可配合热敷。

【功用】祛痰通络。治面神经麻痹属风痰阻络者。用此法治疗面神经麻痹,病程在10天以内者疗效好,而3个月以上者疗效不太理想。

鹅不食草外用方

【用药】鹅不食草30~40克。

【用法】洗净捣烂,用纱布包好,外敷患侧耳根及颊车穴24小时,药干后,取下加水重新锤打再敷,每次药敷1天,10天为1个疗程。

【功用】治面神经麻痹。

三叉神经痛

三叉神经痛是三叉神经分布区内反复发作的阵发性短暂的剧烈疼痛,临床表现为突然发生的阵发性闪电样、刀割样、针刺样、火灼样或撕裂样的剧烈疼痛。本病相当于中医的“面痛”“头痛”“偏头痛”范畴。

蔓荆子酒

【用药】蔓荆子60克。

【用法】炒至焦黄，研为粗末，放入500毫升白酒中浸泡3～7天（夏季泡3天，冬季泡7天），兑凉开水200毫升，取汁700毫升。每次服50毫升，每日2次，7天为1个疗程。

【功用】疏风清热，清利头目。治三叉神经痛。

向日葵盘汤

【用药】向日葵盘100～200克。

【用法】将其掰碎，水煎2次，取汁约500毫升，每天早、晚饭后1小时分服。

【功用】清热平肝，止痛。治三叉神经痛。

坐骨神经痛

坐骨神经痛是指沿坐骨神经通路及其分布区的疼痛。以一侧腰痛放射至下肢腿足，走路跛行为特点。本病属于中医学"腰腿痛""痹证"范畴。可选用祛风散寒、活血通络、补肝肾、强筋骨等治疗方法。

杜仲方

【用药】杜仲30克。

【用法】取1副猪肾（猪腰），剖开，除白色筋膜，加冷水800毫升与杜仲一起煎沸后再煮30分钟，以猪肾煮熟为度。除去杜仲，趁温服食猪肾及药汁，每日1剂。

【功用】补肝肾，强筋骨，降血压。治原发性坐骨神经痛。

蕲蛇粉

【用药】蕲蛇1条。

【用法】焙干研细末，每次2.5克，每日2次，开水冲服。

【功用】通络止痛。治坐骨神经痛。

老鹳草汤

【用药】老鹳草30克。

【用法】水煎，1日服完。

【功用】除湿散寒。治坐骨神经痛。此为名老中医朱良春的经验方。

皂角刺汤

【用药】皂角刺20～40克。

【用法】加水500毫升，煎至300毫升，去渣，分2次服，每日1剂，直至疼痛消失后,再巩固 3 ~ 5 天停药。

【功用】祛风散结。治坐骨神经痛。

蜈蚣鸡蛋方

【用药】蜈蚣 1 条。

【用法】鸡蛋 1 个,戳 1 小孔,装入蜈蚣蒸熟,每日 2 ~ 3 次分服。

【功用】通络止痛。治坐骨神经痛。

威灵仙散

【用药】威灵仙根适量。

【用法】自然阴干,研末,每次服 1 汤匙,酒下;若不能饮酒,开水吞服亦可。每日 2 次。

【功用】散风除湿,通络止痛。《千金方》以本品为末,酒调服,治腰足疼痛。

重症肌无力

重症肌无力是一种骨骼肌—神经肌肉接头处传递功能障碍性疾病。临床表现为:受累横纹肌无力,易疲劳,经休息后又能暂时部分恢复。本病相当于中医学的"痿证"范畴。

鸡血藤汤

【用药】鸡血藤 400 ~ 600 克。

【用法】水煎代茶饮,每日 1 剂。

【功用】补血活血,疏通经络。治重症肌无力。《中药大辞典》渭其"活血舒筋,治腰膝酸软,麻木瘫痪,为强壮性补药"。据杨丁友医师临床观察,此方治疗多例重症肌无力,效果满意。本方对中风后遗症之弛缓性瘫痪亦有增强肌力作用。

黄芪汤

【用药】黄芪 45 ~ 90 克。

【用法】水煎,分 2 次服,每日 1 剂。

【功用】治重症肌无力并气虚者。

玉竹饮

【用药】玉竹 50 克(干品 15 克)。

【用法】开水泡服,频饮,每日 1 剂。

【功用】养阴润燥,生津止渴。治重症肌无力属肺燥津伤者。

金线莲饮

【用药】金线莲 3 克(鲜品 15 克)。

【用法】水煎服,每日 2 次,1 个月为 1 个疗程。

【功用】滋补强壮,平肝固 1 肾。治重症肌无力。此为福建闽南地区常用中草药验方。

脑卒中后遗症

脑卒中后遗症是指脑出血、脑血栓等脑血管意外发生后遗留半身不遂、口舌歪斜、言语不清、肢体麻木等一系列残障。本病属中医"中风"范畴。多因气虚血瘀,脉络淤阻,风痰阻络所致。

全蝎散

【用药】全蝎 3 只。

【用法】焙干研细末,每日 3 次,黄酒冲服。

【功用】息风止痉,活血通络。治半身不遂,口眼歪斜,言语不清。

苍耳根外用方

【用药】鲜苍耳根 60 克。

【用法】加水 2500 毫升,煮沸,熏洗患肢,每日 1 次,7 次为 1 个疗程。

【功用】治中风后遗症肢肿。通常用药 3 次见效,7 次水肿消退,重者 2 个疗程水肿明显减轻。

乌龟方

【用药】乌龟(拳头大小)3 只。

【用法】将其宰杀,取血放入碗内,加冰糖 20 克及清水适量,隔水蒸食,每日 1 剂,7 剂为 1 个疗程。

【功用】滋阴养血,通脉。治中风后遗症。症见半身不遂,肢体麻痹。

稀莶草丸

【用药】稀莶草 250 克。

【用法】晒干研细末,炼蜜为丸,每次 9 克,每日 2 次,开水送服。

【功用】祛风通络。治中风半身不遂,口眼歪斜。

威灵仙丸

【用药】威灵仙 1000 克。

【用法】洗净,焙干,研为细末,以蜂蜜调成药丸如梧桐子大,每次服 20～30 丸,每日 2 次,空腹,开水送服。

【功用】祛风湿,通经络。治中风不语,手足不遂,口眼歪斜,关节不利,肌肉麻痹,筋骨、腰膝酸痛。

自汗、盗汗

自汗是指时时汗出,动则尤甚;盗汗是指睡中汗出,醒后汗止。可见于自主神经功能紊乱及多种慢性疾病体虚患者。

向日葵秆

【用药】向日葵秆茎内的芯。

【用法】水煎服。

【功用】用于治疗产后虚汗。

梧桐子

【用药】梧桐子1把(去壳)。

【用法】炒黄内服。

【功用】用于治疗产后虚汗。

五倍子

【用药】五倍子适量。

【用法】研粉醋调外敷脐部,用胶布固定,每日1换。

【功用】本方对各类自汗症均有效。

红花

【用药】红花9克。

【用法】水煎服。

【功用】用于治疗产后虚汗。

浮小麦

【用药】浮小麦适量。

【用法】炒焦为末,每服6克,每日2次,开水或米汤送下,连服1周。

【功用】益气,除热,止汗。治虚汗烦热。若无浮小麦,陈小麦亦可。唯煎煮时以小麦完整不烂为佳。

牡蛎

【用药】牡蛎适量。

【用法】研细粉,周身扑。

【功用】又方牡蛎、龙骨各等份,研细末,扑身上。治盗汗自汗。

玉蜀黍

【用药】玉蜀黍干茎内之芯(白色柔软物质)不拘量。

【用法】水煎服。亦治产后虚汗。

【功用】治产后虚汗。

经霜桑叶

【用药】经霜桑叶。

【用法】研末,米汤送服9克。

【功用】又方桑树梢(桑芽)不拘量,水煎

代茶饮。治体虚出冷汗。

山毛桃

【用药】山毛桃(在树上经霜不掉者)5枚。

【用法】水煎服。

【功用】又方①毛桃干10枚,煎茶频饮。治阴虚出汗。②干毛桃12枚、蛀小麦60克,水煎服,每日3次。治自汗、盗汗。

山萸肉

【用药】山萸肉18克。

【用法】水3杯,煎取2杯服。

【功用】治体虚出冷汗。

何首乌敷脐方

【用药】何首乌适量。

【用法】研末,水调,封脐中。

【功用】敛汗。治自汗不止。

糯米糖水

【用药】带壳糯米50克。

【用法】将其放入铁锅中,用文火炒至糯米开花爆裂,然后放入杯内,加开水及适量红糖,放锅中隔水炖50分钟,取出冷却后饮用。每日1剂,连服1周。

【功用】益气止汗。治体虚自汗。

黄芪汤

【用药】黄芪15克。

【用法】水煎,分早、晚2次服用,连服10~20天。

【功用】补气固表。治体虚自汗,平日易感冒者。

第八篇

皮肤科疾病

▼

疖与疖病

　　疖是指葡萄球菌侵入单个毛囊及其所属皮脂腺所引起的急性脓性炎症,以局部红、肿、热、痛,突起根浅为特征,多发于头、面、背、腋下、臀等部位。多个疖肿同时发生或反复发作者称为"疖病"。本病中医亦称为"疖"。

野菊花汤

【用药】野菊花 60 克。

【用法】水煎服,每日 1 剂,另用鲜品捣烂外敷或煎浓汁外洗。

【功用】清热解毒。治痈、疖、疔疮等一切化脓性疾病。

蒲公英外用方

【用药】鲜蒲公英叶适量。

【用法】掐断叶即可见乳白色液体,用其涂患处,每日 3~4 次,2~3 日即愈;或用干品 30 克,研细末,加热醋调成糊状,摊于敷料上外敷,每日换 1 次药。

【功用】清热解毒。治疖肿及无名肿毒。

紫花地丁丸

【用药】紫花地丁适量。

【用法】研末,米糊为丸,如梧桐子大,每次服 9 丸,开水送下。

【功用】清热解毒,凉血消肿。治疔疮。

白头翁汤

【用药】白头翁 60 克。

【用法】水煎,分服,每日 1 剂,连服数日。

【功用】清热解毒。治疖、痈。

槐花外用方

【用药】槐花适量。

【用法】水煎外洗,每日 2~3 次;或将槐花洗净,捣成糊状外敷,每日换药 1 次。

【功用】清热凉血。治疖肿热痛。

苍耳虫敷剂

【用药】立秋前后取苍耳子茎中白色小虫适量。

【用法】将其浸泡于麻油中,浸泡越久,疗效越好。将患处消毒后,用 1~3 条小虫外敷,周围涂苍耳虫浸液,无菌纱布包扎,每日 1 次。有脓头者留一小孔,以利排脓。溃破者,可将苍耳虫放入。

【功用】清热解毒。治疖、痈。

痈

痈是指葡萄球菌侵入多个相邻毛囊及其所属皮脂腺所引起的急性脓性炎症,以初起皮肤有粟粒样脓头,伴有红、肿、热、痛为特征,多发于项、背等部位。常见于中、老年及糖尿病患者。

旱莲草敷剂

【用药】旱莲草适量。

【用法】捣烂醋调敷患处。

【功用】清热凉血。治疗疮红肿热痛。

泽兰汤

【用药】泽兰全草60～120克。

【用法】水煎服。

【功用】消痈解毒。用治痈疽发背,疮疡肿毒。

黄连汤

【用药】黄连30～50克。

【用法】水煎,待药水温度适中时洗患处。

【功用】清热燥湿,泻火解毒。治热毒痈疽疔疖,皮肤红肿热痛。

大蒜醋

【用药】鲜大蒜适量。

【用法】捣成糊状,包入纱布中拧汁。再把等量的鲜大蒜汁和陈醋同放入锅内,文火煎膏状。将膏药摊敷料上,敷患处。24小时换1次药。

【功用】解毒消肿。治疔、痈。

马齿苋敷剂

【用药】马齿苋适量。

【用法】捣烂敷患处。

【功用】清热解毒利湿。治疮疡溃破,经年不敛,流脓清稀。

虎杖外洗方

【用药】虎杖50～100克。

【用法】水煎,待药水温度适中时洗患处。

【功用】清热解毒,消肿止痛。治热毒壅结之痈肿疮毒。

水仙花膏

【用药】水仙花根适量。

【用法】将其剥去老赤皮与根须,入石臼捣如膏,敷肿处,中留一孔出热气,干则易之,以肌肤上生黍米大小黄疮为度。

【功用】清热解毒,散结消肿。治湿毒外肿,一切痈疮。本方出自《温病条辨》。

三七醋

【用药】三七适量。

【用法】磨汁,醋调涂(或研末干敷)。

【功用】消肿定痛。治痈肿疼痛及溃疡。

浮萍膏

【用药】浮萍适量。

【用法】捣烂,用鸡蛋清调膏,贴患处。

【功用】疏风,清热,消肿。治疮痈初起,发热恶寒,红肿热痛。

急性蜂窝组织炎

急性蜂窝组织炎多因局部不卫生,致病菌从皮肤破损处侵入,引起皮下疏松结缔组织急性化脓性病变。局部表现为弥漫性红肿,境界不清,疼痛显著,有恶寒、发热等全身症状。本病相当于中医学"痈"的范畴。

仙人掌敷剂

【用药】鲜仙人掌适量(根据病变区大小)。

【用法】将刺除去,捣烂外敷患处,每隔12小时更换1次,至痊愈。

【功用】清热解毒,散淤消肿。治急性蜂窝组织炎。

蝼蛄敷剂

【用药】鲜蝼蛄适量。

【用法】与适量红糖共捣烂,敷患处,每日换1次药。

【功用】解毒消肿。治急性蜂窝组织炎与疖肿。

五倍子敷剂

【用药】五倍子适量。

【用法】文火炒黑,研末,醋调敷患处,每天1次。

【功用】解毒消肿,收敛溃疮。治急性蜂窝组织炎。

紫花地丁敷剂

【用药】鲜紫花地丁适量。

【用法】洗净捣烂,外敷患处,每日换1次药。

【功用】清热解毒。治急性蜂窝组织炎与疖肿。

芦荟敷剂

【用药】芦荟叶片适量。

【用法】洗净后削去外皮,使其露出带有水分的内层直接贴于创面,外用无菌敷料包扎,每日换1次药。

【功用】清热解毒。治急性蜂窝组织炎与疖肿。

丹毒

丹毒是皮肤及其网状淋巴管的急性炎症。因其皮损红肿,色如涂丹而得名。临床以患部突然皮肤鲜红成片,色如涂丹,灼热疼痛,迅速蔓延为主要特征。中医将发于头面者称为"抱头火丹";发于躯干者称为"内发丹毒";发于腿部者称为"流火";新生儿丹毒称"赤游丹"。治以清热凉血解毒为主。

苍术膏

【用药】苍术1000克。

【用法】加水煎煮2次,合并滤液,浓缩成稠膏,另加蜂蜜250克调匀。每次1匙,每日2次,开水冲服。

【功用】燥湿健脾。治慢性丹毒。

马齿苋敷剂

【用药】鲜马齿苋60克。

【用法】捣烂如泥,敷患处;或用鲜马齿苋60克,水煎服,每日1剂。

【功用】清热解毒。治丹毒初起。

鸭跖草醋

【用药】鲜鸭跖草叶50片(宽叶)。

【用法】放入食醋500毫升内浸泡1小时(将病灶全部覆盖),干后更换,每日换4~6次。

【功用】清热解毒。治丹毒。

芙蓉叶散

【用药】秋芙蓉叶60克。

【用法】焙干后研细末,加适量凡士林调成油膏外敷患处,纱布固定,每日换1次药。

【功用】清热解毒消肿。治急性丹毒。

黄连洗剂

【用药】黄连适量。

【用法】煎汤去渣,温洗患处。

【功用】清热燥湿,泻火解毒。治丹毒。

痱子

痱子是好发于夏季的一种急性的以丘疹、丘疱疹和水疱为表现的浅表性皮炎，主要由于高温、潮湿环境中汗液分泌增多而蒸发不良，使表皮角质层浸渍肿胀，汗孔堵塞、汗管破裂，汗液渗入周围组织刺激所致。本病属于中医学"热痱""痱疮"等范畴。

鲜大青叶汤

【用药】鲜大青叶50克。

【用法】水煎代茶饮。

【功用】清热解毒，凉血消斑。可防治痱子。

鲜马齿苋敷剂

【用药】鲜马齿苋适量。

【用法】水煎取汁，待药液冷后湿敷患处。

【功用】清热解毒止痒。治痱子。

冬瓜皮洗剂

【用药】冬瓜皮150~200克。

【用法】水煎外洗患处。

【功用】清热解毒止痒。治痱子。

苦参洗剂

【用药】苦参10克。

【用法】水煎去渣，每日洗患处1~2次，连用7日。

【功用】清热解毒。治小儿暑天头部生痱，痱连成疖，肿痛或成脓水。

苦瓜叶外用方

【用药】新鲜苦瓜叶适量。

【用法】洗净捣烂，用消毒纱布绞汁，涂擦患处。

【功用】清热解毒。治痱子。

黄柏汤

【用药】黄柏30克。

【用法】清水洗净，加水200毫升，煮取50毫升，将患处洗净，用浸过药汁的脱脂棉将患处四周包裹，外用塑料薄膜包扎，胶布固定。

【功用】清热燥湿，泻火解毒。治甲沟炎。

芒硝洗剂

【用药】芒硝100~200克。

【用法】用热水溶化后放入洗澡盆中，水量10~20升，水温以不烫手为宜，冲洗皮肤，每天1次。

【功用】清热泻火，消肿止痛。治小儿痱子。

甲沟炎

甲沟炎是指甲沟一侧的周围组织化脓性感染,严重的能引起指甲(趾甲)溃空乃至指甲脱落。相当于中医学的"沿爪疔""蛇眼疔"。

芙蓉叶软膏

【用药】芙蓉叶 60 克。

【用法】焙干后研细末,加适量凡士林调成油膏外敷患处,纱布固定,每日换药1次。

【功用】清热解毒消肿。治甲沟炎。

大黄方

【用药】生大黄 20 克。

【用法】煎水浸泡,每日 2 次,每次 30 分钟。或将生大黄晒干,研细末,以醋调匀,外敷患处,每日清洗后更换。

【功用】破瘀消肿。治甲沟炎。

猪胆汁

【用药】新鲜猪胆 1 个。

【用法】取猪胆汁装在小杯里,把患处浸在胆汁中,隔日 1 次,每次 10~15 分钟。

【功用】清热解毒。治甲沟炎。

仙人掌敷剂

【用药】鲜仙人掌适量。

【用法】削去皮和刺,放少许盐(约两米粒大,太多则痛)共捣烂,外敷患处,纱布固定,每日换 1 次药。

【功用】清热解毒消肿。治甲沟炎。

蒲公英敷剂

【用药】鲜蒲公英适量。

【用法】捣烂,摊于敷料上外敷,每日换 1 次药。

【功用】清热解毒。治甲沟炎。

褥疮

褥疮是指久病卧床不起者的受压部位发生的慢性溃疡。多见于瘫痪和长期卧床患者。好发于接触床褥的身体突出部位，如背脊、尾骶、足跟等。本病相当于中医学的"席疮"。可用清热解毒、活血祛瘀、通经活络、生肌敛疮等方法治疗。

马勃方

【用药】马勃30克。

【用法】去其外皮，剪成大小不等的薄片，经高压灭菌后取适量置于疮面上，再用敷料覆盖，胶布固定，每日换1次药。

【功用】清热解毒止血。治褥疮。

红花酒

【用药】红花适量。

【用法】泡酒外搽。或取红花500克，加入7升水，煎2小时后，红花脱色呈白色，滤过取液，再用小火熬3~4小时，使成胶状为止，冷却后即可使用。外敷患处，隔日换药1次。

【功用】活血祛瘀止痛。治褥疮。

冰片油

【用药】冰片适量。

【用法】将其浸入适量上等花生油内溶化，局部涂擦，每日4次，涂后疮面用纱

布敷盖保护，涂至疮面愈合。

【功用】清热泻火解毒。治褥疮。

生姜油

【用药】生姜适量。

【用法】洗净晾干，切成1毫米的薄片，浸泡在茶油中，以油面浸过生姜为度。浸泡8~12小时。或把生姜捣烂，与茶油混合调成糊状，搁置8小时后使用。用时，用盐水清洗疮面，然后用茶油姜片敷患处，用消毒纱布覆盖，胶布固定。对经常因出汗或尿液刺激等因素致皮肤呈片状糜烂时，在清洗患处后，用茶油姜糊涂擦患处，局部涂药后予以暴露，但要避免摩擦。每日换药2~3次。

【功用】去腐生新，消炎杀菌。治褥疮。

紫草油

【用药】紫草10~15克。

【用法】取麻油100克，将其煎沸，入紫草

浸泡,放置4~8小时后装瓶备用。将紫草油涂患处,每日2~6次。对中期有坏死、感染、渗出的褥疮,在皮损处外敷云南白药粉,每日2~3次。

【功用】清热泻火解毒。治褥疮。

海螵蛸散

【用药】海螵蛸适量。

【用法】研极细末(用单层纱布过筛,除去粗粒),装入洁净瓶内经高压灭菌后,取适量撒在经常规消毒后的疮面上,再用纱布覆盖,胶布固定,每隔2~3日换1次药。

【功用】收敛止血,除湿敛疮。治浅度溃疡期褥疮。

静脉炎

静脉炎是指静脉管腔的炎症。若伴有血栓形成,又称为血栓性静脉炎。发生于浅组静脉者,称为浅静脉炎;发生于深组静脉者,称为深静脉炎。多由于静脉输液、长期站立作业、静脉曲张、外伤感染、化学药品刺激等导致静脉壁受损伤,血流滞缓和血液高凝状态而形成。表现为受累静脉呈条索状硬结、肿胀、灼热、疼痛或压痛。本病属于中医"血痹""脉痹""血瘀"的范畴。

蚤休汁

【用药】蚤休根茎5克。

【用法】上药磨成汁兑入白醋20毫升,外涂患处,每日3~4次。

【功用】解毒,消肿。治疗各种因静脉注射抗癌药物而致的静脉炎。

山栀散

【用药】生山栀适量。

【用法】焙干研细末,用米醋调成糊状,

涂敷患处,每日换药3~4次,连敷5~7天,轻者1~2天见效。

【功用】清热消肿,散瘀止痛。治浅静脉炎,络脉瘀阻,疼痛,或因静脉注射药物刺激血管导致静脉呈条索状红肿疼痛。

丝瓜叶敷剂

【用药】新鲜丝瓜叶数片。

【用法】洗净捣成糊状,用量视静脉炎症面积大小而定,敷于患处,厚度0.2~0.3

毫米,稍大于炎症范围,上面覆盖一层塑料薄膜,以防蒸发、干燥,用胶布固定。每日换药 1 ~ 2 次,以保持湿润为宜。

【功用】清热凉血。治静脉炎,局部红、肿、热、痛。一般敷药当天见效,24 小时后炎症消失,血管弹性待敷 3 ~ 4 次后即可恢复。有人敷此药有痒感,但能忍受,2 小时后可自然消失。

三七粉

【用药】三七适量。

【用法】研为细粉,每次 2 克,每日 2 次,口服。或用酒调成糊状,涂于患处,每日换 2 次药。

【功用】活血化瘀止痛。治浅层静脉炎。

芒硝敷剂

【用药】芒硝 200 克。

【用法】加温水溶化,局部热敷,每 6 小时 1 次,每次 30 分钟。

【功用】清热散瘀。治浅层静脉炎局部红肿、微热。

仙人掌敷剂

【用药】鲜仙人掌适量。

【用法】削净表面小刺,切成薄片,沿静脉走向贴,药干后更换。

【功用】清热解毒,活血散瘀。治静脉发炎局部红肿、微热。

山慈菇酊

【用药】山慈菇 50 克。

【用法】研末,装入玻璃瓶内,加入 75% 酒精或高度数白酒(用量以超出药面 20 毫升为度)浸泡 7 ~ 13 日以上,备用。用时将山慈菇酊少许倒入手掌,在患处来回用力搓擦,直到皮肤发热。每日 3 ~ 5 次,7 日为 1 个疗程。

【功用】活血解毒,消肿止痛。治血栓性浅静脉炎,大多数患者 1 个疗程后症状可消失。

水蛭散

【用药】生水蛭适量。

【用法】干燥后研为细粉,每次 1 ~ 2 克,每日 2 次,温开水吞服。15 日为 1 个疗程。

【功用】破血逐瘀,通脉止痛。治血栓性静脉炎。

芦荟汁

【用药】鲜芦荟适量。

【用法】洗净,用小刀刮去表皮,将芦荟汁滴在病变局部,用消毒压舌板沿血管走向轻轻刮匀。如有皮肤溃破者以生理盐水洗创面,芦荟汁直接滴于破损处,覆盖凡士林纱布,每日 3 次。

【功用】清热解毒,活血散瘀。治输液后静脉发炎,局部红肿、微热。

红花酊

【用药】红花 100 克。

【用法】将其装入玻璃瓶内,加入 75% 酒精 500 毫升,浸泡 7 日以上,外涂患处,每日 3 次。

【功用】活血解毒,消肿止痛。一般用药 2～3 日见效。

颈部淋巴结结核

颈部淋巴结结核颈部淋巴结结核是慢性感染性疾病,表现为颈部淋巴结肿大如豆,皮色不变,无疼痛,伴有不同程度的低热和全身不适症状。本病属于中医学"瘰疬""鼠疮"范畴。

琥珀散

【用药】琥珀适量。

【用法】研为粉末,每日取 6 克,将鸭蛋 1 个戳 1 个小孔,倒出少许蛋清,装入琥珀粉,封孔,微火煨熟,早、晚各 1 次分服。剩余蛋壳研末,用植物油调敷患处。一般连用 6～7 次即可见效。

【功用】散瘀结。治淋巴结结核病程长而顽固者。

白头翁酒

【用药】鲜白头翁(根)150 克。

【用法】洗净,剪段(约寸许长),放入坛内,加入白酒 1000 克,严封口,隔水放锅中煮数沸,出锅放阴凉地上出火毒 2～3 日,开坛捞出白头翁,将药酒装瓶备用。每次 1～2 盅,早、晚各 1 次,饭后 1 小时

服用,疗程 1～2 个月,之后视病情可继续服用,至创面愈合为止。

【功用】清热解毒。治瘰疬日久,溃后脓水清稀,日久不收口者。

绿萼梅鸡蛋方

【用药】绿萼梅花将开者 7 朵。

【用法】取鸡蛋 1 个,顶端开 1 个小口,将绿萼梅花放入蛋内,封口,饭上蒸熟,去梅花,食蛋,每日 1 个,连服 7 日。

【功用】理气解郁。治瘰疬。

蜈蚣散

【用药】蜈蚣 1 条。

【用法】焙干,去头足,研细末,用植物油 20 毫升搅拌均匀,外敷患处,每日 1 次,10 日为一疗程。或取蜈蚣 1 条,焙干研末,鸡蛋 1 个打入碗内,入上药 1/3,蒸熟。每

日 2 次,饭后服,连服 3 个月可愈。

【功用】解毒散结消肿。治瘰疬。

露蜂房散

【用药】露蜂房适量。

【用法】研细末,香油调敷患部。或露蜂房 3 ~ 6 克,水煎服。

【功用】解毒散结。治瘰疬。

乌梢蛇散

【用药】乌梢蛇 1 条。

【用法】酒浸炒焦,研为细末,每次 10 克,与鸡蛋 2 个共炒熟食之。

【功用】祛风通络。治瘰疬。

全蝎粉

【用药】全蝎 30 克。

【用法】研为细末,用肥皂水洗患处,再用温水清洗,将全蝎粉 0.5 克放在半张伤湿止痛膏的中心,贴患处,3 日换药 1 次。

【功用】解毒散结。治瘰疬。

煅牡蛎散

【用药】煅牡蛎适量。

【用法】研为细末,每次 21 ~ 24 克,于就餐时,米汤送下。

【功用】软坚散结。治瘰疬。此为名医张锡纯的经验方。

蝼蛄鸭蛋方

【用药】蝼蛄 1 个(鲜品为佳,干品亦可)。

【用法】取绿壳鸭蛋 1 个,将其戳一小孔,蝼蛄装入蛋内,用火纸叠为 7 层,清水浸泡后,将鸭蛋裹住,置细火内烧熟,除去蛋壳内服。每天早上服 1 个,连服 7 ~ 14 个。

【功用】消肿解毒。治瘰疬。

夏枯草汤

【用药】夏枯草 50 克。

【用法】水煎或沸水浸泡当茶饮服,每日 1 剂。

【功用】散结消肿。治颈淋巴结结核。

乌蛇皮贴

【用药】乌蛇皮适量。

【用法】据肿核大小范围,将乌蛇皮剪成数块,用第 2 次淘米水浸泡软化,然后贴于肿核上,用胶布同定,待皮干后,另换一块。连贴 7 天为一疗程。

【功用】祛风通络。治瘰疬。一般2 ~ 3 个疗程肿核即可消散。已溃破者,则不宜使用。

白僵蚕散

【用药】白僵蚕适量。

【用法】焙干研为细末,每次 1 ~ 3 克,温开水送服,每日 3 次。

【功用】化痰软坚散结。治颈淋巴结结核属痰凝气滞者。《本草纲目》有单用白僵蚕治瘰疬的记载。

皮肤溃疡

　　皮肤溃疡是指皮肤软组织坏死产生的皮肤或黏膜缺损,多由疮疡、外伤、烧烫伤或手术伤口感染所致。其临床特征是皮肤溃烂,日久不愈,时流脓液。本病中医学亦称为"皮肤溃疡"。

蛇床子

【用药】蛇床子 150 克。

【用法】煎汤洗澡。

【功用】治溃疡肿痛。

密陀僧

【用药】密陀僧。

【用法】放火上烧红,以醋淬,研细末,调白茶油搽患处。

【功用】治溃疡肿痛。

龟甲

【用药】龟甲适量。

【用法】烧灰存性,和白蜡、葱头共捣匀,贴患处。

【功用】治溃疡肿痛。又方鳖壳烧灰加冰片少许,香油调搽患处。

椿叶

【用药】椿叶 1 握。

【用法】煎汤洗。

【功用】治溃疡肿痛。

藜萝根

【用药】藜萝根适量。

【用法】藜萝根磨成细粉,调茶油或凡士林涂擦患处。

【功用】治溃疡肿痛。治疗期间,每天必须换洗衣服,并进行煮烫消毒。

老露蜂窝

【用药】老露蜂窝 1 只。

【用法】焙枯研末,茶油调涂。

【功用】治溃疡肿痛。

蟾蜍

【用药】蟾蜍。

【用法】将蟾蜍养 5 ~ 6 天,使其粪排清,放入酒内煎,待脱皮去渣取酒,外搽。

【功用】治溃疡肿痛。

棉花籽

【用药】棉花籽 1 碗。

【用法】焙脆为末,敷于患处。

【功用】治溃疡肿痛。

石膏

【用药】石膏100克。

【用法】以茶叶煎浓汁,调石膏粉摊于膏药上,贴患处。

【功用】治溃疡肿痛。

牛蹄壳

【用药】牛蹄壳适量。

【用法】烧灰干搽患处。

【功用】治溃疡肿痛。又方骡、马、驴蹄壳,任选一种烧成灰,香油调搽。

蚂蚱肚

【用药】蚂蚱肚2大把。

【用法】放在新瓦上焙黄为末,加冰片少许,再研细撒疮上。

【功用】治溃疡肿痛。

地骨皮

【用药】地骨皮适量。

【用法】为末(半生半炒),撒患处。

【功用】治溃疡肿痛。

乌梅肉

【用药】乌梅肉适量。

【用法】新瓦焙干研末,撒于疮口,外贴膏药。

【功用】治溃疡肿痛。

鸡蛋黄油

【用药】鸡蛋黄油。

【用法】将鸡蛋煮熟,去皮、白,再将蛋黄放入勺内炼,即出油,将疮以花椒水洗净,再将蛋油抹于疮上,每日抹3次。

【功用】治溃疡肿痛。

海螵蛸

【用药】海螵蛸适量。

【用法】研细末敷患处,再盖上消毒的纱布。

【功用】治溃疡肿痛。

烟梗

【用药】烟梗。

【用法】用烟梗研细末,猪油调匀烟梗末涂疮上,用纸盖。

【功用】又方嫩旱烟叶贴患处。如没有嫩叶时,可用干的泡软贴。

续断

【用药】续断适量。

【用法】烧灰以香油调和搽患处。

【功用】治溃疡肿痛。

蛇床子

【用药】蛇床子适量。

【用法】研细末,香油调和敷患处。

【功用】又方蛇床子叶捣烂,敷患处。

多年老杉木节

【用药】多年老杉木节。

【用法】烧灰调香油,隔绢帛包定。

【功用】用于治疗下肢溃烂流水,疮疡不

收口、不生肌。

新鲜苜蓿

【用药】新鲜苜蓿适量。

【用法】洗净晾去水湿,捣如泥状,先洗净疮面,后敷药。药干即更换,每日换药数次。

【功用】治溃疡肿痛。

鲜曼陀罗叶

【用药】鲜曼陀罗叶适量。

【用法】取熟米汤冲泡,候冷后敷贴患处,每日更换 2 次。

【功用】治溃疡肿痛。

白玉簪花叶

【用药】白玉簪花叶适量。

【用法】用艾叶煎水洗净疮口,将玉簪花叶贴上,叶焦即换,换 1 次洗 1 次。

【功用】治溃疡肿痛。

白砂糖外敷

【用药】纯净无杂质的白砂糖适量。

【用法】先用温盐水棉球或用 0.1% 高锰酸钾溶液清洗溃疡面,并除掉坏死组织后,将白砂糖均匀地撒布于患处,厚度约为 3~4 毫米,略高于创面,再覆盖纱布,用胶布固定或用绷带包扎。一般 2~3 日换 1 次药,亦可每日换 1 次药。

【功用】抑菌消炎。治皮肤溃疡症。对慢性下肢溃疡,褥疮,外伤性溃疡,冻、烫

伤溃疡等有效。

凤仙花连根叶

【用药】凤仙花连根叶适量。

【用法】煎汤洗,连洗数天。

【功用】治溃疡肿痛。

黄荆叶

【用药】黄荆叶适量。

【用法】水煎,早、晚洗 2 次。

【功用】治溃疡肿痛。

乌贼骨粉

【用药】乌贼骨适量。

【用法】焙干研粉装瓶备用。用时先将溃疡面用盐水擦洗干净,再将药粉撒在患处,用消毒纱布包扎好即可。

【功用】收敛生肌。治皮肤溃疡。本品对湿疹、湿疮亦有较好疗效。

黄芪粉

【用药】黄芪适量。

【用法】研为极细粉,取适量外敷溃疡处。

【功用】补气托毒生肌。治慢性溃疡久不收口者。

珍珠粉

【用药】珍珠适量。

【用法】焙干研为极细粉,取适量外敷已清创消毒好的溃疡面上,以无菌纱布敷盖,隔日或 3 日换 1 次药。

【功用】敛疮生肌。治慢性疮疡久不收

口者。

地龙白糖液

【用药】鲜地龙4~6条。

【用法】洗净装瓶,加入白糖50克,盖瓶,2~4小时后取其浸出液,涂在已清创消毒好的溃疡面上,用无菌纱布包好,每日换药2次。

【功用】敛疮生肌。治慢性疮疡久不收口者。

蜂蜜

【用药】蜂蜜适量。

【用法】先用温盐水棉球清洗溃疡面后,将蜂蜜外涂于无菌纱布上,包扎创面,每日1次。

【功用】抗菌,解毒。治慢性溃疡症。对慢性下肢溃疡,褥疮,外伤性溃疡,冻、烫伤溃疡等有效。

鸡子黄油

【用药】鸡蛋2枚。

【用法】将鸡蛋煮熟,剥去蛋壳,取蛋黄放入铁勺内搅碎,用火烤炼,待其熬成黑色即见油脂流出,一般每个蛋黄可炼4~5毫升油。将鸡子黄油涂在已消毒好的创面上,用无菌纱布包扎,每3~5天换1次药。

【功用】消肿解毒,敛疮生肌。治慢性溃疡症。对慢性下肢溃疡,褥疮,外伤性溃疡,冻、烫伤溃疡等有效。

甘蔗渣

【用药】甘蔗渣适量。

【用法】将其浸泡于童便中,7天后取出晒干,置锅内文火炒黑,倾于砖地上,大碗覆盖存性,候冷研成细末,装瓶备用。用时将本散调茶油成膏,摊于纸上盖贴患处,每日1换。

【功用】清凉收敛。治一切皮肤溃疡。此为厦门名医林孝德的家传方。临床屡用屡效。

小腿溃疡

　　小腿溃疡是由于下肢血液循环障碍等原因引起的一种皮肤慢性溃疡性损害,以疮口经久不能收口,或收口后每因损伤而复发为特征。好发于小腿下1/3内侧,多伴有静脉曲张。本病相当于中医学"臁疮""裙边疮"等范畴。治宜清热利湿,活血通络。

蜂蜜外用方

【用药】蜂蜜适量。

【用法】涂患处,每日2次,连涂至愈。

【功用】清热解毒,生肌敛疮。治小腿溃疡。

芙蓉根敷剂

【用药】芙蓉根50~150克。

【用法】捣烂敷患处,干即换。

【功用】清热消肿解毒。治小腿溃疡。

鲜桑树根皮

【用药】新鲜桑树根皮适量。

【用法】将其洗净,去赤层备用。使用前用盐水清洗患部,将桑白皮自溃疡上缘2厘米处开始,呈叠瓦状向下把疮面封住,直至疮面下缘2厘米为止,包扎稍用力,使中段正贴疮面,3~4天更换1次。

【功用】清热解毒。治小腿溃疡。

鲜生地敷剂

【用药】鲜生地250克。

【用法】洗净捣烂,榨其汁贮于干净器皿中,候成糊状。先用淡盐水冲洗患处,再敷此药。敷药后盖上油纸或蜡纸,不需包扎,隔日换1次药。

【功用】养血生肌。治小腿溃疡。

黄芩汤

【用药】黄芩200克。

【用法】加清水1500毫升,水煎沸后文火煎至700毫升,纱布过滤浓缩成500毫升,浸纱布外敷溃疡处。

【功用】清热解毒。治小腿溃疡。

大黄散

【用药】生大黄适量。

【用法】焙干研粉,撒于疮面上,敷料覆盖,两日换1次药。

【功用】破瘀消肿。治下肢溃疡。

大蒜方

【用药】大蒜瓣适量。

【用法】烧灰存性,研为末,用麻油调成糊状,外敷患处。

【功用】消肿解毒。治下肢溃疡。

水蛭散

【用药】生水蛭适量。

【用法】干燥后研为细粉,每次1~2克,每日2次,温开水吞服。15日为一疗程。

【功用】破血逐瘀,通脉止痛。治小腿静脉曲张溃疡。

蛋黄油

【用药】鸡蛋10个。

【用法】将其煮熟后去蛋白,蛋黄放入小铁锅中用小火炒煎至油出,挑出蛋黄,投入数块小纱布拌匀备用。清洗患处后用蛋黄油纱布平贴于创面上并包扎,每日1次。

【功用】滋阴润燥。治小腿溃疡。

蒲公英膏

【用药】鲜蒲公英500克。

【用法】将其洗净入小锅中,加适量水,以浸没药物为度,煎至一半时,过滤去渣,再煎煮收成膏,约 1 碗。将膏涂布患处,每日 1 次,不用包扎,连涂 2~4 日。

【功用】清热解毒利湿。治小腿溃疡。

寻常疣

　　寻常疣是由人乳头瘤病毒引起的一种皮肤良性肿瘤,呈米粒至黄豆大小不等,表面菜花状或刺状。初发为 1 个,可自身传播而发为多个。多见于手指、手背、足缘等处。本病相当于中医"刺瘊""千日疮""疣目"等范畴。

生薏苡仁散

【用药】生薏苡仁 900 克。

【用法】研末,每次以温开水送服 15 克,每日早、晚各 1 次,1 个月为 1 个疗程。

【功用】健脾除湿,消疣。治寻常疣、扁平疣。

三七粉

【用药】生三七粉适量。

【用法】每次 0.5~1 克,每日 3 次,白开水送服。

【功用】活血,止血,消疣。治寻常疣。一般服药 20~30 日,疣体可脱落。

苍耳子酒

【用药】苍耳子 10 克。

【用法】将其浸泡于 75% 酒精 50 毫升内,密闭 7 天,滤渣取液备用,或此药仍浸泡于药液中,用时以棉球蘸药液涂抹患处,每天数次。寻常疣用药 10 天,扁平疣用药 7 天,停药 15~20 天后,其疣可自行脱落。

【功用】解毒消疣。治寻常疣、扁平疣。

土茯苓汤

【用药】土茯苓 100 克。

【用法】煎汤代茶顿服,每日 1 剂。

【功用】清热解毒,消疣。治寻常疣、扁平疣。服用 10 天后,疣体自行脱落。

醋蛋方

【用药】鸡蛋数个。

【用法】将其煮熟后敲碎蛋壳,浸入食醋(镇江醋)中 24 小时,于每日清晨空腹服蛋 2 个,并服食醋 2 匙,连服 2~3 周。

【功用】清热,软坚,消疣。治寻常疣。服用 1 周后,疣体开始脱落,2 周后大部脱落,续服 1 周。

荸荠方

【用药】荸荠适量。

【用法】将荸荠掰开,用其白色果肉摩擦疣体,每日 3~4 次。每次摩至疣体角质层软化,脱掉,微有痛感并露出针尖大小的点状出血为止。连用 7~10 天。

【功用】消疣。治寻常疣。

大蒜敷剂

【用药】大蒜 12 瓣(紫皮较佳)。

【用法】去皮,捣成糊状。用胶布将寻常疣根基部皮肤黏贴遮盖。75% 酒精消毒疣体后,用无菌刀或剪刀剪破疣的头部,以见血为好,随即用适量蒜泥贴敷疣体及破损处,然后用胶布包盖。一般 4~5

天后,疣体即可脱落。不愈者可再治 1 次。如惧怕切破疣体,可将蒜瓣切开涂擦疣体,每天 6~8 次,一般 20 多天疣体可自行脱落。

【功用】消疣。治寻常疣。

鲜丝瓜叶外用方

【用药】鲜丝瓜叶数张。

【用法】洗净,用一小片丝瓜叶反复擦搓患处,以叶片搓烂,水汁渗出为度。每日 2 次,每次 10 分钟左右。

【功用】消疣。治寻常疣。

鲜艾叶外用方

【用药】鲜艾叶适量。

【用法】将其揉至出汁,在疣体表面摩擦至皮肤微热或微红(但不要擦破皮肤),每日 2 次。

【功用】消疣。治寻常疣、扁平疣。《长沙药解》谓其能"落赘疣"。

扁平疣

扁平疣,常对称性发于颜面、手背及前臂等部。表现为正常肤色或淡褐色针尖至扁豆大小的圆形、椭圆形或不规则形扁平丘疹,表面光滑,质硬,散在或密集,亦可融合成小片状,可因抓痕呈串珠样排列。无自觉症状,常在消退前出现瘙痒。病程缓慢,可持续 3~4 年不愈。

斑蝥

【用药】斑蝥 5 只。

【用法】将斑蝥装入瓶中,倒入 75% 酒精 100 毫升,浸泡 3 天后,即可使用。用时将酒精用棉签涂在疣子上,每天 3 次,约 1 周后可治愈。

【功用】此药有毒,并有很强的刺激皮肤作用,可发水泡,且有皮肤局部疼痛。因此,不要将药液涂于健康皮肤上。初用量不宜大,以量小为宜。本品只能外用,严禁内服。

新鲜鸡内金

【用药】新鲜鸡内金 1 个。

【用法】取新鲜鸡内金涂擦患处,然后把鸡内金用清水浸泡于碗内,2 小时换 1 次水,以备下次再用。每晚涂擦 1 次,连用 3 日。

【功用】本方为贵州彝族民间用以治疗扁平疣的单方,一般用药 3 天左右,扁平疣变软变紫,停药后则会自行结痂脱落而愈。用过的鸡内金应用火烧掉,以免误服。

鲜芝麻花

【用药】鲜芝麻花 20 克。

【用法】将芝麻花在手心内揉成绒状,在患部涂擦。

【功用】本方治疗扁平疣。

花蚁虫

【用药】花蚁虫 1 个。

【用法】活花蚁虫,先确定母疣(即最先长出之疣),然后用刀在母疣上划出一点血,将花蚁虫脖子折断,把虫血印在划出血处,印 1 次即可。

【功用】本方治疗瘊子疙瘩,有较好疗效,一般 1 次即可治愈。

生鸡内金搽剂

【用药】生鸡内金 90 克。

【用法】加水 200 毫升,浸泡 2~3 天后,用药液涂擦患处,每日 5~6 次。一般外搽 10 天,扁平疣即干瘪缩小脱落。

【功用】消疣。治扁平疣。

生香附炒蛋方

【用药】生香附 10 克。

【用法】洗净碾碎,和鸡蛋或鸭蛋 1 个煎炒,隔日或隔 2~4 天吃 1 次,5~8 次为 1 个疗程。

【功用】理气解郁。治扁平疣。

三七粉

【用药】三七粉适量。

【用法】每次 1.5 克,水冲服,每日 2 次,10 日为 1 个疗程。

【功用】化瘀止血,活血定痛。治扁平疣。

茄子汁

【用药】茄子 1 个。

【用法】先将患部用温水洗净,除去疣体的表面粗糙部分。用茄子 1 片,在疣的表面反复涂搽,汁干后再切茄子 1 片涂搽,反复几次。若为多发性疣,则找准母疣(最先出现于皮表者),一般只需搽 1 次即可。

【功用】清热,活血,消肿。治疣。茄子最好用刚摘下、大拇指大小、未成熟无籽而多汁的小茄子。如无,则成熟的多汁鲜嫩者亦可。

薏苡仁粥

【用药】生薏苡仁 25 克。

【用法】煮粥食。早、晚空腹各 1 次,15 天为 1 个疗程。

【功用】健脾除湿,消疣。治扁平疣。

鸦胆子酒

【用药】鸦胆子 5 克。

【用法】将其连仁带皮捣烂,装入 10 毫升左右的干净小瓶内,再加入等体积 75% 酒精浸泡 1 夜。第 2 天酒精变黄,振荡几下,静置一会儿,用棉签蘸取药液外搽患处,每日 2 ~ 3 次。

【功用】清热解毒,消疣。治扁平疣。

红花茶

【用药】红花 9 克。

【用法】沸水冲泡代茶饮。每日 1 剂,10 日为 1 个疗程。4 个疗程无效者改用其他方法。

【功用】活血化瘀。治扁平疣。

补骨脂酊

【用药】补骨脂 30 克。

【用法】加入 95% 酒精 100 毫升中密封浸泡 1 周即可使用。用时以消毒棉签蘸取药液涂搽在疣体上,每天 3 ~ 5 次,涂搽后不洗脸,若疣色素深,表面有角化现象,病程较长者,每天涂搽 4 ~ 6 次。疗程 1 周左右。

【功用】补肾助阳。治扁平疣。注:①用药后如出现疹子肿胀发痒、色红等症,提示治疗已显效,至涂搽药液后自觉烧灼疼痛即停药,过 2 ~ 3 天结痂脱落。②用药期间禁用化妆品。③用药期间不宜吃刺激性食物。④用药后如发生红斑、水泡可暂停用药,待恢复后继续使用。

青皮鸭蛋方

【用药】青皮鸭蛋 7 个。

【用法】将其浸没在米醋中,5 ~ 7 天后蛋壳变软备用。每日煮食(生食更好)1 个,4 ~ 5 天后患处皮肤潮红,连续食用至痊愈。

【功用】活血化瘀。治扁平疣。

南瓜汁

【用药】嫩南瓜 1 个。

【用法】用针将其刺几个小孔,少顷即有

液体从针孔流出,用此液涂患处,每日3~4次。

【功用】消疣。治扁平疣。涂抹 4 天,肉疣即全部脱落,且无瘢痕。

苍耳子酒

【用药】苍耳子 10 克。

【用法】加入 75% 酒精 50 毫升并密封浸泡 1 周后,用棉签蘸取药液涂搽在疣体上,每天数次,疗程 1 周。

【功用】解毒消疣。《本经》云其主"恶肉死肌",故可治扁平疣。本方涂抹 1 周,停药 15 天后,疣体脱落,且无色素沉着。

带状疱疹

　　带状疱疹是水痘带状疱疹病毒所致的一种急性皮肤病。临床表现为疱疹沿身体一侧呈带状分布,排列宛如蛇行,且围以红晕。本病属中医学"蛇窜疮"范畴。多由肝胆郁热或脾胃湿热,外受毒邪而发。治宜清热泻肝火、清热利湿、解毒定痛。

络石藤散

【用药】络石藤全草适量。

【用法】火煅存性,研为细末,调醋外涂,干则再涂,每日数次。

【功用】祛风燥湿,清热解毒,活血通经。治带状疱疹。

蚤休外用方

【用药】鲜蚤休块茎或干品适量。

【用法】将鲜蚤休块茎切片外涂,或干品醋磨汁外涂。

【功用】清热解毒,消肿散瘀。治带状疱疹,效佳。

半边莲敷剂

【用药】半边莲鲜品适量。

【用法】捣烂敷患处,若干,即以冷开水湿润,每日换药 1~2 次,亦可用鲜品捣烂取汁涂患处。

【功用】清热解毒。治带状疱疹。

马齿苋敷剂

【用药】鲜马齿苋 120 克。

【用法】捣烂敷患处,每日 2 次。

【功用】清热解毒。治带状疱疹。

海金沙敷剂

【用药】鲜海金沙茎叶 30~60 克。

【用法】将其用凉开水洗净捣烂,加适量烧酒调敷患处,用纱布包扎好,每日换1次药。

【功用】清热解毒。治带状疱疹。

蜈蚣粉

【用药】蜈蚣适量。

【用法】将其置于瓦片上,用文火焙干,研为细末,加适量香油(或鸡蛋清)调为糊状,外搽患处,每日3~5次。

【功用】通络止痛。治带状疱疹。

金钱草散

【用药】大叶金钱草适量。

【用法】煅灰研末,麻油调糊涂擦患处,每日2~4次。

【功用】清热解毒消肿。治带状疱疹。

升麻汤

【用药】升麻30~50克。

【用法】浓煎汁,用纱布蘸药汁湿敷患部,保持局部湿润,同时禁食生姜、大蒜、辣椒、鱼、蛋等辛辣及发物。

【功用】清热解毒。治带状疱疹。一般3~5天可愈。

雄黄酊

【用药】雄黄粉50克。

【用法】将其与75%酒精100毫升混合备用。每日搽敷患处2次。如疼痛剧烈,疱疹多者,可在上方中加入2%普鲁

卡因20毫升。

【功用】解毒,杀虫,燥湿。治带状疱疹。平均疗程5~6天即愈。

王不留行散

【用药】王不留行12克。

【用法】焙干,研极细末,用香油调成糊状,作局部涂抹,每日2~3次。疱疹已经溃破者,可将药末直接撒布于溃烂处。

【功用】活血通经。治带状疱疹。《药性论》谓其能"治风毒,通血脉"。

地龙散

【用药】地龙5条。

【用法】烤干研粉,加适量麻油调匀,涂擦局部。

【功用】清热解毒,平肝。治肝胆火盛之带状疱疹。一般用药后5分钟即能止痛,3~4天痊愈。

全蝎散

【用药】全蝎30克。

【用法】烤干研粉,分为30包,早、晚各服1包。

【功用】解毒散结,通络止痛。治带状疱疹疼痛。

马前子方

【用药】生马前子数枚。

【用法】将其去皮后醋磨外搽患处。

【功用】清热散结,通络止痛。治带状疱

疹。对以疼痛为主的带状疱疹效果颇佳。

桑螵蛸散

【用药】桑螵蛸适量。

【用法】文火烧焦,研为细末,加香油调匀,用羽毛涂患处,每天3~4次。

【功用】补肾助阳,固精缩尿。治带状疱疹。一般1~2天可以治愈。

血余炭

【用药】新鲜血余炭适量。

【用法】炒炭存性为细末,趁热均匀地涂搽在疱疹所发区域的皮肤上,无须包扎,每日1次。

【功用】止血化瘀,利尿,生肌。治带状疱疹。

大蒜醋

【用药】大蒜500克。

【用法】切碎浸泡于食醋65克中,24小时后取汁外搽患处,每天5~6次。

【功用】温中行滞,解毒,杀虫。治带状疱疹。用药3~4天后可治愈。

无花果叶敷剂

【用药】新鲜无花果叶数片。

【用法】洗净擦干,捣烂加适量食醋调成糊状,敷患处,待药干后再换。

【功用】消肿解毒。治带状疱疹。用药1~2天后可治愈。

仙人掌敷剂

【用药】新鲜仙人掌约50克。

【用法】去皮刺,捣烂外敷,纱布包扎,胶布固定,每日2次。

【功用】清热解毒,行气活血。治带状疱疹。

冰片散

【用药】冰片适量。

【用法】研细末,用米汤调成糊,外涂患处。

【功用】清热止痛。治带状疱疹。

地龙白糖液

【用药】鲜地龙若干条。

【用法】将其放入碗内,加适量白糖,待地龙溶化分解后,即成地龙白糖液。用棉签蘸药液涂擦患处,每日2~3次,直至痊愈。

【功用】清热解毒,平肝。治肝胆火盛之带状疱疹。

菟丝子膏

【用药】菟丝子50~100克。

【用法】焙干,研成细粉末,加少许麻油调成稀糊状。先用生理盐水棉球洗净患处,干燥后再将菟丝子膏涂抹皮损处,每日早、晚各上1次药。

【功用】补肝肾,健筋骨。外用治带状疱疹。

荨麻疹

荨麻疹俗称"风疹块",是一种发病率很高的过敏性皮肤病。根据病程的长短可分为急性和慢性两种。急性者经 1 周左右就可痊愈;慢性的可反复发作数月,甚至数年。中医队为本病与外感风寒、风热之邪,或内蕴湿热之毒,或血虚化燥生风有关。治宜祛风止痒、清热凉血、养血润燥。

艾叶

【用药】艾叶适量。

【用法】煎水,趁热洗澡。

【功用】治疗荨麻疹。

青蒿

【用药】鲜青蒿 100 克。

【用法】捣烂,搽患处,随搓随消,冬天亦可用干的,但须用开水泡后再捣烂。

【功用】治疗荨麻疹。

春花胡枝子叶

【用药】春花胡枝子叶 300 克。

【用法】夏秋季采集其叶,晒干备用,用时煎水外洗,每日 1 次。

【功用】用本方治疗荨麻疹是拉祜族民间独特经验用法。

皮硝

【用药】皮硝 100 克。

【用法】滚水热洗。

【功用】治疗荨麻疹。

蝉蜕

【用药】蝉蜕 200 克。

【用法】洗净风干,焙焦研细,蜜炼为丸,每丸重 9 克。每日 2 次,每次服 1 丸,温开水送下。

【功用】治疗荨麻疹。又方将蝉蜕研细末,每次服 3 克,开水送下。

苍耳子

【用药】苍耳子。

【用法】炒黑,研细末,每日 3 克,分 3 次服用,温开水送下。苍耳子内服有毒,使用时要注意。

【功用】又方①用苍耳子或苍耳草 200克,煎水洗澡。连洗 4 次。②苍耳子、苍术各 24 克,煎水洗患处。

地肤子

【用药】地肤子9克

【用法】水煎服,每日1次,连服3日,或用地肤子120克煎水,遍身热洗,亦可用全株地肤子草1500克,切碎煎水去渣,候温洗澡,每日2次,连洗几次。

【功用】治疗荨麻疹。

凌霄花

【用药】凌霄花。

【用法】成人每次用18~24克,患儿减半,陈酒煎服,亦可用凌霄花50克,煎水洗,洗后揩干,忌食腥荤发物,孕妇及体虚者禁用。

【功用】治疗荨麻疹。

香附子草

【用药】香附子草500克(连根带叶)。

【用法】洗净,煎汤洗浴。

【功用】治疗荨麻疹。

地骨皮

【用药】鲜地骨皮50~100克。

【用法】水煎服,连服2~3次。

【功用】治疗荨麻疹。

糯米谷

【用药】糯米谷60克。

【用法】文火炒米开花,取炮糯米炖汤服,每日1次,连服3日。

【功用】用于治疗荨麻疹,服3日后痊愈。

枫树球

【用药】枫树球(路路通)适量。

【用法】煎水洗。

【功用】治疗荨麻疹。

棕树叶

【用药】枯老棕树叶适量。

【用法】煎汤洗澡。

【功用】治疗荨麻疹。

莴苣叶

【用药】莴苣叶适量。

【用法】煎汤洗浴。

【功用】治疗荨麻疹。

地肤子汤

【用药】地肤子25~100克。

【用法】水煎2次,混合煎出液,再浓缩至400~500毫升。成人每日1剂,小儿酌减,分2次口服。同时药渣用纱布包好趁热涂擦局部。3日为1个疗程。

【功用】清除湿热,祛风止痒。治荨麻疹皮肤瘙痒。

丝瓜叶

【用药】丝瓜叶适量。

【用法】捣汁,搽患处。

【功用】治疗荨麻疹。

蒲公英

【用药】蒲公英15克。

【用法】水煎服。

【功用】治疗荨麻疹。

炙山甲

【用药】炙山甲 3 克。

【用法】研细末,温开水送下。

【功用】治疗荨麻疹。

桂花

【用药】桂花 9 克。

【用法】水煎,每日 2 次,连服数日。

【功用】治疗荨麻疹。

茵陈

【用药】茵陈 50 克。

【用法】水煎服。

【功用】治疗荨麻疹。

柏树子

【用药】柏树子 100 克。

【用法】洗净,水煎服。

【功用】治疗荨麻疹。

大蓟煎剂

【用药】新鲜大蓟(洗净,刮去表皮,抽去心)100 克(干品减半)。

【用法】水煎,分 2～3 次服,每日 1 剂。

【功用】清热凉血。治风热型荨麻疹。

蝉蜕方

【用药】蝉蜕适量。

【用法】去头足,洗净晒干,炒焦研末,过筛,蜜炼制成蜜丸,每丸重 9 克。每天服 2～3 次,每次 1 丸,温开水送服。或取蝉蜕 3 克,将其研成细末,取糯米酒(黄酒亦可)适量,加水 250 毫升在锅内煮沸,取碗装好水酒,再加蝉蜕末搅匀温服。

【功用】祛风止痒。治荨麻疹。

艾叶酒

【用药】生艾叶 10 克。

【用法】加白酒 200 克,共煎至 50 克左右。顿服,每天 1 剂,连服 3 天。

【功用】温经散寒。治荨麻疹。效果显著。

蚕沙方

【用药】蚕沙 100 克。

【用法】水煎,早、晚分服,每日 1 剂;另用蚕沙 200 克煎液熏洗患处,每日 2 次,每次 20 分钟。

【功用】祛风湿,止痒。治荨麻疹。

马齿苋汤

【用药】鲜马齿苋 200～300 克。

【用法】加水约 1500 毫升,煎沸浓缩至 1000 毫升,内服 100 毫升,余下药液加水适量煎沸后,捞弃药草,待汤液稍温,即可用之频频擦洗患处,每日 2 次。

【功用】清热解毒,散血消肿。治荨麻疹皮肤瘙痒属热者。

全蝎鸡蛋方

【用药】全蝎 1 只。

【用法】将其洗净,塞入顶部开口的生鸡

蛋内,蒸熟。去蝎食蛋,每日 2 次,5 天为 1 个疗程。

【功用】解毒息风。治慢性荨麻疹。《开宝本草》谓其能"疗诸风瘾疹"。

韭菜外用方

【用药】韭菜适量。

【用法】将其用火烤软后擦患处。

【功用】祛风止痒。治荨麻疹。

葱白汤

【用药】葱白 35 根。

【用法】取葱白 15 根水煎热服;取 20 根水煎局部温洗。

【功用】辛温通阳。治荨麻疹皮肤瘙痒。

百部酒

【用药】百部 300 克。

【用法】碾碎,放入 75% 酒精 600 毫升中,浸泡 7 昼夜,过滤除去药渣,取出浸液,用棉棒毛刷蘸涂患处。

【功用】解毒杀虫,祛风止痒。治荨麻疹、神经性皮炎等瘙痒性皮肤病。

玉米须汤

【用药】玉米须 15 克。

【用法】加水煮 20 分钟后捞去渣,再加入已发酵好的酿酒 100 毫升煮沸食用。

【功用】清热祛风,利尿消肿。治风疹块。

益母草汤

【用药】益母草 30 克。

【用法】水煎,分服,2 周为 1 个疗程。配合外洗,取益母草 120 克,洗刷淘清,水浸 2 小时后,加水至 3000 毫升,煎 15 分钟,待稍凉后全身沐浴,每日 1 次。

【功用】清热解毒,祛瘀活血,消肿利尿。治荨麻疹。《本经》谓其能"主瘾疹痒",用治荨麻疹颇为妥帖。

香菇煎剂

【用药】香菇 15 克。

【用法】酒酌量,炖服。

【功用】扶正,透疹。治荨麻疹。

湿疹

　　湿疹是由多种内外因素引起的一种具有明显渗出倾向的皮肤炎症反应。可发生于任何年龄、任何部位、任何季节。临床表现具有皮疹多形性、对称性,伴有剧烈瘙痒、糜烂、渗出、结痂、易复发等特征。一般分为急性(红斑、丘疹、水泡、渗出糜烂后结痂、脱屑),慢性(皮肤暗紫红色浸润、肥厚、干燥、苔藓样变、脱屑性皮损等),亚急性三期。本病属中医"湿疮""浸淫疮"范畴。急性、亚急性者多因风、湿、热客于肌肤而成;慢性者则多为血虚风燥或脾虚所致。治宜清热利湿、健脾除湿、疏风止痒、养血祛风。

吴茱萸汤

【用药】吴茱萸 50 克。

【用法】加水 1500 毫升,煎汤,倒入盆中,先熏,待药液温后泡洗阴囊,每日 3 次。

【功用】燥湿止痒。治阴囊湿疹,潮湿瘙痒,夜间为甚。《本草纲目》吴茱萸条附方下载:"阴下湿痒,吴茱萸煎汤频洗取效。"

萹蓄汤

【用药】萹蓄 60~90 克。

【用法】煎汤,趁热先熏后洗。

【功用】清热利湿止痒。治肛门湿疹瘙痒。

田基黄汤

【用药】田基黄适量。

【用法】水煎外洗。

【功用】清热利湿。治湿疹及疱疖肿毒。

胡椒汤

【用药】胡椒 10 粒。

【用法】研粉,加水 2000 毫升,煮沸,凉冷,淋洗患处,每日 2 次。

【功用】燥湿止痒。治阴囊湿疹,瘙痒。

地榆汤

【用药】地榆 30 克。

【用法】加水 2 碗,煎成半碗,用纱布沾药液湿敷患处。

【功用】清热解毒。治湿疹。

蛇床子汤

【用药】蛇床子 15 克。

【用法】煎水洗阴部。

【功用】祛风燥湿,杀虫。治男子阴囊湿疹。

鱼腥草汤

【用药】鲜鱼腥草 100 克(干品 30 克)。

【用法】水煎液洗患处,每日 2 次。

【功用】清利湿热。治阴囊湿疹。

芒硝汤

【用药】芒硝 150~300 克。

【用法】加适量冷开水溶化后,用消毒纱布或干净毛巾湿敷患处,每天 3~4 次,每次敷 30 分钟或 1 小时。

【功用】清热止痒。治急慢性湿疹、疥疮等皮肤瘙痒症。

赤小豆散

【用药】赤小豆适量。

【用法】研为细粉,将药粉撒于患处或用鸡蛋清调涂患处。

【功用】清热利湿。治婴儿湿疹。

马鞭草汤

【用药】鲜马鞭草全草 90 克。

【用法】将其洗净置瓦器中(忌用金属类容器),加水 500 毫升,煮沸,待冷后,外洗患处,每日数次。

【功用】清热燥湿解毒。治慢性湿疹。症见局部红肿瘙痒,搔破后糜烂,黄水淋漓。

黄柏汤

【用药】黄柏 120 克。

【用法】水煎取药品汁 100 毫升,湿敷患处,每次 10 分钟,每日 4 次。皮损渗液少或无渗液者,可改用黄柏粉香油调涂。

【功用】清热燥湿。治小腿湿疹,症见双下肢红丘疹渗液、糜烂、瘙痒;或小儿脐疮,流脓水,臭秽难闻。

蜂蜜

【用药】蜂蜜适量。

【用法】将适量蜂蜜放入杯中,加水溶化,均匀涂敷患处。

【功用】清热解毒。治湿疹。

仙鹤草洗剂

【用药】鲜仙鹤草 250 克(干品 50～100 克)。

【用法】洗净置砂锅(忌用金属类容器)中,加水适量煎汤,用毛巾或软布条浸其煎液烫洗患处,每次 20 分钟,早、晚各 1 次,每剂药可用 2～3 日,但每次烫洗必须重新煮沸,烫洗应保持患处干燥,勿接触碱性水液。

【功用】清热燥湿解毒。治渗液性湿疹,疗效明显。

黄连汤

【用药】黄连 15 克。

【用法】打碎,水煎取汁,湿敷患处,每次 30 分钟,每日 3 次。皮损渗液少或无渗液者,可改用黄连粉香油调涂。

【功用】清热燥湿。治婴儿湿疹。症见患处红斑、丘疹、瘙痒、流水。

蒲黄散

【用药】蒲黄适量。

【用法】将其研极细末,装瓶备用。取适量直接撒在皮损上,若渗液透药时,再继续撒。

【功用】收涩止血,行血祛瘀。治渗液性湿疹。

苍术饮

【用药】苍术 30 克。

【用法】水煎服。

【功用】燥湿健脾。治小儿脐部湿疹。此方出自《验方新编》。

雄黄鸡蛋方

【用药】雄黄 3 克。

【用法】取鸡蛋 1 个,将其一端戳 1 个小孔,纳入雄黄,用纸将孔封好,外用泥糊包裹,文火烧成炭,去泥研细末,用香油调敷患处。

【功用】燥湿解毒，祛风杀虫。治头、面、颈、胸、上肢等处湿疹。

苦参方

【用药】苦参 30 克。

【用法】水煎服，每日 1 剂。另取苦参适量，焙干研细粉，香油调涂患处。

【功用】清热燥湿。治小腿湿疹。

蛋黄油

【用药】鸡蛋数个。

【用法】煮熟，取蛋黄置铁锅内搅碎，用火烤炼，待其熬成黑色，即见蛋黄油流出，每个蛋黄可炼 4～5 毫升油，将其盛入消毒容器内，冷却备用。用时先用生理盐水洗净疮面，除去痂皮，待水分蒸发后，用蛋黄油涂患处，用 4 层纱布敷盖，每天或隔天换药 1 次。

【功用】滋阴润燥，养血息风。治湿疹。症见患处有浅层炎性症状，并有渗出液、鳞屑、皮肤变厚和瘙痒等。

莱菔子散

【用药】莱菔子 60 克。

【用法】于砂锅中拌炒 10 分钟后研为细末备用。如皮损渗出液较多或伴感染者，以干粉撒于皮损处，待渗液和脓水干燥后改用麻油调药粉成糊状外搽，每天多次。

【功用】消食导滞，降气化痰。治湿疹属湿热型者。

马铃薯泥外敷方

【用药】马铃薯适量。

【用法】洗净，捣烂如泥，敷患处，纱布包扎，每昼夜换药 4～6 次。

【功用】解毒消肿。治皮肤湿疹。

脓疱疮

　　脓疱疮是一种常见的急性化脓性皮肤病。夏秋季节多见，好发于儿童，有传染性。临床以皮肤破溃、瘙痒、流黄水为主症。本病属中医学"黄水疮""滴脓疮"范畴。多由心火脾湿内蕴，复感风湿热邪，蕴蒸肌表所致。可选用祛风清热、利湿解毒的方法治疗。

马齿苋敷剂

【用药】鲜马齿苋适量。

【用法】洗净,加少许食盐,捣烂外敷。

【功用】清热解毒。治脓疱疮。

蒲公英方

【用药】蒲公英60克。

【用法】将蒲公英冲洗,浸入30克麻油中,炖熟,用棉花蘸药液擦患处。

【功用】清热解毒。治脓疱疮。

苦杏仁油

【用药】苦杏仁适量。

【用法】将苦杏仁核烧焦去核皮,榨油,涂敷患处。

【功用】清热解毒消肿。治脓疱疮。

黄连粉

【用药】黄连适量。

【用法】将其粉碎后过筛,备用。患处水多者干撒药粉,渗水少者用麻油适量调涂,每日换1次药。

【功用】清热解毒燥湿。治疗黄水疮、旋耳疮及婴幼儿局限性湿疹。一般用药1~5次痊愈。

荷叶炭

【用药】荷叶适量。

【用法】烧炭存性,研为细末,用麻油调成糊状,敷于患处,每日2次。

【功用】清热解毒消肿。治脓疱疮。

大黄散

【用药】生大黄适量。

【用法】研成粉末外撒患处。

【功用】清热解毒。治黄水疮、湿疹、烫伤。

黄柏末

【用药】黄柏适量。

【用法】研末,麻油调搽患处。

【功用】清热燥湿解毒。治黄水疮。

鱼腥草敷剂

【用药】鲜鱼腥草250克。

【用法】洗净,加水3000毫升,煮取2000毫升,倒入脸盆内,先熏蒸疮面,待温度适宜时用毛巾蘸药液趁热外敷,并反复清洗疮面。每次熏洗20分钟左右。

【功用】清热解毒。治脓疱疮。

马鞭草洗剂

【用药】鲜马鞭全草500克。

【用法】洗净,水煎600~700毫升,涂搽患处或用纱布浸液外敷患处。若有黏稠渗出液或脓痂者,可用淡盐水或双氧水洗干净患处再用马鞭草煎剂外敷,每日5~6次。

【功用】解毒消肿。治脓疱疮。

皮肤瘙痒症

皮肤瘙痒症是指无原发皮疹而自觉瘙痒的皮肤病,属于神经精神性皮肤病,分为普通型和过敏型。由于不断搔抓,常有抓痕、血痂、色素沉着及苔藓样变化等继发损害。本病属于中医学"痒风""风瘙痒"范畴,多因风热、血热蕴于肌肤,不能疏泄,或血虚肝旺,肌肤发痒所致。

马鞭草汤

【用药】马鞭草 150 克。

【用法】煎水,每晚入睡前洗浴。

【功用】活血凉血,清热解毒。治老年性皮肤瘙痒症。

徐长卿汤

【用药】徐长卿适量。

【用法】水煎外洗患处。

【功用】祛风止痒。治皮肤瘙痒。

枳壳散

【用药】枳壳适量。

【用法】取麸皮撒入热锅内,用中火加热,待冒烟时加入净枳壳片,拌炒至深黄色,麸皮呈焦黄色时,取出筛去麸皮,将枳壳研末,每次 6 克,水煎温服。

【功用】理气宽中,行滞消积,止痒。治皮肤瘙痒症。《药性论》谓其能"治遍身风疹,肌中如麻豆恶痒"。《开宝本草》言其"主风痒麻痹"。《圣济总录》有用此单方治"风瘙痒"的记载。

盐汤

【用药】盐适量。

【用法】煎汤洗浴,每日 3 ~ 4 次。

【功用】祛风散热止痒。治皮肤瘙痒,体如虫行。

荆芥散

【用药】荆芥 30 克。

【用法】碾为细末,过筛后装入纱布袋内,均匀地撒布于患处(如范围大,可分片进行),然后用手掌来回反复揉搓,至手掌与患部发生热感为度。

【功用】祛风止痒。治急、慢性荨麻疹及一切皮肤瘙痒症。轻者 1 ~ 2 次、重者 2 ~ 4 次即可见效。

夹竹桃叶洗剂

【用药】夹竹桃叶 3 片。

【用法】将其放入盆中,倒入开水 500 毫升,待水颜色变成浅黄色时,趁热外洗患处,每日 2 次,每次 15 分钟。

【功用】止痒。治皮肤瘙痒难忍,一般 3 ~ 5 天即可见效。

生姜汁

【用药】生姜适量。

【用法】捣烂以布包搽之。

【功用】解毒消肿止痒。治皮肤瘙痒症。

全蝎酒

【用药】活全蝎 2 ~ 3 只。

【用法】放入烧酒 100 毫升内。浸至酒色变黄后,取药酒涂搽患处。

【功用】祛风止痒。治皮肤瘙痒症。

七叶一枝花汤

【用药】鲜七叶一枝花 18 克。

【用法】水煎加蜜糖调服。

【功用】清热解毒。治皮肤瘙痒。

榕须根煮蛋方

【用药】小叶榕须根(悬吊于枝干上)适量。

【用法】将其与鸭蛋 2 枚,加水共煮熟,吃蛋,药液洗抹患处。

【功用】疏风清热。治血热引起的皮肤瘙痒。

百部酒

【用药】百部 30 克。

【用法】放入 75% 酒精 100 毫升中浸泡,1 周后去渣备用。用时取浸液外涂患处。

【功用】杀虫止痒。治皮肤瘙痒症。

冻疮

冻疮是因寒冷引起局部血液循环不良所致的皮肤病。冬季常见,尤其是儿童、妇女及老年人。皮损为局限性红肿斑块,有刺痒、烧灼感,严重者可有溃破、结痂性皮疹。本病中医亦称为"冻疮",治宜温经散寒,活血通络。

桂枝汤

【用药】桂枝 60 克。

【用法】加清水 1000 毫升,武火煎煮 10 分钟,稍凉后,即将患处浸于药液中,边洗边按摩,每次 10 ~ 15 分钟,早、晚各 1 次。

【功用】温经散寒。治冻疮。

川楝子方

【用药】生川楝子 100 克。

【用法】水煎后,先熏后用药水泡洗,每日 2 次,至愈。或取生川楝子 300 克,将其打碎装入陶瓷或砂罐内加水反复煎熬取汁,去渣,再浓缩成膏,每晚用温淡盐水洗净患处后,涂上此膏,用消毒纱布包扎。

【功用】活血散瘀。治冻疮。

生姜方

【用药】生姜数块。

【用法】捣烂后涂搽患部;或加水煎汤,温洗患处,每日 1 ~ 2 次。

【功用】温经散寒。治未溃冻疮。

山楂汤

【用药】生山楂 240 克。

【用法】加水 5000 毫升,煎 30 分钟后去渣,温水洗患处,每日 1 次,一般 3 次可愈。局部已溃糜烂者将鲜山楂砸成糊状,或用干山楂水煮后砸成糊状外敷,每日换药 1 次,7 日可愈。

【功用】活血化瘀,散结止痛。治冻疮。

仙人掌泥外敷方

【用药】仙人掌数块。

【用法】捣烂如泥,每晚睡前用棉球蘸搽患部。

【功用】清热解毒。治未溃冻疮。

独蒜头搽剂

【用药】独蒜头适量。

【用法】捣烂涂搽患部,每日 1 次。

【功用】温经散寒,活血祛瘀。治未溃冻疮。

河蚌散

【用药】河蚌壳适量。

【用法】煅后研末敷患处。

【功用】收湿敛疮。治冻疮溃烂。

夹竹桃叶煎液

【用药】夹竹桃叶 50 克。

【用法】上药洗净,加水 500 毫升,煮沸 10 分钟,倾入盆内,趁温热时浸泡冻疮部位,每日 1 次,每次 10 分钟,重者每日 2 次。

【功用】活血祛瘀,散寒止痛。治冻疮红肿,瘙痒未溃。冻疮已破溃者,禁用此法。

白萝卜外用方

【用药】白萝卜 1 个。

【用法】将其洗净,切大厚片,烘烤热,每晚睡前涂擦患处,至皮肤发红为止,每日 1 次。

【功用】温经散寒,活血通络。治未溃冻疮。

大黄散

【用药】大黄适量。

【用法】研细末，水调，搽疮面。若冻疮红肿，瘙痒未溃，可用大黄 20 克煎水熏洗患处，每日 1~2 次。

【功用】活血祛瘀。治冻疮皮肤破烂，痛不可忍。

白砂糖外敷方

【用药】白砂糖适量。

【用法】睡前先用温盐水洗患处，擦干后，将白砂糖均匀撒布于溃疡面上，再用消毒纱布覆盖，胶布固定，每隔2~3 天换 1 次药。

【功用】敛疮。治已溃冻疮。

鸡眼

　　鸡眼多发生于脚部，为圆锥形角质增生，压之疼痛。因其深陷肉里，状如鸡眼故名。常因足底部或趾间长期挤压或摩擦所致。本病属于中医学"肉刺""鸡眼"范畴。治疗宜软坚、拨毒、蚀腐。

鸦胆子仁

【用药】鸦胆子仁 5 粒。

【用法】先将患部用温开水浸洗，用刀刮去表面角皮层，然后将鸦胆子捣烂贴患处，外用胶布粘住。每 3~5 日换 1 次药。

【功用】用于治疗鸡眼、脚垫等。

蜈蚣

【用药】蜈蚣 1 条。

【用法】文火焙干，研末，油调，涂患处。经 1 夜去药，患处变黑，再经 1 周即脱落。

【功用】治疗鸡眼。又方①将蜈蚣用香油浸2~3 日，取出捣烂外敷；②蜈蚣研末，加盐水调敷；③蜈蚣浸醋外敷。

半夏茎

【用药】半夏茎适量。

【用法】将半夏茎晒干粉碎备用。先将鸡眼浸温水中泡软，削去角化组织，放上半夏茎粉（生），用胶布固定，6 天即脱落。未脱落者可继续敷药。

【功用】治疗鸡眼。

玉簪花根

【用药】玉簪花根适量。

【用法】捣烂后敷于患处。

【功用】用于治疗鸡眼。不宜常敷,否则有损肌肉。

蓖麻子敷剂

【用药】蓖麻子1枚。

【用法】去外壳,灰火内埋烧,以爆胀为度。患处用热水浸软,用小刀削去鸡眼老皮,用手捏软蓖麻子,趁热敷患处,外用胶布固定,每3~5天更换1次。

【功用】散瘀,止血,解毒。治鸡眼。《本草经疏》谓蓖麻"其力长于收吸,故能拔病气出外……能出有形之滞物",故用治鸡眼有效。

银杏叶

【用药】银杏叶10片。

【用法】捣烂后包贴于患处。2日后患处呈白腐状,用小刀将硬疗剔出即愈。

【功用】用于治疗鸡眼。

葱蜜糊剂

【用药】连须葱白1根。

【用法】先将患处用温水洗净,消毒后用手术刀削去鸡眼老皮,削至渗血为度。再将葱白洗净捣泥,加少许蜂蜜调匀敷患处,外用纱布包扎固定,3日换1次药。

【功用】软坚散结。治鸡眼。轻者1次即愈,重者2次可痊愈。

芦荟叶贴剂

【用药】芦荟叶适量。

【用法】将其置于新鲜童尿或自己尿中1~2小时,清水漂洗备用。局部清洗修屑后,将芦荟切去外皮贴敷于患处,胶布固定,每晚睡前换药1次,3~7次可治愈。

【功用】清热散结。治鸡眼。

乌梅醋

【用药】乌梅5~10克。

【用法】将其放在小玻璃瓶内,加20~30毫升食醋,浸泡7天备用。用时先用热水将鸡眼浸软,用小刀削去鸡眼老皮,以有血丝渗出为度。再用带孔的胶布把鸡眼套在孔内,取乌梅外层皮肉研碎成糊状外敷,再蒙上一层胶布,每3天更换1次。

【功用】软化浸润,腐蚀角质。治鸡眼。一般3~5天可治愈。

银杏叶敷剂

【用药】鲜银杏叶10片。

【用法】捣烂。包贴患处,2天后呈白腐状,将硬块剔出。

【功用】软化浸润,腐蚀角质。治鸡眼。

白癜风

白癜风是一种常见的色素性皮肤病,以皮肤局部白色斑片、四周色暗为特征。全身部位可发生,但以面、颈、手背为多,常呈对称性分布,患处毛发亦可变白。本病属于中医学"白癜""白驳风"范畴。

菟丝子酒

【用药】菟丝子9克。

【用法】加入95%酒精60毫升内,浸2～3天。取汁,外涂患处,每日2～3次。

【功用】祛风止痒。治白癜风。

补骨脂酒

【用药】补骨脂150克。

【用法】研末,加入75%酒精360毫升浸泡7天。过滤取汁。用药棉蘸药液涂擦患处,并摩擦5～15分钟。

【功用】调和气血,活血通络。治白癜风。

生姜汁

【用药】鲜生姜适量。

【用法】捣烂取汁,涂搽患部。

【功用】温经散寒祛风。治白癜风。

猪肝蘸沙苑蒺藜方

【用药】沙苑蒺藜100克。

【用法】研末;另取猪肝1具,煮熟后切成小片,蘸药末1天服完。

【功用】补肾固精,益肝明目。治白癜风。

神经性皮炎

神经性皮炎是一种以瘙痒和苔藓化为特征的慢性皮肤炎症。常见于青壮年。相当于中医"牛皮癣""顽癣"等范畴。可选用清热、祛湿、凉血、养血、润燥、祛风等治法。

芒硝软膏

【用药】芒硝 100 克。

【用法】与凡士林适量调成膏状,涂敷患处,每日 1 次。

【功用】清热利湿,解毒止痒。治神经性皮炎。

黄柏醋

【用药】黄柏 50 克。

【用法】放入食醋 200 毫升中浸泡 6~7 天,过滤存瓶备用。用时取浸液搽患处。

【功用】清热燥湿,泻火解毒。治神经性皮炎。

白头翁敷剂

【用药】鲜白头翁叶适量。

【用法】捣烂外敷皮损,加压包扎 20 分钟,每日 3 次。

【功用】清热燥湿,泻火解毒。治神经性皮炎。

肉桂散

【用药】肉桂 200 克。

【用法】研细末,用时根据病损大小,取肉桂末适量,用好米醋调成糊状,涂敷病损处。2 小时药糊干后即除去。若不愈,隔 1 周后再涂敷 1 次。

【功用】治神经性皮炎。一般轻者 1 次,重者 2~3 次即可治愈。

丝瓜叶外用方

【用药】鲜丝瓜叶适量。

【用法】洗净捣碎,涂擦皮损处至发红为止,每 3 日 1 次。

【功用】清热解毒。治神经性皮炎。

木鳖子醋

【用药】木鳖子(去外壳)30 克。

【用法】放入陈醋 250 毫升中浸泡 7 天,过滤存瓶备用。用时以棉签或毛刷浸药液涂擦患处,每日 2 次,7 天为 1 个疗程。

【功用】消肿散结,解毒。治神经性皮炎。

蚤休散

【用药】蚤休根茎适量。

【用法】研细粉,以香油或熟菜油调敷。糜烂湿润者可以药粉直接撒布患处。

【功用】清热解毒,消肿止痛。治神经性皮炎。一般治疗 2~3 天即可止痒,皮损逐渐消退。

老茶树根汤

【用药】老茶树根 30~60 克。

【用法】洗净,切片,加水浓煎,分 2 次空腹饮用,每日 1 剂。

【功用】清热凉血止痒。治神经性皮炎。

黄精方

【用药】黄精适量。

【用法】洗净,切片,九蒸九晒,早、晚嚼服,每次 15~30 克。

【功用】补脾益气。治神经性皮炎。

生地

【用药】鲜生地 100 克。

【用法】鲜生地洗净,切成截面直接擦涂患处,至出现热感为妥,每日3次。

【功用】本方具有凉血消炎的功能,对局限性神经性皮炎有良效。

核桃树枝

【用药】嫩核桃树枝1000克。

【用法】取鲜品洗净切碎,加水适量,煎成糊状,瓶装备用,取适量外涂患处,每日1~2次。

【功用】本方治疗神经性皮炎。对减轻局部症状,改善局部皮肤营养,使皮肤恢复正常均有一定疗效,本品有一定的刺激性,不可涂在正常皮肤上。

翅叶槐

【用药】翅叶槐。

【用法】取翅叶槐叶鲜品适量,捣烂压取汁,用药汁擦患部,每日擦2~3次。

【功用】本方有消炎、止痒、杀虫作用,除治疗神经性皮炎外,对各种癣症、湿疹、疮疡肿疖以及皮肤瘙痒症等亦有较好疗效。

狭叶重楼

【用药】狭叶重楼10~50克。

【用法】以鲜品捣绒取汁搽患处;或干品研末兑酒搽患处。每日1次。

【功用】本方是彝医最常用治疗顽癣的特效方。临床资料证明对于治疗神经性皮炎、过敏性皮炎亦有效。

皂角刺

【用药】新鲜皂角刺1500克。

【用法】捣烂熬浓,滤过去渣,加好醋熬成膏,将癣刺破敷膏,自有毒水流出,流尽再敷10日。

【功用】本方治疗神经性皮炎。

过敏性皮炎

过敏性皮炎是由于接触过敏性抗原引起的皮肤过敏反应。凡对特异性抗原有遗传的或体质上易感的人,在接触这种抗原时,可导致速发型或迟发型过敏性皮炎,主要是指人体接触到某些过敏源而引起皮肤红肿、发痒、风团、脱皮等皮肤病症。具体的过敏源可以分为接触过敏源、吸入过敏源、食入过敏源和注射入过敏源四类。每类过敏原都可以引起相应的过敏反应,主要表现为多种多样的皮炎、湿疹、荨麻疹,出现过敏性皮炎时,应尽快找出病因,做好护理,及早治疗。

鲜萝卜

【用药】鲜萝卜适量。

【用法】捣汁涂患处。

【功用】本方治疗过敏性皮炎。

黄柏末

【用药】黄柏末适量。

【用法】调香油抹。

【功用】本方治疗过敏性皮炎。

韭菜叶

【用药】韭菜叶。

【用法】捣敷患处。

【功用】又方①韭菜1把捣汁,加香油、食盐少许调搽患处。②韭菜1把捣汁,加皮硝50克调和搽。③生韭菜1大把,水煎2大碗,待温分服,以治漆疮身面痒肿,甚则心慌不适。

折骨草

【用药】折骨草(又名木贼)适量。

【用法】煎汤洗。

【功用】本方治疗过敏性皮炎。

白矾

【用药】白矾15克。

【用法】煎汤洗。

【功用】本方治疗过敏性皮炎。又方白矾、生薄荷各等份,煎汤冷后洗。

活螃蟹

【用药】活螃蟹1~2只。

【用法】将螃蟹放在少许清水里,约过1小时取出,用此水洗搓皮肤,每日数次。

【功用】又方①蟹黄或加神曲适量,捣如泥,涂搓患处。②蟹壳煎汤洗。③活蟹1只、滑石30克,捣烂以蜜调敷患处。④螃蟹数只、棕叶3片,煎汤洗。

干荷叶

【用药】干荷叶适量。

【用法】煎汤洗。

【功用】本方治疗过敏性皮炎。

生橄榄

【用药】生橄榄适量

【用法】捣汁涂患处,涂前可先用生橄榄叶煎汤洗。

【功用】本方治疗过敏性皮炎。

苍耳子苗

【用药】苍耳子苗9克。

【用法】煎汤洗。不可内服。

【功用】本方治疗过敏性皮炎。

苦楝子树叶

【用药】苦楝子树叶。

【用法】煎汤洗,每日2次。

【功用】本方治疗过敏性皮炎。

椿树皮

【用药】椿树皮适量。

【用法】煎汤洗患部。

【功用】本方治疗过敏性皮炎。

梧桐子

【用药】梧桐子适量。

【用法】煎汤洗患处,每日2~3次。

【功用】本方治疗过敏性皮炎。

百部

【用药】百部200克。

【用法】煎汤熏洗1~2次。

【功用】本方治疗过敏性皮炎。

鸡肉

【用药】鸡肉200克。

【用法】将鲜鸡肉煮烂,取汤面上的泡沫搽患处。每日1次,2~3次即愈。

【功用】彝族民间普遍用鸡肉治疗多种疾病。《明代彝医书》有载,功效多种,以鸡汤泡沫疗漆疮,可祛风止痒。

白果树叶

【用药】白果树叶不拘量。

【用法】煎汤洗。

【功用】本方治疗过敏性皮炎。

打破碗花

【用药】打破碗花100~500克。

【用法】鲜品捣绒挤汁,擦敷患处。

【功用】此方彝医习用甚久,是彝医治疗因接触漆树或生漆引起的过敏症之有效方剂,汉医未载,是其独特经验。

疥疮

疥疮系由疥螨引起的接触传染性皮肤病,易在家庭及集体中传播。疥疮主要是疥螨与人体密切传染,还可通过衣服、内衣、毛巾传播。雌虫在离开人体后至少可存活数天,潜伏期约1个月,也可长达2个月。皮肤剧烈瘙痒,可能是人体对虫体所引起的获得敏感性所致。发病多从手指间开始,好发于手腕屈侧、腋前缘、乳晕、脐周、阴部及大腿内侧。幼儿和婴儿疥疮常继发湿疹样变化,分布部位不典型,可累及头、颈、掌及趾。皮损损害初发为米粒大红色丘疹、水疱、脓疱和疥虫隧道。严重者偶可伴发急性肾炎。皮损夜间奇痒,白天轻微瘙痒。损害处查到疥虫可以确诊。局部治疗原则为杀虫,止痒,处理并发症。

百草霜

【用药】百草霜适量。

【用法】研末,搽于患处。

【功用】本方宜用于疥疮后流水不愈者。

藜芦

【用药】藜芦不拘量。

【用法】研细末,用生油调匀。外涂患处。

【功用】亦可用于治疗顽癣。

鲜象鼻草

【用药】鲜象鼻草 500 克。

【用法】将象鼻草捣细,加水煎煮半小时左右,冷却后外洗患处,每天 2 次,连洗 1～2 周。

【功用】本品具有消炎、止痒、杀虫之功效,用后有轻微刺痛感,但无毒副作用。

大风子

【用药】大风子适量。

【用法】熬油敷擦患处。

【功用】本方主治疥疮。

土烟草

【用药】土烟草 50 克(取新鲜叶上有毛者佳)。

【用法】捣烂,泡开水洗浴。

【功用】亦可用于治疗湿疹。

大将军

【用药】大将军 200 克。

【用法】取新鲜大将军加水适量煮半小时,待温凉后外洗患处,每天 1 次,连续外洗 1 周以上。

【功用】本方具有消炎、止痒、杀虫之功效。

接触性皮炎

接触性皮炎是皮肤、黏膜接触外界某些物质(主要是外用药,化妆品,金属性饰品,杀菌消毒剂,清洁洗涤剂,染料,塑料制品,生漆,植物的花、叶、花粉等)所引起的一种急性、亚急性或慢性炎症性皮肤病。表现为红斑、肿胀、丘疹、水疱或大疱,甚至出现坏死。中医斟其接触物品及部位不同而病名各异。如接触生漆而引起的称为"漆疮";接触膏药引起的称"膏药风";接触马桶引起的称"马桶癣"等。

银杏叶汤

【用药】银杏叶适量。

【用法】煎水洗浴。

【功用】活血养心,敛肺涩肠。治漆疮,数次可愈。

鲜韭菜汁

【用药】鲜韭菜适量。

【用法】捣烂用纱布包裹,轻按患处,每日3次。

【功用】补肾,温中,散瘀,解毒。治漆疮。一般连涂2~3日可愈。

芒硝洗剂

【用药】芒硝150克。

【用法】捣细末,用600毫升水浸洗之。

【功用】清热止痒。治漆性接触性皮炎。

杉木皮汤

【用药】杉木皮适量。

【用法】煎汤洗患处。

【功用】祛风除湿,消肿解毒。治漆性接触性皮炎。《本草经疏》谓其"疗漆疮及脚气肿满,皆从外治"。

黄柏末

【用药】黄柏适量。

【用法】研末,麻油调搽患处。

【功用】清热燥湿解毒。治漆性接触性皮炎。

白矾洗剂

【用药】白矾适量。

【用法】煎汤洗患处。

【功用】祛风止痒。治漆性接触性皮炎。

射干汤

【用药】射干450克。

【用法】加水800毫升,煎煮1小时后过滤,加食盐120克,保持药液温度在30℃~40℃,洗擦患部。

【功用】清热解毒。治水田皮炎。

花椒汤

【用药】花椒40克。

【用法】研粗末,加水2升充分浸泡后,煮沸取滤液待稍凉后,用毛巾蘸药液浸洗患处,每天早、晚各1次,每次30分钟。

【功用】除湿,止痒。治漆性皮炎全身瘙痒。

白果汤

【用药】白果(去壳)100克。

【用法】水煎取汁,洗患处。

【功用】止痒。治漆性皮炎全身瘙痒。

板栗根汤

【用药】板栗根(树皮、叶均可)适量。

【用法】水煎熏洗患处。

【功用】祛风除湿止痒。治漆过敏。

大蓟根汤

【用药】鲜大蓟根1握。

【用法】洗净,加桐油捣烂,用麻布包,炖热绞汁,涂抹患处,每日2~3次。

【功用】凉血止血,散瘀消肿。治漆疮。

马齿苋洗方

【用药】马齿苋60克(鲜者150克)。

【用法】加水2000毫升,煎煮20分钟,取汁倒入盆内,用6~7层纱布蘸药水洗患处,并温敷之,每日洗2~3次,每次约20~40分钟。

【功用】清热解毒,祛湿止痒。治接触性皮炎。

蚤休酊剂

【用药】蚤休饮片2000克。

【用法】研粉入50%酒精10升中浸泡3日取出,再用同量50%酒精浸泡3日,取2次浸液合并过滤,加适量酒精,制成10%~20%酊剂,用时外涂患处。

【功用】清热解毒。可用本方治毛虫皮炎、蜂蜇皮炎等。

茶树根汤

【用药】鲜茶树根30~60克。

【用法】水煎熏洗患处。

【功用】清热解毒。治漆过敏。

石膏汤

【用药】生石膏100克。

【用法】水煎取汁1000毫升,浸泡患处,每日2次,每次15分钟。

【功用】清热解毒。治接触性皮炎。

脂溢性皮炎

脂溢性皮炎是指皮脂腺分泌功能亢进,表现为头皮多脂、油腻发亮、脱屑较多。多发于头皮、眉弓、鼻翼两侧、腋窝、胸部和背部等,伴有不同程度的瘙痒。成年人多见,容易复发。本病相当于中医学"白屑风"范畴。治疗原则为去脂、消炎、杀菌、止痒。

生姜汁

【用药】鲜生姜250克。

【用法】捣碎,用布包拧取生姜汁,再用10%盐水1000毫升洗净患处,擦干,然后用棉签蘸姜汁反复涂搽到姜汁用完为止。每周1次,连用2~3次即愈。

注:①头部有感染时可服用复方新诺明2片,每日2次,连服5天,等炎症消失后再用上方。②涂姜汁后患处有时会有剧痛,一般不用服止痛药物,3天后疼痛可

消失。

【功用】治脂溢性皮炎。

益母草方

【用药】益母草100克。

【用法】加水煎煮30分钟后取汁400毫升,200毫升口服,200毫升加入1小匙醋(约5毫升),用消毒纱布蘸湿后,湿敷患处。如为头皮部的皮炎则洗净头发后,用上述煎剂均匀淋于头皮部,用手指轻轻按摩,保留10~20分钟后再用清水洗去。每天2次,每次10~20分钟,7天为1个疗程。

【功用】活血调经,利水消肿。治脂溢性皮炎。若能用鲜品疗效更佳。现代研究发现益母草对皮肤真菌感染等均有明显的抑制作用。

头癣

头癣系由皮肤癣菌感染头皮毛囊及毛发所引起的浅部真菌病,是一种慢性传染病。本病相当于中医学"秃疮""赤秃疮""白秃"范畴。治宜清热化湿、祛风杀虫。

乌梅

【用药】乌梅适量。

【用法】火煅存性为末,生芝麻油调搽。

【功用】本方治疗头癣。

苦楝子

【用药】鲜苦楝子(打碎)。

【用法】放在植物油内(最好棉籽油)熬煎,冷后用上面浮油搽头癣,隔天搽1次。先剃光头,用苦楝皮煎水洗头后搽药。

【功用】又方①苦楝子粉、石灰各等份,加适量的熟菜油配成糊状,每天涂1次。在治疗前,剃去头发,每次涂药前要彻底洗头。此方对白癣有效。②川楝子、百部各15克,共为细末,加香油调匀。先将头发剃光,洗净,头皮每天搽药1次,连用6~7天。

蛇苦胆

【用药】蛇苦胆10克。

【用法】取干品,用开水磨成泥,外擦患处,每日1~2次。

【功用】本方治疗癣头癣有较好疗效,一

般擦 3 ~ 4 剂均获痊愈。

五倍子

【用药】五倍子 500 克。

【用法】煎汁,以米醋 120 克调和,涂之,初觉痛,每日涂数次。连涂 3 日。

【功用】本方治疗头癣。

藜芦

【用药】藜芦。

【用法】煎汤洗,待干后再以藜芦末擦,擦后用布包扎,数日 1 次。

【功用】本方用于治疗发内有白屑,头皮奇痒。

柚子皮油

【用药】柚子皮油。

【用法】搽 5 ~ 6 次。

【功用】本方治疗头癣。

胆巴

【用药】胆巴(即卤碱浓汁)。

【用法】先以草纸灰加胆巴擦上。第二次用开水洗净,以乳香为末干撒再涂胆巴。

【功用】本方治疗头癣。

桑葚子

【用药】鲜桑葚子 100 克。

【用法】捣烂,剃头后涂上,有止痒效果,连用2 ~ 3 次有效。亦可将桑葚入瓷罐内封固,埋阴湿地 10 ~ 20 日。先把头发剃光,用米泔水加花椒煎,用此水把头洗净,然后用桑葚水搽。

【功用】本方治疗头癣。

野菊花

【用药】野菊花。

【用法】将菊花根茎叶用清水洗净。按 60 克野菊花,500 毫升水的比例,放在锅里煮开 1 ~ 2 小时,去渣后用煎出的水洗头癣,洗时一定要把癣皮洗去,连洗 3 天。

【功用】本方治疗头癣。

桂圆核

【用药】桂圆核(去皮)。

【用法】研末,用醋搽,连搽 3 ~ 4 次。

【功用】本方治疗头癣。

杏仁

【用药】杏仁 25 克。

【用法】先用热水把患处洗净,将杏仁捣碎,与醋 250 克混合,然后加热。趁热用棉花洗搽患处。每天 1 次,连用2 ~ 3 天,隔 1 ~ 2 天再用2 ~ 3 天。用药期间及用药后半月不可饮酒。

【功用】本方治疗头癣。

硫黄

【用药】硫黄 50 克。

【用法】用好醋 100 克煮硫黄,以醋干为度,研末,用菜油调搽。

【功用】本方治疗头癣。

韭菜

【用药】韭菜 200 克。

【用法】炒焦研末,猪脂调匀敷。

【功用】治头癣。又方用韭菜根晒干研粉,香油调敷,隔日换 1 次。

珊瑚豆

【用药】珊瑚豆 50 ~ 100 克。

【用法】以珊瑚豆鲜全草入药,春绒敷患处;或用根熬水洗浴。

【功用】本方是彝医治疗顽癣、湿疹、疥疮的独特方剂,具有敛疮解毒、清热利湿、消炎抗菌之功效。现代临床治疗慢性支气管炎、瘙痒症、某些癌症有效。

皂角刺

【用药】新鲜皂角刺 2500 克。

【用法】将皂角刺捣碎,按熬膏药法熬成稠膏,再加入糖、醋少许,使稀稠适度。先用细瓷片将癣部白皮刮去,然后抹上一层药膏,少时毒水渗出,应注意拭去,每日 1 次,数次即有效,停2 ~ 3 日再抹 2 次。又方用皂角熬水,洗患处;或用皂角入醋浸 3 日夜,晒干为末,油调外敷。

【功用】治头癣。

大蒜头

【用药】大蒜头适量。

【用法】打碎用汁擦 3 天。

【功用】治头癣。又方用独头蒜放在锈铁板上,磨成浆,搽患处,连涂 3 次。

白及

【用药】白及 50 克。

【用法】为细末,用醋调抹患处。

【功用】治头癣。

珠兰花叶

【用药】珠兰花叶适量。

【用法】捣汁,时时搽。

【功用】治头癣。

臭梧桐树的浆

【用药】臭梧桐树的浆适量。

【用法】涂癣部,每日涂 3 ~ 5 次。

【功用】治头癣。

水芥菜

【用药】水芥菜适量。

【用法】捣烂,搽患处。

【功用】治头癣。

生川乌末

【用药】生川乌末

【用法】以醋调,敷患处,药干再调再敷,3次后弃之,连用2 ~ 3 日。

【功用】治头癣。

川楝肉

【用药】川楝肉 50 克

【用法】川楝肉研极细,与猪油和匀,先将疮面用明矾水洗净,去癣痂后再涂药。

【功用】治头癣。

生破故纸

【用药】生破故纸 6 克。

【用法】用酒 60 克浸 3 日后涂患处。

【功用】治头癣。

苦参

【用药】苦参。

【用法】鲜根,捣汁涂敷;干根,煎汁洗。

【功用】治头癣。

构树叶浆汁

【用药】构树叶浆汁。

【用法】外搽。

【功用】本方主治癣、神经性皮炎。

木鳖子

【用药】木鳖子(去皮)15 克。

【用法】用木鳖子磨醋,取汁涂患处。

【功用】治头癣。

核桃

【用药】带皮核桃 5～10 个。

【用法】白露前,摘取新鲜带绿皮的核桃,用小刀刮去外面的薄皮,在患处涂擦。每日3～5次。

【功用】本方为贵州彝族民间习用单方,专治各种顽癣,特别是牛皮癣、鱼鳞癣效果显著。一般只需 5～10 个核桃,约10～20 天即有效。

泽漆

【用药】泽漆(即猫儿眼睛草)。

【用法】将草折断,流出乳白色汁,涂患处,连涂数次。

【功用】治头癣。

野萝卜根

【用药】野萝卜根(即羊蹄根)。

【用法】绞汁涂患处,连涂几次。

【功用】治头癣。

苦楝子膏

【用药】苦楝子 60 克。

【用法】将苦楝子剥去皮,入锅内炒黄(勿炒焦),研末,用熟猪油调成糊状备用。用时先剃光头,每日 1 次于头癣处涂药一遍,几天后头发长上时,再剃光,再上药,直至治愈。

【功用】杀虫灭菌止痒。治头癣。

白果搽剂

【用药】生白果仁适量。

【用法】切开,用其剖面频擦患处。

【功用】杀虫,消肿。治头癣。

猪蹄甲散

【用药】新鲜猪蹄甲适量。

【用法】洗净烘干,研细末,每服 15～30克,每周服 2 次,温黄酒送下取汁,直至病灶出汗为止。

【功用】杀虫疗癣。治头癣、股癣。

槐花散

【用药】新鲜或干燥槐花花蕾适量。

【用法】将其微炒研末。以食油调成糊状备用。不需给患儿剃发或剪痂,直接将药敷于患处即可,每日 1 次,以愈为度。

【功用】凉血止血,清肝泄热。外用杀虫疗癣。治小儿头部黄癣病。

蛋黄油

【用药】鸡蛋数枚。

【用法】将其煮熟,取蛋黄放在铁锅内搅碎,用火烤炼,待其熬成黑色,即见蛋黄油流出,每个蛋黄可炼 4~5 毫升油,将其盛入消毒容器内,冷却备用。用时先用生理盐水洗净疮面,除去痂皮,待水分蒸发后,用蛋黄油涂患处。

【功用】清热解毒。治头部白癣。症见患处疮痂瘙痒,脱屑,渗黏水。

体癣和股癣

体癣是皮肤癣菌感染引起的,除掌、跖、指(趾)腹以外皮肤的浅部真菌病。邻近生殖器、肛门、臀沟及腹股沟部位的体癣,又称股癣。有一定的传染性。一般多见于夏秋湿热季节。皮损为铜币形红斑,边缘清楚,病灶中央常有自愈倾向,自觉瘙痒。本病相当于中医学"圆癣""金钱癣""阴癣""笔管鲜"范畴。治宜清热化湿、祛风杀虫。

蛇蜕醋

【用药】蛇蜕适量。

【用法】浸泡于食醋中,7 天后取醋液外涂患处,每日数次。

【功用】祛风解毒止痒。治各种癣。

半夏散

【用药】生半夏 30 克。

【用法】晒干研末,用陈酱汁或水、醋调敷患处,每日2~3 次。

【功用】燥湿化痰。治各种癣。《圣济总录》有单用此药研末,陈酱汁敷,治一切癣的记载。

腊梅树叶外用方

【用药】腊梅嫩叶适量。

【用法】每次 4~5 片,洗净后用手掌揉碎发潮后,在患处涂擦即可,每天 1~2 次,直至痊愈。

【功用】抗真菌。治体癣、股癣,疗效显著。

夜交藤汤

【用药】夜交藤 120 克。

【用法】水煎去渣,温洗患处,每日 2 次。

【功用】解毒杀虫。治体癣。

鲜竹沥搽剂

【用药】鲜竹竿约 40 厘米长。

【用法】将两端去节,劈成两片,两头架起,中部用火徐徐烧烤,两端即用液汁流出,以容器盛之,过滤即得。用时以汁液涂搽患处,每日 3 次,7 天为一疗程。

【功用】清热杀菌。治体癣。鲜竹沥不可久藏,否则疗效下降。

手足癣

　　手足癣系由皮肤癣菌感染指(趾)间及掌(跖)部位皮肤所引起的一种最常见的皮肤病,根据临床表现分为水疱型、趾间糜烂型、鳞屑角质化型。以某一型为主,三型损害也可同时存在。手足癣多见于成年人,一般以夏季多见。手癣属于中医"鹅掌风"范畴。足癣与中医学"脚湿气"相似。治以清热利湿、祛风杀虫为主。

黄连水

【用药】黄连 10 克。

【用法】用开水 250 毫升浸泡,药液涂搽患处,每日 2 次。

【功用】清热燥湿。治足癣瘙痒,趾缝糜烂、潮湿,有臭味。用本方治疗足癣 1 周,痒止创愈而新生。

黄精汤

【用药】黄精 120 克。

【用法】用水浸泡 3 天,取液,每晚临睡前用温水洗脚,再涂其液。

【功用】抗真菌。治足癣。

马齿苋汤

【用药】鲜马齿苋 500 克。

【用法】洗净水煎后洗足,并用马齿苋轻擦脚趾后晒太阳 10 分钟,每日 1 次。

【功用】清热解毒,散瘀消肿。治湿烂型足癣。用药 1 周后明显见效。

肉桂散

【用药】肉桂 30 克。

【用法】研末,醋调,涂患处,每日 2 次。

【功用】抗真菌。治足癣。

木瓜煎洗剂

【用药】木瓜 700 克。

【用法】加水 4 升煎煮药物,待药温降至 37℃时,泡洗患处,每日洗 2～3 次。每剂可连用 2 天。

【功用】清热解毒,散瘀消肿。治脚气感

染,症见脚趾红肿、痒痛、渗水、脱皮。用本方治足癣,共洗 7 次,肿退痒消。

公丁香散

【用药】公丁香适量。

【用法】研末,将患趾洗净后,撒药末于脚趾缝内,每日 1 次。

【功用】抗真菌。治足癣。

芒硝汤

【用药】芒硝 10 克。

【用法】加入 500 毫升沸水中,待水温适度时浸泡患脚至水冷后取出晾干。若患处破溃有分泌物,可再撒些滑石粉。

【功用】清热。治足癣瘙痒。一般用药 1 ~2 次即可见效。

羊蹄根酒

【用药】羊蹄根 300 克。

【用法】研碎,置于 75% 酒精 600 毫升内浸泡 7 昼夜,过滤去渣,装瓶备用。用时用棉棒或毛刷蘸药水涂于患处,每日 3 次。

【功用】杀虫止痒。治手癣、甲癣、落屑性脚癣、体癣等。

仙人掌汁

【用药】鲜仙人掌适量。

【用法】洗净,捣烂取汁涂于患处,每日 2 ~3 次。

【功用】清热解毒,散瘀消肿。治手癣(鳞屑角质化型)。

一枝黄花汤

【用药】一枝黄花 30 ~60 克。

【用法】水煎取浓汁浸洗患处,每次 30 分钟,每日 1 ~2 次,7 天为 1 个疗程。

【功用】清热解毒,行血止痛。治鹅掌风、灰指甲、足癣。

侧柏叶汤

【用药】鲜侧柏叶 250 克。

【用法】放锅内水煮 2 ~3 沸,先熏后洗,每日2 ~3 次。

【功用】凉血止血,祛风解毒。治鹅掌风。

生姜酒

【用药】生姜适量。

【用法】切片,浸于白酒内 3 ~5 日,不时以姜片擦患处,早、晚各 1 次。

【功用】抗真菌。治鹅掌风。一般擦 1 ~2 个月可见效。

苦杏仁醋

【用药】苦杏仁 100 克。

【用法】加陈醋 300 毫升,入搪瓷容器内煮沸后,文火续煮 15 ~20 分钟(使药液浓缩至 150 毫升为宜),冷却后装瓶备用。用时先将患处用温水洗净晾干,再涂药液,每日 3 次。

【功用】清热解毒,散瘀消肿。治足癣奇痒难忍,搔破流水。用本方治足癣,5 天痊愈。

银屑病

　　银屑病旧称"牛皮癣",是一种常见的慢性炎症性皮肤病,具有顽固性和复发性的特点,好发于四肢、头皮和背部等。其皮损特征是红色丘疹或斑块上覆有多层银白色鳞屑,有明显的季节性,多数患者病情于春季、冬季加重,夏季缓解。本病相当于中医学"松皮癣""蛇虱"等范畴。

威灵仙汤

【用药】威灵仙90克。

【用法】水煎,早、晚各服1次,疗程不限,以屑脱尽为止。

【功用】祛风除湿,通络止痛。治银屑病。

乌梢蛇方

【用药】乌梢蛇1条。

【用法】将其置于适量菜油内,浸泡15天以上,愈久愈佳,取蛇油外涂患处。

【功用】祛风通络。治牛皮癣。

菝葜汤

【用药】鲜菝葜根茎60克。

【用法】水煎服,每日1剂,连服20~30天。

【功用】祛风利湿,解毒消痈。治牛皮癣。

秦皮汤

【用药】秦皮30~60克。

【用法】加水1500毫升煎液,洗患处,每日或隔2~3日洗1次,药液温热后仍可用,每次煎液可洗3次,洗至痊愈为止。

【功用】清热燥湿。治牛皮癣。

冬瓜皮散

【用药】冬瓜皮适量。

【用法】上药烧灰,研末,油调涂疮上。

【功用】清热利水,消肿。治牛皮癣。本方《普济方》有收载,名立止散。

鲜核桃皮方

【用药】鲜核桃外面的薄皮适量。

【用法】趁湿在癣疮上用力擦,每天3~5次。

【功用】消肿止痒。治牛皮癣。

土茯苓散

【用药】土茯苓60克。

【用法】研粗末包煎,每日 1 剂,分 2 次服,连服 5 剂为 1 个疗程。一般服用 2 个疗程后鳞屑变薄,皮疹减少;3 ~ 4 个疗程后皮疹开始消退。

【功用】解毒除湿。

白花蛇散

【用药】白花蛇适量。

【用法】焙干研末,每次服 3 克,每日 1 ~ 2 次。

【功用】祛风通络。治牛皮癣。此为朱良春老中医的经验方。

槐花米散

【用药】槐花米适量。

【用法】炒黄研细末,每服 3 克,每日 2 次,饭后用温开水送服。

【功用】凉血消风。治银屑病属血热者。

斑秃

斑秃又名圆形脱发、瘢痕性脱发,由毛囊破坏形成瘢痕,以头皮部突发斑状秃发为特征,俗称"鬼剃头""油风"。中医一般将其分血燥、血瘀两型。治宜养血祛风、活血祛瘀。

花椒油

【用药】花椒适量。

【用法】研碎,用麻油调匀,涂患处,每日 3 次。

【功用】温中止痛,除湿止泻,杀虫止痒。治斑秃。

骨碎补酒

【用药】骨碎补 15 克。

【用法】用酒 90 毫升,浸 10 余日,滤出药液,搽患处,每日 2 ~ 3 次。

【功用】补肾强骨,活血止痛。治斑秃、脱发。

鸡内金散

【用药】鸡内金适量。

【用法】炒焦,研粉。每次 15 克,每日 3 次,饭前温水送服,1 个月见效。

【功用】涩精止遗,健脾胃,化瘀血。治斑秃,对兼有遗精者尤宜。

透骨草汤

【用药】透骨草 50 克。

【用法】水煎,先熏后洗,熏、洗各 20 分钟,洗后勿用水冲洗头发,每日 1 剂,连用 4~12 天。

【功用】祛风除湿,活血消肿,解毒止痛。治脂溢性脱发。

侧柏叶搽剂

【用药】鲜侧柏叶适量。

【用法】将其浸于 75% 酒精中,浸泡 7 日后,滤去药液,涂搽患处,每日 3 次。

【功用】凉血止血,祛风解毒。治斑秃。

鲜生姜汁

【用药】鲜生姜 50 克。

【用法】榨汁,用小毛刷蘸姜汁刷头发脱落处,每日 3 次。

【功用】散寒解表,降逆止呕,解诸毒。治斑秃。

辣椒酒

【用药】晒干的红辣椒(朝天椒为佳)10 克。

【用法】切碎,浸于 60 度白酒中,浸泡 10 天左右。用时滤出药液,涂搽患处,每日 3~4 次。

【功用】温中,散寒,除湿。治斑秃。

冬虫夏草酒

【用药】冬虫夏草 60 克。

【用法】将其浸于 60 度白酒中,浸泡 7 天左右,用小牙刷蘸酒外搽头发脱落处 1~3 分钟,每日早、晚各 1 次。

【功用】补肺固表,补肾益精。治斑秃、脂溢性脱发。

茯苓饮

【用药】茯苓适量。

【用法】研为末,每次服 6 克,白开水冲服,每日 2 次,持续服至发根生出。

【功用】健脾利水渗湿。治斑秃(脂溢性脱发)。本病的形成,多因水气上泛巅顶,侵蚀发根,使发根腐而枯落。本品能上行渗湿而导饮下降,湿去则发生。

瘢痕疙瘩

瘢痕疙瘩多发生于皮肤外伤后,由于结缔组织异常增生所致,表现为皮损处隆出正常皮肤、形态不一、色红、质硬的良性肿块,一般无自觉症状,常见于青壮年。与中医学的"蟹足肿"相类似。

山楂粉

【用药】山楂粉适量。

【用法】加黄酒调匀成糊状,外涂擦患处,每日3次。

【功用】化瘀消肿。治术后瘢痕及疮疖瘢痕。

三七散

【用药】三七适量。

【用法】研细末,以食醋调成糊状,外敷患处,每日1次,7天为1个疗程。可连续用3~5疗程。

【功用】化瘀消肿。治瘢痕疙瘩。一般2~4个疗程可治愈。

芙蓉叶散

【用药】端午日采芙蓉叶适量。

【用法】阴干,研细末备用。用时以茶清调成糊状涂患处,每日数次。次日需洗净原药痂再涂药。有少部分皮损于涂药3~24小时后局部有淡黄色黏液溢出,用干棉球搽去即可,不妨碍用药。

【功用】清热解毒,化瘀消肿。治瘢痕疙瘩。

痤疮

痤疮是一种毛囊皮脂腺的慢性炎症性皮肤病。主要发生在青年男女,尤以颜面部为多,亦可见于上胸和肩背部。其发病与内分泌异常、细菌感染及皮脂分泌过多有关。本病属中医"粉刺"等范畴。

白果搽剂

【用药】白果仁1~2粒。

【用法】每晚睡前用温水将患部洗净(不用肥皂或香皂),将去掉外壳的白果仁用小刀削成平面,频擦患处,边擦边削去用过的部分,每次按患痤疮的多少用1~2粒果仁即可。用药次日早上洗脸后,可照常搽抹护肤剂。

【功用】去垢消刺。治痤疮。

白花蛇舌草汤

【用药】白花蛇舌草50克。

【用法】水煎服,每日1剂。药渣加水1000毫升煎水,晾温后搽洗患处,每天3次,用药期间忌食辛辣。

【功用】清热解毒。治痤疮。

芦荟叶汁

【用药】鲜芦荟叶片适量。

【用法】取其汁液,涂搽患处,或将汁液加入普通膏剂化妆品中,早、晚各擦用1次。

【功用】清热解毒。治痤疮。

菟丝子汤

【用药】菟丝子50克。

【用法】加水500毫升,煎取300毫升,取汁外洗或外敷患处均可,每日1~2次,7天为1个疗程,酌用1~2个疗程。

【功用】补肾益精,养肝明目。治痤疮。

蒲公英汁

【用药】鲜蒲公英适量。

【用法】捣烂取汁,局部点涂,每日数次。

【功用】清热解毒。治痤疮。

苦瓜汤

【用药】苦瓜半个。

【用法】切丁,加水熬至苦瓜稀烂、水呈淡黄色为止,勿放盐、糖或油之类,当饮料频饮。

【功用】清热解毒。治痤疮。

苦杏仁散

【用药】苦杏仁数枚。

【用法】研细末,加鸡蛋清,调成糊状,用温热水洗脸后,晚间涂患处,次晨洗去。

【功用】降气化痰,止咳平喘。治痤疮。

大黄汤

【用药】大黄2克。

【用法】水煎服,每日1剂。

【功用】清热导滞。治痤疮属热者,对兼有大便秘结者尤其适宜。

刺猬油

【用药】刺猬脂肪适量。

【用法】入锅,文火熬油,凉后,每晚以棉签蘸涂患处。

【功用】散瘀,止痛,止血,润燥。治痤疮。

第九篇

男科疾病

阳痿

阳痿是指青壮年男子阴茎疲软,不能勃起或举而不坚,影响正常性生活的一种病症。多因虚损、惊恐或湿热等原因所致。包括西医学的性神经衰弱和某些慢性疾病表现以阳痿为主者。

韭菜籽散

【用药】韭菜籽适量。

【用法】盐水拌湿润,隔1夜后微炒,研细末,每晚服6克。

【功用】温肾壮阳。治肾阳虚所致的阳痿。此为名医蒲辅周常用的验方。

水蛭雄鸡汤

【用药】水蛭50克。

【用法】将其与雄鸡1只(去肠杂)同煮,喝汤吃鸡肉,隔3天1剂。

【功用】破血逐瘀通经。治瘀血型阳痿。

锁阳膏

【用药】锁阳1500克。

【用法】加清水1000毫升,煎浓汁2次,混合后于砂锅内熬膏,蜜炼240克收成,入瓷瓶内收贮,每日早、午、晚各食前服10余茶匙,热酒化服。

【功用】补肾益精血,润肠通便。治肾虚阳痿,遗精早泄,虚人便秘。

海马散

【用药】海马1对。

【用法】炙干,研细粉,每服1~3克,每日3次,温酒送服。

【功用】补肾壮阳,温通任脉。治男子肾虚阳痿,妇女宫冷不孕。

羚羊角散

【用药】羚羊角粉适量。

【用法】每次1克,冲服,每日1次。

【功用】清泻肝热。治肝经湿热内盛,宗筋弛纵之阳痿。症见阳痿,伴有阴囊潮湿,口苦,面部烘热,烦躁,面生痤疮,舌苔黄腻,脉弦滑。

刺蒺藜散

【用药】刺蒺藜适量。

【用法】炒香研末,每次9克,每日2次。

【功用】疏肝解郁。治阳痿属肝郁气滞者。

冬虫夏草方

【用药】冬虫夏草 30 克。

【用法】炖肉或炖鸡服。

【功用】补肾益精,助阳兴痿。治阳痿、遗精、贫血。

葱白熨脐

【用药】葱白 10 根。

【用法】捣烂,分为 2 份,锅内加热后敷脐部及关元穴,早、晚各 1 次。

【功用】温经通阳。治阳痿不举。

露蜂房散

【用药】露蜂房适量。

【用法】焙干研末,每服 6 克,米汤送下,每日 3 次,连服数日。

【功用】兴阳起痿。治阳痿。《新修本草》有用露蜂房治阳痿的记载。

淫羊藿酒

【用药】淫羊藿 500 克。

【用法】加白酒 1500 毫升,密闭浸泡 20 天,过滤备用。每次服 10~20 毫升,每日 3 次。

【功用】补肾壮阳。治阳痿、腰膝酸痛、半身不遂。

蜈蚣散

【用药】蜈蚣 25 克。

【用法】晒干研末,早、晚各服 0.5 克,空腹用白酒或黄酒送服,20 天为 1 个疗程。

【功用】息风止痉,通络止痛。治阳痿。对瘀血内停,经络阻滞者尤其适宜。

紫灵芝方

【用药】紫灵芝 6 克。

【用法】将其切片,文火久煎成浓汁,每服约 100~150 毫升,晨起空腹或午饭前 1 小时服,可加少许冰糖,每日 1 剂。15 日为 1 个疗程。可连续服用 1~2 个疗程。

【功用】补益气血。治肾虚阳痿。

何首乌散

【用药】何首乌粉 30 克。

【用法】用少许冷开水调匀,再加开水 100 毫升服用,每日 2 次,15 日为 1 个疗程。

【功用】补肝肾,益精血。治男子肾虚阳痿。

枸杞子酒

【用药】枸杞子 100 克。

【用法】略捣碎,浸入 500 毫升白酒中。密封 12 日后即可饮用。每日早、晚各 1 次,每次饮 10~15 毫升。

【功用】滋肾补肝。治阳痿、遗精。

覆盆子散

【用药】覆盆子适量。

【用法】用黄酒浸透后,焙干研末,每次服 9 克。每日 1 次。

【功用】补益肝肾,涩精缩尿。治肾气不固之阳痿遗精、滑精尿频等。《本草纲目》有单用覆盆子治阳痿遗精的记载。

蛇床子方

【用药】蛇床子 3~5 克。

【用法】水煎服,每日 3 次。亦可用蛇床子煎浓汁浸洗外生殖器,每日 2~3 次,每次 20 分钟。

【功用】温肾壮阳。治肾阳不足之阳痿。

细辛茶

【用药】细辛 10 克。

【用法】以沸水冲泡 15 分钟后频频饮服,15 日为 1 个疗程。

【功用】温经通脉。治阳痿。

遗精

遗精以不因性交而精液自行泄出,每周超过 1 次以上为主要表现,有生理性和病理性的不同。有梦而遗者称梦遗;无梦而遗者,甚至清醒时精液自行滑出者,称滑精。遗精初起,实证为多,常因相火及湿热扰动精室所致。病久虚多,常由肾虚精关不固或心肾不交所致。本病包括西医的性神经衰弱、前列腺炎、包茎等引起的遗精。

酸枣仁

【用药】酸枣仁 30 克。

【用法】将酸枣仁研碎,加适量白砂糖粉制成丸剂或散剂,每日 2 次,每次 2 克。

【功用】本方对肾虚引起的早泄、遗精、滑精均有固涩作用。

甲鱼

【用药】甲鱼 1 个(用头、颈、尾,不用身、腿)。

【用法】取新杀甲鱼的头(带脖子)、尾,各用芝麻油(香油)炸焦,分别研成细面,混入食物中,勿使患者察觉,空腹 1 次服完。逾百日恢复健康,再将甲鱼尾面照前法服下。服甲鱼头后阴茎萎缩,不再勃起,无性欲要求及淫梦和失精现象,待百日后或更长时间(决不可早),再服尾面,则阴茎恢复原状,性欲亦趋正常。但须节制房事。

【功用】主治梦遗失精,或房事过度体力衰惫,面色憔悴等痨瘵状态。

桐子花

【用药】桐子花 20 克。

【用法】药用干品烧存性,每日1剂,开水送服。

【功用】此为白族民间治疗遗精的常用方法,一般连服1周后逐渐见效。

蔓蔓藤

【用药】蔓蔓藤连叶(煅存性)50克。

【用法】研末冲服,每日临睡服1次。

【功用】治疗遗精。

鸡内金散

【用药】鸡内金18克。

【用法】炒焦研末,分6包,每日早、晚各服1包,以热黄酒适量送下。

【功用】止遗精。

刺猬皮散

【用药】刺猬皮适量。

【用法】焙干研末,每服6~9克,每晚睡前热黄酒送服。

【功用】固精止遗。治肾虚性遗精。肝火旺盛所致的梦遗不宜用本方。

荷叶散

【用药】荷叶30克。

【用法】研末,每服3克,每天早、晚各1次,以热米汤进服。

【功用】清热化湿。治梦遗属湿热者。

鹿角霜鸡蛋方

【用药】鹿角霜适量。

【用法】研末。取鲜鸡蛋1个,顶端戳1个小孔,纳入鹿角霜细末1~5克,用筷子搅和,封口,蒸熟,去壳吃蛋,每日1次。

【功用】摄精兴阳。治肾虚遗精阳痿。

莲须饮

【用药】莲须适量。

【用法】每日煎汁代茶饮。

【功用】清心,益肾,涩精。治遗精或滑泄。

莲子方

【用药】生莲子20粒。

【用法】早、晚各10粒,咀嚼咽下。

【功用】补脾,益肾,涩精。治遗精或滑泄。

泽泻汤

【用药】泽泻10克。

【用法】水煎,每天早晚各服1次。

【功用】清膀胱湿热,泄肾经虚火。治肝火妄动之遗精症。症见失眠,多梦,阳事易起,梦遗。

锁阳瘦肉汤

【用药】锁阳50克。

【用法】与瘦猪肉50克,用水煮熟,食盐调味,分2次食肉喝汤。

【功用】补肾阳,益精血。治遗精症。

鹿角胶方

【用药】鹿角胶30克。

【用法】加水烊化后加黄酒适量冲服,每日2次。

【功用】补血益精。治肾虚遗精。

山茱萸粥

【用药】山茱萸 10 克。

【用法】水煎去渣取汁,加大米 100 克煮粥食,每日 1 剂。

【功用】补益肝肾,涩精固脱。治肾虚遗精。

煅牡蛎散

【用药】煅牡蛎 50 克。

【用法】上药研末,每次 3 克,每日 2 次,温开水或米汤送服。

【功用】敛阴潜阳涩精。治遗精,大便稀。

五倍子敷剂

【用药】五倍子适量。

【用法】研末,用自己的唾液调成膏状,或用醋调成饼,敷于肚脐上,外用胶布固定。

【功用】收敛固涩。治遗精。

金樱子膏

【用药】鲜金樱子 30 克(干品减半)。

【用法】水煎服。或取鲜金樱子 500 克,打碎熬汁去渣,加冰糖 50 克,慢火熬成膏,装瓶备用。每次 15 ~ 30 克。开水化服。

【功用】收敛止遗。治肾虚梦遗,滑精,小便频数,遗尿等症。

枇杷根方

【用药】鲜枇杷根 30 克。

【用法】与猪脚节 1 只共炖服,连服 3 次。

【功用】收敛止遗。治遗精。此为福建晋江一带民间验方。

分心木汤

【用药】分心木 15 克。

【用法】水煎,每晚睡前服。

【功用】固肾涩精。治肾虚遗精或滑泄。分心木即核桃果核内的木质隔膜。《慈禧光绪医方选议》中有用此方治光绪皇帝遗精的记载。

五味子方

【用药】五味子适量。

【用法】研末,每次 3 克,黄酒送服,每日 2 次。或取五味子 500 克,洗净,清水浸 1 夜,手按去核,纱布过滤取汁,置于砂锅内,入冬蜜 1000 克,慢火熬成膏,每次 1 ~ 2 匙,饭前温开水送服。

【功用】收敛固涩,宁心安神。治梦遗滑精,对兼有心悸失眠者尤其适宜。《医学入门》有单用五味子膏治梦遗虚脱的记载。

韭菜籽散

【用药】韭菜籽 30 克。

【用法】炒研末,每晚睡前服 6 克,酒送下。

【功用】壮阳同精。治肾虚遗精或滑泄。

早泄

　　早泄是指阴茎插入阴道不到 1 分钟便射精而不能进行正常性交的疾病,多因肾气不足所致。临床上早泄常与遗精、阳痿并见。治疗上可互相参照。

五味子饮

【用药】五味子 15 克。

【用法】用开水烫后取出,再用开水闷泡 5 分钟,加入适量冰糖即可,代茶饮用。

【功用】补肾涩精。治早泄。

五倍子汤

【用药】五倍子 20 克。

【用法】加清水适量,文火煮 30 分钟后倒入盆中,趁热熏洗龟头,待药温 40℃时,再浸泡龟头 5 ~ 10 分钟,每晚熏洗 1 次。15 ~ 20 日为 1 个疗程。

【功用】温经通阳,收敛固涩。治早泄。

蚯蚓方

【用药】新鲜蚯蚓(以韭菜地的为好)10 条。

【用法】将其破开洗净,加韭菜汁约 10 毫升,捣为糊状,黄酒 1 盅冲服,每日 2 次。

【功用】清热补肾。治肾虚早泄。

金樱子粥

【用药】金樱子 25 克。

【用法】用水煎取汁,加粳米 100 克,煮粥,早、晚温热服食。

【功用】补肾涩精。治早泄。

阳强、缩阳

　　阳强,是指阴茎异常勃起,茎体强硬,久举不衰的病症。多因肝火亢盛或阴虚火旺所致。可选用清肝泻火、滋阴降火等治疗方法。

缩阳,亦称阴缩,是指阴茎或阴囊收缩的病症。多因寒气凝滞所致。可选用温阳散寒之法。

白酒

【用药】白酒 300 毫升。

【用法】加温后倒入杯中,将患者阴茎放入热酒中,少倾即可阳回痛止;若患者阴茎缩入,可令患者仰卧,将浸热酒的毛巾热敷其小腹及阴部,冷则更换。

【功用】温中散寒,行阳。治缩阳症。

五倍子敷剂

【用药】五倍子粉适量。

【用法】醋调,外敷阴茎。

【功用】降火。治阳强。

芒硝敷剂

【用药】芒硝 20 克。

【用法】将其分别置于两手劳宫穴,握拳。待硝化,茎举即衰。

【功用】清热泻火。治阳强不倒。

泽泻饮

【用药】泽泻 10 克。

【用法】煎汤代茶饮,每日 1 剂。

【功用】清膀胱湿热,泄肾经虚火。治相火妄动之强中症。症见入夜阴挺不倒,胀痛难眠,昼伏夜起。

大黄鸡蛋方

【用药】大黄适量。

【用法】研末,取鸡蛋 1 个,在顶端戳 1 个小孔,放入大黄粉 0.9 克,蒸熟,每日服 1 个。

【功用】泻火滋阴。治肾阴亏虚,火热内炽之阳强。

丝瓜藤敷剂

【用药】鲜丝瓜小藤适量。

【用法】捣烂,敷阴茎。

【功用】舒筋活血。治阳强。《寿世保元》有用丝瓜小藤外敷治阳旺的记载。

老姜外用方

【用药】老姜 1 块。

【用法】洗净,刮去外皮,烤热,趁热塞入肛门内,阳物即可伸出。

【功用】温中散寒,行阳。治缩阳。

不育症

不育症是指男子结婚后夫妻同居 2 年以上,配偶生殖功能正常,未采取避孕措施而不生育者。多因肝肾亏虚、气血亏虚、气滞血瘀、精室湿热等引起"少精子症""弱精子症""无精子症""精液不液化症"等而导致不育。

核桃仁方

【用药】核桃适量。

【用法】砸开取仁,核桃个大者,每日服 2 ~ 3 个;个小者,每日服 5 ~ 6 个。每食 2 ~ 3 千克为 1 个疗程。

【功用】补肝肾,益精血。治男性不育症。

水蛭散

【用药】水蛭适量。

【用法】研粉,每次 3 克,温开水送服,每日 2 次,2 周为 1 个疗程。

【功用】破血逐瘀。治精液不液化所致的不育症。

蛤蚧散

【用药】蛤蚧 6 对。

【用法】研成细末,备用。每次 2 克,每日 2 次,温黄酒送服。

【功用】补肾阳,益精血。治少精症属肾阳虚衰者。

蚂蚁粉

【用药】蚂蚁适量。

【用法】烘干粉碎,每日 15 克,1 次或分次服,30 日为 1 个疗程。

【功用】补肾,通经络。治男性不育症。本品能提高精子数量和质量。

枸杞子方

【用药】枸杞子 15 克。

【用法】每晚嚼食,连续服用 1 个月为 1 个疗程。

【功用】滋补肝肾。治男性不育症。

急性睾丸炎

急性睾丸炎是指睾丸急性炎症性病变,通常由细菌和病毒引起,以高热,寒战,睾丸肿大、坠胀、疼痛为特征。

贯众汤

【用药】贯众60克。

【用法】去毛,洗净,加水700毫升,煎至500毫升。每日早、晚各服250毫升,或分次当茶饮服。

【功用】清热解毒。治急性睾丸炎。

鱼腥草汤

【用药】鱼腥草100克。

【用法】水煎,趁热淋洗阴囊,每日1~2次。

【功用】清热解毒。治急性睾丸炎。

泽漆膏

【用药】每年4~5月泽漆开花时,采鲜品适量。

【用法】洗净切段置锅内,加水熬至熟透,滤去药渣,将药汁用武火烧开后,再用文火浓缩成膏,贮藏备用。用时取泽漆膏外敷患处,4小时换1次药。

【功用】行水消痰,杀虫解毒。治急性睾丸炎。

土茯苓汤

【用药】鲜土茯苓120克。

【用法】加水500毫升,煮沸后文火再煎20分钟,去渣。分3次饭前服,每日1剂。

【功用】清热解毒散结。治急性睾丸炎。

睾丸鞘膜积液

睾丸鞘膜积液是指睾丸鞘膜囊内液体积聚超过正常量。临床表现为单侧阴囊逐渐肿大,肿物可呈卵圆形或梨形,触之有弹性和囊性感,一般不疼痛,可有坠胀不适,用手电筒照射肿物有透明感。本病属于中医"水病"范畴,俗称"水蛋",可见于各年龄。

蝉蜕方

【用药】蝉蜕 6 克。

【用法】水煎 2 次去渣,药液一半内服,一半用纱布蘸后在患处做湿热敷,每日 1 剂。

【功用】祛风,清热,消肿。治小儿睾丸鞘膜积液。

薏苡仁汤

【用药】薏苡仁 30 ~ 45 克。

【用法】加水浓煎,滤取汁,加白糖适量,分 3 ~ 5 次服,隔天 1 剂。

【功用】清热利湿。治婴儿睾丸鞘膜积液。对湿热下注所致者尤其适宜。

母丁香粉敷脐方

【用药】母丁香 40 克。

【用法】研细末备用,用时取药粉 2 克放入患儿肚脐中,用纱布敷盖,外用胶布固定,每隔 2 天换 1 次药,20 天为 1 个疗程。间隔 5 ~ 10 天行第 2 疗程。

【功用】温经,收湿,消肿。

威灵仙洗剂

【用药】威灵仙 15 ~ 25 克。

【用法】加清水 1000 毫升,用文火将水煎去大半,倒出药汁。待药液温度降至常温时泡洗患处,每日 2 ~ 4 次,每剂药可连用 2 天。

【功用】清热祛湿,通络止痛。治小儿鞘膜积液。一般用药 3 剂见效。

浮萍散

【用药】浮萍适量。

【用法】将浮萍研末,每次 1.5 克,糖开水送服。

【功用】祛风清热,利水消肿。治小儿阴囊水肿。

阴茎头包皮炎

阴茎头包皮炎是指发生于包皮和阴茎头部位的急性炎症病变,以儿童多见。系病毒、细菌感染所致。临床表现为包皮充血水肿,阴茎头红肿疼痛,排尿时加重,尿道口有脓性分泌物,包皮内黏膜糜烂渗出等。

大蒜外敷

【用药】生大蒜(大者为佳)1 枚。

【用法】慢火烧熟后捣烂如泥状,敷患处。

【功用】解毒消肿。治小儿龟头炎。

威灵仙汤

【用药】威灵仙 15 克。

【用法】加水适量浓煎 30 分钟,取汁,用脱脂药棉蘸药汁浸洗患处,每日浸洗3 ~ 4 次。

【功用】清热祛湿,通络止痛。治小儿龟头炎,表现为龟头肿胀,小便局部疼痛。一般 3 ~ 4 次即愈。成人用量可增至 50 克,效果很好。

鸭蛋清

【用药】鸭蛋清适量。

【用法】先用凉开水洗净患处,再用蛋清涂擦患处,不拘次数,直至痊愈。

【功用】清热消肿。治小儿阴茎炎。

艾叶洗剂

【用药】艾叶 10 克。

【用法】洗净,加水约 200 毫升,煎 1 ~ 2 分钟,去渣取药液,置于广口瓶中加盖,待其自然冷却后,用其浸洗阴茎,每次 10 ~ 15 分钟,间隔 20 ~ 30 分钟再浸洗。

【功用】解毒消肿。治小儿龟头炎。

凤凰散

【用药】凤凰衣适量。

【用法】煅烧成灰存性,以茶油调和成糊状,涂龟头红肿处,每日涂 3 ~ 4 次。

【功用】敛疮。治龟头肿烂。凡龟头肿烂,小便如常者用之多获良效。

马鞭草汁

【用药】鲜马鞭草适量。

【用法】捣烂取汁,涂擦患处,每日 3 次。

【功用】解毒消肿。治阴肿。

第十篇

妇科疾病

月经不调

月经不调是指妇女的月经周期或经量出现异常的一类疾病。凡月经先期、月经后期、月经先后不定期、经期延长、月经过多、月经过少等都属于"月经不调"的范畴。

益母草

【用药】益母草适量。

【用法】把益母草熬成膏状,用三分之二的益母膏,加三分之一的红糖,搅匀;放在干净的瓶子里,早、晚各服1酒杯。

【功用】又方益母草9克、红糖15克,水煎。每日2次,连服3天。如月经赶前加酒芩9克,错后加当归15克,生姜6克为引。

黄芩

【用药】黄芩60克。

【用法】用米醋浸7日,炙干浸7次后为末,醋糊为丸,如绿豆大,每次服6克,每日2次,白酒送服。

【功用】又方治疗月经量多、神疲腹痛、头晕心慌,用枯芩60克,水煎服。血止而腹仍痛者加白芍18克、川楝子12克。

仙桃草

【用药】仙桃草9~15克。

【用法】干鲜品均可,鲜品加量。水煎服,每日服3次。也可用酒300毫升浸泡1周后服用,每次10毫升,早晚各服1次。

【功用】仙桃草性味辛甘温,具有壮阳补肾、止血调经的作用。用于治疗妇女因肝肾不足、气血虚寒引起的月经不调、经血过多、崩漏、白带等症。其疗效可靠,若因血热所致的经血不调则非本方所宜。

贯众

【用药】贯众(烧灰存性)。

【用法】为细末,每次服6~9克,用石菖蒲煎汤送服。

【功用】主治经水过多。

旱莲草

【用药】旱莲草15克。

【用法】加糖少许煎服。

【功用】主治经水过多。

山稗子

【用药】山稗子 30 克。

【用法】取山稗子全草熬水、内服,每日 1 剂,分 2 次服用。

【功用】本方为景颇族民间用方,有调经止血的功用,常用于治疗月经提前,产后出血。亦可用于治疗鼻衄、消化道出血、水痘、麻疹等。

丹参

【用药】丹参 500 克。

【用法】晒干研末,每次服 9 克,陈酒送服,连服 2 个月。

【功用】丹参末用量一般为 6~9 克,用白开水或红花酒送下,或酒泛为丸。如水煎服者,须加大用量,连续服。又方治月经不调,丹参 15 克,酒蒸晒后水煎服。

全当归

【用药】全当归 30 克。

【用法】将当归煎浓汁,每日 1 次空服,本方宜连续服用。

【功用】治月经不调。又方用当归 60 克浸入黄酒 1000 克内数日,隔水炖透,每晚睡时服 1 杯。

芙蓉花树根皮

【用药】芙蓉花树根皮 9~12 克。

【用法】洗净,水煎加糖服。

【功用】本方用于治疗月经不调兼小便淋漓白浊者。

雪莲

【用药】雪莲 1 个。

【用法】水煎服,每日 2 次,每次 50 毫升,或研末,每日 3 次,每次 5 克。

【功用】本方对虚寒性月经不调疗效尤佳,有祛寒暖宫作用。

对叶莲

【用药】对叶莲 15 克。

【用法】上药炖瘦猪肉 400 克,加少许盐。1 次服完,连服 3 次。

【功用】本方用于治疗月经不调,此方需每次月经前服 3 次,第 2 个月再服 3 次。

山楂根红糖水

【用药】山楂根 30 克(洗净切碎)。

【用法】水煎,红糖 15 克冲服。

【功用】对妇女月经不调、痛经、崩漏有较好疗效。

西瓜秧红糖水

【用药】西瓜秧 120 克。

【用法】晒干研末,加入红糖 250 克,分作 3 剂,每晚睡时开水送服 1 剂。

【功用】本方有活血化瘀、补血养血之功,对妇女月经不调、痛经、崩漏有较好疗效。

鬼臼

【用药】鬼臼 500 克。

【用法】秋季挖根,采果;切碎后共同熬膏,备用。每日2~3次,每次1匙(约10克),用青稞酒送服。

【功用】此方有调经活血之功效,可用于治疗妇女月经不调、痛经、闭经等症。

玫瑰花饮

【用药】玫瑰花3~9克。

【用法】水煎,冲黄酒、红糖各适量服,每日1剂。或取玫瑰花蕊300朵(初开者,去心、蒂),水煎取浓汁,滤去渣再煎,白冰糖500克收膏(如专调经,可用红糖收膏),瓷瓶密收,切勿泄气。早、晚用开水冲服。

【功用】疏肝理气,活血调经。治月经不调。

花蝴蝶根

【用药】花蝴蝶根15克。

【用法】鲜品,煎水内服,每日3次,每次1剂。

【功用】本方治疗经期提前、血热崩漏,均有较好的疗效。

牡丹花根

【用药】牡丹花根(用开红花的)9克。

【用法】上药另加醪糟(即酒酿)90~120克,同煎2次,每当来月经时服。

【功用】本方用于治疗月经不调,行经腹痛,多年不孕者。

香附

【用药】香附300克。

【用法】用酒炒,炒至无黄心为度。将其研为细末,面糊为丸如弹子大。早、晚各服1次,每次服9克,用酒或开水送服。

【功用】主治月经不调。

丝瓜络汤

【用药】丝瓜络15克。

【用法】水煎,加酒冲服。

【功用】通经活络。治月经不调。

月季花茶

【用药】鲜月季花适量。

【用法】每次15~20克,开水泡服,连服数次。

【功用】活血调经。治气滞血瘀所致的月经不调。

艾叶蛋

【用药】艾叶9克。

【用法】上药醋炒后,煎汤,冲鸡蛋黄2个,饭前服。

【功用】温经止血。治月经过多。

桃仁汤

【用药】桃仁6~9克。

【用法】水煎,分3次服。

【功用】活血化瘀。治血瘀所致的月经过少,色紫黑有块,小腹胀痛,拒按,血块排出后痛减。

生山楂糖水

【用药】生山楂肉 30 克。

【用法】水煎去渣,冲红糖,温服。

【功用】活血化瘀。治血瘀所致的月经过少,色紫黑有块。

藏红花鸡蛋方

【用药】藏红花 15 克。

【用法】取鸡蛋 1 个,戳 1 个小孔,入上药,蒸熟后吃,每月经期临后 1 天吃 1 个,一直到月经干净为止。可连续服用几个月经周期。

【功用】活血调经。治妇女经血不调。

阿胶方

【用药】阿胶 10 克。

【用法】先将其烊化,再加黄酒适量冲服,每日 1 次。

【功用】补血滋阴,止血。治阴血不足之月经先期,或经量多少不定。

香附丸

【用药】香附适量。

【用法】研为细末,醋糊为丸,如梧桐子大小,每服 50～60 丸。空腹时用黄酒送服。

【功用】疏肝解郁,调经止痛。治肝郁气滞,月经不调,行经腹痛。

黑木耳散

【用药】黑木耳适量。

【用法】研细末,每日服 3～6 克,每天 2 次,空腹时用红糖水送服。

【功用】补气养血,凉血止血。治血虚或血分有热所致的月经过多。

丹参散

【用药】丹参 250 克。

【用法】研为细末,每晚睡前用黄酒适量冲服 6～20 克。或取丹参 500 克,水煎 3 次,过滤后,合并滤液浓缩,加入蜂蜜适量收膏,存瓶备用。每次 30 克,每天 2 次,温开水或黄酒送服。

【功用】祛瘀止痛。治月经不调。对血热瘀滞者尤其适宜。

川芎鸡蛋方

【用药】川芎 6～9 克。

【用法】取鸡蛋 1～2 个,加水适量同煮,至鸡蛋熟后剥壳,将鸡蛋再煮片刻,去渣吃蛋饮汤。每日 1 次,连服数日。

【功用】行气开郁,活血调经。治气滞血瘀之月经不调。对痛经、闭经属气滞血瘀者亦有效。

贯众散

【用药】贯众适量。

【用法】炒炭,研为细末,每次服 6～9 克,每日 2 次,白开水送服。

【功用】清热凉血止血。治月经过多。

益母草方

【用药】鲜益母草适量。

【用法】连根、茎、叶洗净,用大石臼石杵捣烂,以布滤取浓汁,入砂锅内,文火熬成膏,如黑砂糖色为度,入瓷罐收贮,每次服15~25毫升。或取益母草30~60克,鸡蛋2个,加水适量同煮,至鸡蛋熟后剥壳,将鸡蛋再煮片刻,去渣吃蛋饮汤。经前每天1次,连服数天。

【功用】活血调经。治气滞血瘀之月经先期、月经不调。本品对痛经、产后恶露不止、功能失调性子宫出血属气滞血瘀者亦有效。

闭 经

闭经是妇科常见病,凡年满18岁仍未行经称为原发性闭经;已行经而又中断达3个月以上者称为继发性闭经。多因气滞血瘀、寒气凝结、痰湿阻滞、气血虚弱、肝肾阴虚所致。治宜选用行气化瘀、温经散寒、化痰利湿、益气养血、补益肝肾等治疗方法以调经。

益母草红糖汤
【用药】益母草15克。
【用法】加红糖30克,水煎。每日1剂,连服2~4剂。
【功用】活血调经。治血滞经闭。

茜草饮
【用药】茜草30克。
【用法】黄酒煎,空腹服。
【功用】通经活络。治血瘀闭经。

大黄丸
【用药】生大黄120克。
【用法】浸泡在200克白酒中12小时。

取出晒干研末。再取清泉水、米醋各210克煮沸后加入大黄末,搅拌令稠,以起大泡,泡破冒烟,色如老酱者为佳。待凉后做成约15克重的药丸,每天服3次,每次1丸。
【功用】清热活血通经。治热性之瘀阻闭经。

地龙散
【用药】地龙(蚯蚓)3条。
【用法】瓦上焙黄,研成细末,另取黄酒10毫升冲服,每日1剂。
【功用】通经活络。治闭经。

水蛭散

【用药】水蛭适量。

【用法】将其微炒,研为末,每服 1.5～3 克,每天 2 次,开水或白糖水送服。

【功用】破瘀行滞通经。《本经》谓其疗"瘀血月闭,破血癥"。故治瘀血闭经有效。

薏米根汤

【用药】薏米根 30 克(鲜品 60 克)。

【用法】水煎服。

【功用】健脾利湿,行血通经。治湿热内盛,气血不通所致的闭经。《本草纲目》有单用薏米根治闭经的记载。

三七粉

【用药】三七适量。

【用法】将其研为末,每天服 12～15 克,分 3～4 次服。

【功用】化瘀散结。治瘀血闭经。

马鞭草汤

【用药】马鞭草 18 克。

【用法】水煎去渣取汁,加入黄酒适量,饭前顿服,每天 1 次,7 天为 1 个疗程。

【功用】活血散瘀,通脉调经。治闭经属瘀血阻滞者。

蚕沙酒

【用药】蚕沙 30 克。

【用法】将其炒黄,用酒 200 毫升煮沸,澄清后去蚕沙,每天服 2 次,每次 30 毫升,每隔 6 小时温服 1 次。

【功用】化瘀通痹。治妇女闭经属寒湿凝滞者。《千金方》中有单用此药治月经久闭的记载。

鸡血藤方

【用药】鸡血藤 60 克。

【用法】将其与鸡蛋 1 个共煎煮,吃蛋喝汤,每日 1 剂。或鸡血藤浓煎,加红糖温服。

【功用】补血活血通经。治血虚瘀滞所致经闭。

刀豆壳散

【用药】刀豆壳适量。

【用法】焙干,研为细末,每次 3 克,黄酒送服。若加少许麝香尤妙。

【功用】下气活血。治气滞血瘀之妇女闭经,腹胁胀痛。此单方在《经验广集》中有记载。

急性子汤

【用药】急性子 15～30 克。

【用法】水煎,分 2～3 次服。

【功用】行瘀散结。治血脉瘀滞之闭经。

山楂红糖饮

【用药】生山楂 45 克。

【用法】煎浓汁,调入红糖 30 克,分早、晚空腹饮服。或将其研为末,再加入红糖

60 克拌匀,每次 9 克,开水送服。

【功用】消食健胃,行气散瘀。治闭经。

清代名医张锡纯说:"妇女月信至期不来,用山楂两许煎汤,冲化红糖七至八钱,服之即通,此方屡试屡效。若月信数月不通者,多服几次亦通下。"

痛经

痛经是指妇女经期或经行前后出现小腹痉挛性疼痛,并有全身不适。亦称为"经行腹痛"。常因气滞血瘀、寒湿凝滞、湿热阻滞、气血虚弱、肝肾亏虚所致。可选用行气活血、温经散寒、清热除湿、益气养血、补益肝肾等治疗方法。

白芍散

【用药】白芍 50 克。

【用法】研为末,分成 8 包,月经来时每日服 1 包,黄酒冲服,连服 3 个月经周期。

【功用】镇痛调经。治妇女痛经。

山楂散

【用药】山楂肉 50 克。

【用法】研为细末,加红糖或白糖少许,分 2 次温开水送服,每天 1 剂,于经前 1 天开始服,连服 2 剂为 1 个疗程。或取山楂 100 克,将其放入白酒 500 毫升内,浸泡 7 天后备用,每次 10～20 毫升,每日 2 次。

【功用】消食健胃,行气散瘀。治痛经属气滞血瘀者。

益母草膏

【用药】益母草 900 克。

【用法】水煎去渣,熬膏,于行经前 3 天起,每次 1 匙,每天 2 次,早、晚空腹时服。

【功用】活血化瘀止痛。治血瘀痛经。

葱白敷脐方

【用药】葱白 10 根。

【用法】捣烂,锅内加热后敷脐部,早、晚各 1 次。

【功用】温经通阳。治行经腹痛属寒者。

向日葵花盘汤

【用药】向日葵花盘 50 克。

【用法】与红糖 30 克加冷水煎 3～4 沸即可,不要多煎,分 2 次服。

【功用】祛风,消肿,止痛。适用于一般

痛经。

红花茶

【用药】红花 3 克。

【用法】开水冲泡,代茶饮。

【功用】活血调经。治血瘀痛经。

丹参散

【用药】丹参 9 克。

【用法】研为细末,用黄酒 1 次冲服,每日 1 剂。

【功用】祛瘀止痛。治痛经、月经过少、闭经。

白芥子敷剂

【用药】白芥子粉末 3 克。

【用法】将其置于神阙穴,用胶布固定,用热水袋(水温 50℃左右)熨烫,每日 3 次,每次 30 分钟。

【功用】利气,通络,散结。治痛经。

莪术汤

【用药】莪术 3 克。

【用法】水煎服,每日 2～3 剂,经前 1 周开始服用至月经干净停药。

【功用】破血逐瘀,行气止痛。治痛经。

月季花红糖茶

【用药】月季花 1 朵。

【用法】加适量红糖,用开水冲服,每天 1 朵。

【功用】活血调经。治血瘀所致的行经

不畅,痛经。

补骨脂散

【用药】补骨脂适量。

【用法】焙干研细末,每次 10 克,红糖水冲服。每日 2 次,服至经停为止,可连服 3 个月经周期。

【功用】温经止痛。治寒滞血凝之痛经。症见小腹冷痛,得热痛减。

红糖酒

【用药】红糖 100 克。

【用法】将其置于碗中,浇白酒于糖上,以淹没为度,点燃自熄后,喝糖酒。每次经行之前用该法,每日 1 次。

【功用】散寒通脉。治寒凝痛经。症见月经来潮时小腹冷痛难忍,经行不畅,色黑有块。

艾叶红糖汤

【用药】艾叶 6～20 克。

【用法】加红糖用开水煎服,每天 1 剂,于月经来潮前 1～2 日开始服。

【功用】温经散寒,理气血。治痛经。

金荞麦根汤

【用药】金荞麦根 50 克(鲜品 70 克)。

【用法】水煎,分 2 次服,每次约服 200 毫升,于正常月经来潮前 3～5 天用药,每天 1 剂,连服 2 剂,2 个月经周期为 1 个疗程。

【功用】清热解毒,排脓散瘀,活血通经。治原发性痛经,对血瘀所致者尤为适宜。

三七粉

【用药】三七适量。

【用法】研为细末,每次3克,用黄酒或开水1次冲服,每日1次。

【功用】散瘀止血,消肿定痛。治血瘀痛经。症见月经来潮,腹痛难忍,经量较多,色紫有块。《本草纲目》中有用此单方治"经前或经行痛"的记载。

功能失调性子宫出血

功能失调性子宫出血简称"功血",系内分泌失调所引起的子宫内膜异常出血。患者内外生殖器无明显器质性病变。多发生于青春期和更年期。本病属于中医学"崩漏"范畴。多由血热、血瘀、肾虚、脾虚所引起,可选用清热、化瘀、补肾、益气、健脾等方法治疗。

川芎酒

【用药】川芎24~48克。

【用法】加白酒30毫升、水250毫升,浸泡1小时后小火炖煎,分2次服,每日1剂。

【功用】活血行气。治功能失调性子宫出血。

地榆醋

【用药】地榆30克。

【用法】加醋适量煎地榆,放置1夜,次晨温服之,每天1剂。

【功用】凉血止血。治功能失调性子宫出血,对血热久崩者尤其适宜。崩血补之仍不止者,当防其滑脱,宜用地榆30克,水、醋各半煎,露一宿,次早温服,往往立止。

血余炭

【用药】血余炭120克。

【用法】研极细末,每次1.5~3克,于月经第2天开始服,连服3~5天。

【功用】收敛止血。治崩漏。

党参汤

【用药】党参30~60克。

【用法】水煎,早、晚分服。月经期或行经第1日开始连续服药5日。

【功用】补中益气养血。治气虚之崩漏。

蚕沙散

【用药】蚕沙 30 克。

【用法】炒炭存性研粉,每晚睡前服 6 克,温开水送服,连用 5 日。

【功用】祛风除湿,活血定痛。治功能失调性子宫出血,对湿浊瘀血内阻者尤其适宜。《本草纲目》有单用蚕沙治崩漏的记载。

萝卜汁

【用药】生萝卜 1500 ~ 2000 克。

【用法】榨汁 250 ~ 300 毫升,加白糖 30克,炖热温服。此为 1 次量,早、晚各 1次,7 天为 1 个疗程。

【功用】清热。治血热崩漏。

莱菔子汤

【用药】莱菔子 120 ~ 150 克。

【用法】水煎,分 3 次服,每天 1 剂,连服1 ~ 2 剂。

【功用】降气化痰。治功能失调性子宫出血。

牛膝汤

【用药】川牛膝 30 ~ 40 克。

【用法】水煎,顿服或分 2 次服。

【功用】活血通经。治功能失调性子宫出血。一般连服 2 ~ 4 天后出血停止,病程较长者血止后减量,连续服 5 ~ 10 天,

加以巩固。

生地黄酒

【用药】生地黄 60 克,黄酒 500 毫升。

【用法】上药为 1 日量。将生地黄放入锅中,先加黄酒 375 毫升,再加冷水 125 毫升,用文火煮开,水开后去掉锅盖任其挥发,煎至药液剩 100 毫升左右,倒入杯里,然后将剩下的 125 毫升黄酒加冷水250 毫升,倒入锅中,用上药煎取药液100 毫升,两次药液混合,放红糖少许调味,早、晚 2 次分服。

【功用】清热凉血止血。治功能失调性子宫出血,一般 1 ~ 2 日可治愈。

天冬饮

【用药】天冬 15 ~ 30 克。

【用法】置砂锅内水煎 30 分钟,滤取药汁,酌加红糖,温服,每煎 2 次,每天 1 剂。

【功用】滋肾养阴生津。治功能失调性子宫出血及妊娠负重引起的出血。

益母草方

【用药】益母草 60 克。

【用法】水煎去渣取汁约 200 毫升,入粳米 50 克,红糖适量,再加水 350 毫升,煮为稀粥,每日 2 次,温热服食。

【功用】活血调经。治崩中漏下。

鸡冠花红糖汤

【用药】炒鸡冠花 30 克。

【用法】水煎取汁,加红糖 30 克,当茶饮,每日 1 剂。

【功用】凉血止血。治功能失调性子宫出血属血热者。

乌梅散

【用药】乌梅适量。

【用法】烧成灰,每次 3～6 克,饭前用乌梅汤送服,每日 1～2 次。

【功用】收敛止血。治崩漏。《妇人大全良方》有单用此方治崩漏的记载。

石韦散

【用药】石韦适量。

【用法】上药为末,每服 9 克,温酒调下。

【功用】凉血止血。治血热妄行之崩漏。《本草纲目》有单用石韦治崩漏的记载。

荆芥穗方

【用药】荆芥穗 15 克。

【用法】炒焦,水煎服,或研为细末,每次服 9 克,温开水送服。若用童便调下,疗效更佳。

【功用】祛风止血。治妇女血崩不止。《妇人大全良方》有用此单方治妇人崩中,连日不止的记载。

贯众散

【用药】贯众适量。

【用法】将其与米同炒后,研末,每服 9 克,用酒或醋送服。

【功用】清热凉血止血。治功能失调性子宫出血属血热者。《本草纲目》有单用贯众治崩漏的记载。

阿胶方

【用药】阿胶适量。

【用法】炒焦为末,每次 6 克,黄酒送服。

【功用】补血止血。治崩漏属血虚者。《本草纲目》有单用阿胶治闭经的记载。

木贼饮

【用药】木贼 10 克。

【用法】水煎服。

【功用】散热止血。治血热之崩中漏下。《本草纲目》有单用木贼治崩漏的记载。

大蓟根方

【用药】大蓟根 30～60 克。

【用法】洗净,捣烂绞汁服,或慢火炖开,加糖服。

【功用】凉血止血。治功能失调性子宫出血属血热者。

砂仁散

【用药】砂仁适量。

【用法】将其在新瓦上炒香,研为细末,每服 9 克,米汤送服。

【功用】化湿行气,温中醒脾。治崩漏。此方在《妇人大全良方》有记载。

香附散

【用药】香附适量。

【用法】去毛,炒焦为细末。用热酒或米汤调下 6 克。

【功用】和血调气。治崩漏。此单方在《普济本事方》《妇人大全良方》均有记载。

夏枯草散

【用药】夏枯草适量。

【用法】焙干研末,每次服 6 克,米汤送下。

【功用】清肝凉血。治崩漏属热者。此方《妇人大全良方》有记载。

黄芩散

【用药】黄芩适量。

【用法】焙干研细末,每次服 3 克,温开水或热黄酒送服。

【功用】清热凉血止血。治功能失调性子宫出血属热者。《妇人大全良方》有单用黄芩治崩漏的记载。

地骨皮方

【用药】新鲜地骨皮 60 ~ 120 克(干品 30 克)。

【用法】将其用纱布包,与猪瘦肉 120 克或排骨 250 克,用文火炖 2 ~ 3 小时,去地骨皮,少加盐,喝汤吃肉。

【功用】凉血止血。治形瘦血热所致的崩漏。此为蒲辅周老中医常用的经验方。此方凉而不凝。对因血热而月经过多、绝经期月经多亦有效。

五灵脂散

【用药】五灵脂适量。

【用法】炒令烟尽,研为末,每次服 3 克,温酒调下。

【功用】祛瘀止血。治功能失调性子宫出血属血瘀者。《妇人大全良方》有单用五灵脂治崩漏的记载。

带下病

带下指阴道壁及宫颈等组织分泌的一种黏稠液体。当阴道、宫颈或内生殖器发生病变时,带下量明显增多,并且色质和气味异常,伴全身或局部症状者,称为带下病。中医学认为本病常由湿热、湿毒或脾虚、肾虚所致。

佛手方

【用药】佛手 15～30 克。

【用法】上药和猪小肠(约 30 厘米长)一起水煎服。

【功用】疏肝理气。治妇人白带。

白鸡冠花散

【用药】白鸡冠花适量。

【用法】晒干为末,每次服 9 克,空腹酒调下。

【功用】凉血清热,收敛止血。治妇人白带。《本草纲目》收载此单方。

韭菜籽丸

【用药】韭菜籽 210 克。

【用法】醋煮沸,焙干,研末,炼蜜为丸,如梧桐子大。每服 30 丸,空腹温酒下。

【功用】补肾壮阳,止遗止带。治肾虚带下清稀及男子遗精早泄。

白果方

【用药】白果仁 1～4 枚。

【用法】鸡蛋 1 个,戳 1 个小孔,将白果仁装入鸡蛋内,蒸熟服用,每日 1 次。或焙干捣碎,冲入煮沸的豆浆内服用,每日 1 次。

【功用】健脾化湿。治白带过多。

硫黄方

【用药】硫黄粉适量。

【用法】取鸡蛋 1 个,戳 1 个小孔,放入硫黄 0.03～0.3 克,调匀,封好蛋孔,蒸熟去壳内服,每晚 1 次,连服 3～6 次,甚者 10 次。

【功用】温阳祛湿止带。治寒湿带下。

莲房散

【用药】莲房适量。

【用法】烧存性,研为细末,每次服 3～6 克,每日 2 次,用温开水送下。

【功用】清热利湿。治脾虚带下,对兼有湿热者尤其适宜。

乌梅散

【用药】乌梅 20 克。

【用法】炒焦,研末,每日早晨服 6 克。

【功用】收敛止带。治白带过多。

白扁花散

【用药】白扁花 50 克。

【用法】晒干研末,每次服 6～9 克,黄酒冲服,每日 2 次。

【功用】健脾化湿。治脾虚湿滞之白带过多,色白不臭。

鳖甲酒

【用药】鳖甲 10 克。

【用法】用瓦片焙黄后研末,放入适量黄酒中调匀饮用,每日 1 剂。

【功用】补肾滋阴。治肾亏所致的妇女带下量多,淋漓不断,腰酸。

白扁豆饮

【用药】炒白扁豆 20 克。

【用法】水煎,分2~3次服,每日1剂。

【功用】健脾化湿。治脾虚湿滞之白带过多,色白不臭。《本草纲目》有单用此药炒为末,每次服6克,米饮送服治白带过多的记载。

冬瓜仁汤

【用药】冬瓜仁10克。

【用法】水煎服,每日1剂。

【功用】清热利湿。治湿热下注所致的带下。《本草纲目》有载此单方。

鹿角霜

【用药】鹿角霜30克。

【用法】研末,每次6~9克,早晚水酒各半冲服。

【功用】补肾温阳,强精活血。治妇女带下色白量多,属下元虚寒者。

鹿茸粉

【用药】鹿茸适量。

【用法】研末,每次1~3克。温开水冲服,每日1次。

【功用】补肾阳,益精血。治妇女白带过多,色白清稀属冲任虚寒,带脉不固者。

烧矾蛋

【用药】白矾2克。

【用法】取鸡蛋2个,先将其各戳1个小口,倒入鸡蛋清少许,再将白矾研末放入鸡蛋中拌匀,用8层湿草纸封鸡蛋口,细线固定后放在青瓦上,微火焙熟,每晚吃鸡蛋2个。

【功用】收敛止带。治老年性白带。

夏枯草散

【用药】夏枯草适量。

【用法】花开时采,阴干为末,每服5克。食前米饮冲服。

【功用】清肝凉血,利湿止带。治肝胆湿热之赤白带下。《本草纲目》有收载此单方。

益母草散

【用药】益母草适量。

【用法】花开时采,阴干为末,每服6克,温开水送服。

【功用】清热解毒,利湿止带。治湿毒瘀热阻滞之赤白带下。《本草纲目》有收载此单方。

板栗红糖汤

【用药】板栗120克。

【用法】加红糖30克,水炖服。

【功用】益气健脾。治白带过多,腰背酸痛。

海螵蛸散

【用药】海螵蛸适量。

【用法】炒黄,研末,每次6~9克,早晚水酒各半冲服。

【功用】收敛止带。治妇女白带量多。

马齿苋汁

【用药】鲜马齿苋适量。

【用法】捣烂取汁约 100 毫升,加适量红糖调味,分 2 次开水冲服。

【功用】清热解毒,散血消肿。治妇女白带属湿热者。症见带下量多,色黄,质稠,有秽臭味,外阴灼热瘙痒,小便短赤等。

外阴炎

外阴炎是指外阴的皮肤或黏膜所发生的炎症病变。多由阴道分泌物增多、尿瘘患者的尿液及糖尿病患者的尿糖刺激或外阴皮肤不洁等所致。临床表现为外阴皮肤瘙痒、烧灼感和疼痛,往往伴有带下。急性期:外阴红肿、疼痛,有灼热感、瘙痒,可出现外阴部位皮肤及黏膜有不同程度糜烂、溃疡,或出现大片湿疹等;慢性期:外阴红肿消退,以外阴瘙痒为主,伴外阴皮肤增厚、粗糙、皲裂,呈苔藓化。本病相当于中医学"阴痒""阴痒痛"范畴。多因湿热之邪流注下焦所致。常选用清热、利湿、燥湿、止痒等方法治疗。

枸杞子根熏洗剂

【用药】枸杞子根 500 克。

【用法】加水 1500 毫升,煎汤趁热先熏,待温洗患处,每日 2 次,1 周即有良效。

【功用】清热凉血。治妇人阴痒。

五倍子外用方

【用药】五倍子 5 克。

【用法】将其研细末,用开水和药棉洗净阴户后,撒上药粉。

【功用】解毒收敛。治妇女阴痒肿痛属湿热者,一般 2～3 次见效。

艾叶熏洗剂

【用药】艾叶 1 把。

【用法】煎水熏洗患处,每日 1 次,每日 1 剂。

【功用】温经散寒除湿。治妇女阴痒。

黄柏汤

【用药】黄柏 20 克。

【用法】煎水熏洗患处,每日 1～2 次,每日 1 剂。

【功用】清热燥湿。治外阴炎所致的外阴瘙痒。

徐长卿熏洗剂

【用药】徐长卿 30 克。

【用法】煎 10 分钟,取汁 250 毫升,每次 50 毫升口服,200 毫升熏洗外阴。

【功用】祛湿止痛止痒。治妇人外阴瘙痒。

车前子洗剂

【用药】车前子 30 克。

【用法】将上药煎汤,去渣,用之洗患处。

【功用】利湿止痒。治妇人阴部瘙痒,带下黄浊量多。

甘草汤

【用药】生甘草 15 克。

【用法】以水 800 毫升,煮取 500 毫升,渍洗之,每日洗 3 ~ 4 次便愈。

【功用】清热解毒。治阴部湿痒。

小蓟熏洗剂

【用药】小蓟 25 克。

【用法】将上药煎汤外洗。

【功用】清热凉血。治妇人阴部瘙痒。

阴 道 炎

阴道炎是阴道黏膜及黏膜下结缔组织的炎症,是妇科常见病。临床上以白带的性状发生改变以及外阴瘙痒灼痛为主要临床特点。阴道炎中最常见的是滴虫性阴道炎、念珠菌阴道炎和老年性阴道炎。

滴虫性阴道炎是由感染阴道毛滴虫引起,具有传染性,主要通过性交、浴盆、游泳池、公共厕所或污染的衣服、器械传染。主要表现是有大量黄色或绿色泡沫样、稀薄的脓性白带,并具有特殊臭味,且伴有阴部瘙痒和灼热、疼痛,炎症侵及尿道时可有尿急、尿频症状。妇科检查可见阴道毛滴虫。

念珠菌阴道炎多由白色念珠菌引起。传染方式同滴虫性阴道炎。有大量白带呈豆渣状,阴部瘙痒、灼痛。妇科检查可见白色念珠菌。

老年性阴道炎多见于绝经前后期的妇女,以绝经后期多见。与卵巢功能衰退,雌激素水平降低有关。临床以阴道分泌物增加,呈黄水状,阴部瘙痒、灼热感为特征。妇科检查可见阴道壁萎缩。

阴道炎属于中医"带下""阴痒"的范畴。

蛇床子外用方

【用药】蛇床子 10 克。

【用法】上药水煎灌洗阴道。

【功用】祛风燥湿,杀虫。治滴虫性阴道炎。

桃叶煎

【用药】鲜桃叶适量。

【用法】水煎取汁倒入盆内,待温时坐浴或冲洗外阴,早、晚各 1 次。

【功用】杀虫止痒。治滴虫性阴道炎。

虎杖汤

【用药】虎杖根 100 克。

【用法】加水 1500 毫升,煎取 1000 毫升,过滤,待温坐浴 10 ~ 15 分钟,每日 1 次,7 日为 1 个疗程。

【功用】清热解毒,祛风利湿。治念珠菌阴道炎。

决明子熏洗剂

【用药】决明子 50 克。

【用法】加水适量,煮沸 15 分钟,趁热用药液熏外阴,待温时浸洗外阴,每日 2 次,每次 15 ~ 20 分钟,7 日为 1 个疗程。

【功用】杀菌消炎。治念珠菌阴道炎。

川楝子外用方

【用药】川楝子 200 克。

【用法】加水 5 升,武火煎 30 分钟,滤出药液,每次坐浴 30 分钟,每日 2 次,每日 1 剂。

【功用】疏肝泄热,杀虫。治各种阴道炎。用药时间 5 ~ 10 天。

淡竹叶汤

【用药】淡竹叶 150 克。

【用法】水煎 10 分钟,早、晚 2 次服用,每日 1 剂。

【功用】清热利湿。治阴道炎属湿热者。症见阴道痒痛,带下黄稠,小便短赤,心烦口干,坐卧不安。

鸦胆子外用方

【用药】鸦胆子仁 30 克。

【用法】打碎,加水 2500 毫升,文火煎至 500 毫升,过滤后装瓶备用。用时加温,患者戴消毒手套做阴道冲洗,每日 1 次,7 日为 1 个疗程。

【功用】燥湿杀虫。治滴虫性、念珠菌、细菌性阴道炎。

苦参洗剂

【用药】苦参 50 克。

【用法】煎汤洗患处,每日 2 次。

【功用】清热燥湿。治滴虫性阴道炎。

车前子洗剂

【用药】车前子 30 克。

【用法】将上药煎汤,去渣,洗患处。

【功用】清热利湿止痒。治妇人阴部瘙痒,带下黄浊量多。

紫草外用方

【用药】紫草100克。

【用法】加水3000毫升,大火煎40分钟,滤去药渣,每次坐浴30分钟,每日2次。

【功用】清热解毒,活血凉血。治阴道炎。一般用药5~7日即获痊愈。

大蒜外用方

【用药】大蒜瓣适量。

【用法】去皮捣汁,浸湿消毒纱布,睡时塞入阴道,约20分钟后取出,连用7日。

【功用】杀虫止痒。治滴虫性阴道炎。

仙鹤草外用方

【用药】仙鹤草(茎叶)120克。

【用法】加水1000毫升,煎成100毫升,用棉球蘸药液涂阴道,每日1~2次。

【功用】杀虫止痒。治滴虫性阴道炎。

杏仁外用方

【用药】杏仁1份。

【用法】加水2份,共搅匀,用纱布绞取汁,再以纱布浸透,填塞阴道。每日1

次,每次3~4小时取出,次日如法换药。

【功用】杀虫止痒。治滴虫性阴道炎。

一枝黄花洗剂

【用药】一枝黄花30~60克。

【用法】水煎取浓汁,洗阴道,每日1次,10日为1个疗程。

【功用】清热解毒,抗菌。治念珠菌阴道炎。

马鞭草外用方

【用药】马鞭草30克。

【用法】将上药煎汤,去渣;温液坐浴,浸泡阴道10分钟,用时用手指套以消毒纱布放于阴道前后搅动清洗阴道皱褶,每日1次,5次为1个疗程。

【功用】清热解毒,利湿消肿。治念珠菌阴道炎属湿热者。症见阴部瘙痒,带下黄浊量多。

五倍子洗剂

【用药】五倍子15克。

【用法】水煎取汁,洗阴道,每日1次,3日为1个疗程。

【功用】杀虫止痒。治念珠菌阴道炎。

慢性子宫颈炎

慢性子宫颈炎是一种常见妇科疾病,以带下增多,呈黄白色,或夹带血丝,也可有接触性出血,伴有腰背疼痛为特征。妇科检查时常见下列几种类型:宫颈肥大、宫颈糜烂、子宫颈息肉、子宫颈腺囊肿。

山豆根散

【用药】山豆根适量。

【用法】研粉消毒后,撒于糜烂面,1～3日换1次药,10次为1个疗程。

【功用】清热解毒。治宫颈糜烂。症见带下量多,色黄质稠,或小腹胀痛。

金银花酒

【用药】金银花1000克。

【用法】粉碎成粗末,放入40%的酒精1500毫升中浸泡48小时,过滤,煎至400毫升,备用。局部上药,每日1次,2周为1个疗程。

【功用】清热解毒。治宫颈糜烂,带下量多,色黄质稠,小腹胀痛。

黄柏散

【用药】黄柏适量。

【用法】研末,每次1～2克,每日3次,空腹或睡前服。

【功用】清热燥湿。治宫颈糜烂。症见带下量多,色黄质稠,带下腥臭,或小腹胀痛。

无花果熏洗剂

【用药】无花果(或无花果叶)适量。

【用法】水煎外洗患处或趁热先熏后洗,坐浴,每日1～2次。

【功用】清热解毒,消肿止痛。治慢性宫颈炎。

子宫脱垂

子宫脱垂是指子宫从正常位置沿阴道下降,子宫颈下垂到坐骨棘水平以下,甚至脱出阴道口外的妇科病症。属于中医学"阴挺"范畴。多因气虚、肾虚所致。可选用补气、升阳、益肾、固脱的方法治疗。

金樱子汤

【用药】金樱子干品适量。

【用法】水煎 2 次,去渣浓缩,每 500 毫升含生药相当于 500 克。每日 120 毫升,早、晚分服,连服 3 日为 1 个疗程。间隔 3 日,再连服 3 日为第 2 疗程。

【功用】涩肠固脱。治子宫下垂。

金樱根汤

【用药】鲜金樱根 120 克(干品减半)。

【用法】水煎取汁,分 3 次服,每日 1 剂。

【功用】收敛固脱。治子宫下垂。

枳壳汤

【用药】枳壳 30 克。

【用法】将上药煎汤浸患处。

【功用】收敛升提。治产后子宫脱垂,少气乏力。若配合服用补中益气丸,可提高疗效。《普济方》中有用生枳壳为散,煎汤熏洗,另用棉包枳壳药渣,纳阴中,

治妇女阴挺的记载。

韭菜汤

【用药】韭菜 250 克。

【用法】将上药煎汤熏洗外阴部。

【功用】温阳,收敛,固脱。治子宫脱垂。

泽兰汤

【用药】泽兰适量。

【用法】煎水外洗患处或趁热先熏后洗,坐浴,每日早、晚各 1 次。

【功用】活血化瘀。治子宫脱垂。

苦参熏洗剂

【用药】苦参 30 克。

【用法】水煎去渣,熏洗患部,每日 3 ~ 6 次。

【功用】清热燥湿。治湿热型子宫脱垂。

升麻散

【用药】升麻 4 克。

【用法】研末;取鸡蛋 1 个,在其顶端开 1

个小口,把药末放入蛋内搅匀,取白纸 1 小块蘸水将蛋口盖严,蒸熟,每日吃鸡蛋 1 个,10 日为 1 个疗程。休息 2 日再服第 2 疗程。

【功用】益气升提举陷。治子宫脱垂。

丝瓜络散

【用药】丝瓜络 100 克。

【用法】将其烧成炭,研细,分 14 包。每天早、晚饭前各服 1 包,白酒适量送服。7 日为 1 个疗程。

【功用】通经活络,解毒除肿。治湿热型子宫脱垂。

乌梅熏洗剂

【用药】乌梅 20 克。

【用法】水煎熏洗患处,每日 2 次,7 日为 1 个疗程。

【功用】收敛固涩。治子宫脱垂。

五倍子熏洗剂

【用药】五倍子 25 克。

【用法】将其研碎,用水煮,倒入盆中,患者蹲在盆上,先熏后洗。

【功用】收敛固脱。治子宫脱垂,亦治久病脱肛。若配合服用中成药补中益气丸,疗效更好。

南瓜蒂汤

【用药】老南瓜蒂 6 个。

【用法】将其剖开,煎取浓汁顿服。每日 1 次,5 日为 1 个疗程。

【功用】解毒,利水。治子宫脱垂。

鳖头粉

【用药】鳖头数个。

【用法】焙干,研成细粉,每次 3~6 克,每日 3 次,温开水送服。

【功用】补气助阳。治气虚型子宫脱垂。《千金方》中有单用此药治产后阴下脱的记载。

水仙花敷剂

【用药】水仙花瓣适量。

【用法】将其与红糖共捣烂,外敷阴脱处。

【功用】理气调经,解毒辟秽。治子宫脱垂。《子母秘录》中载有此方,称其"神效无比"。

不孕症

不孕症分原发性与继发性两类。凡婚后夫妻同居 2 年以上,配偶生殖功能正常,未避孕而不受孕者,称为原发性不孕,相当于中医"无子""不全产"的范畴。如曾生育或流产2年以上,未避孕而不再受孕者称为继发性不孕,相当于中医的"断绪"范畴。中医认为不孕症多因肾虚、肝郁、痰湿、血瘀使冲任、胞宫功能失调所致。

海马散

【用药】海马4对。

【用法】炙,研极细末,每次服1.5克,每日2次,热黄酒送下。

【功用】补肾壮阳。治肾阳不振,冲任亏虚,宫寒不孕。症见面色少华,腰膝酸软,小腹有冷感,带下清稀,性欲减退。此为名老中医朱良春的经验方。

葱白熨脐方

【用药】葱白5根。

【用法】上药捣烂,锅内加热敷脐部,每晚1次。

【功用】温经通阳。治宫寒不孕。

薏苡仁方

【用药】薏苡仁30克。

【用法】水煎服或煮粥食。

【功用】健脾渗湿,有诱发排卵作用。治不孕症。

南瓜柄散

【用药】南瓜柄50克。

【用法】研成细末,每次6克,每日2次。

【功用】解毒,利水。治妇女久不受孕。

益母草炖鸡方

【用药】益母草(鲜品)30克(或干品15克)。

【用法】取下蛋母鸡1只,重约1000克,宰杀去毛及内脏,洗净,将切好的益母草加少许盐、姜和米酒调味,放入鸡腹内,然后把整只鸡放入有盖的大碗内,加少量清水,盖好盖,再放入锅内隔水用文火炖至熟烂。晚上连鸡肉、药汤一起吃,吃不完次日晚上再吃。

【功用】活血调经。治不孕症。

菟丝子茶

【用药】菟丝子15~30克。

【用法】捣碎,放入杯中,加沸水冲泡,代茶饮用。每日1剂。

【功用】补肾固精,养肝明目。治阳虚型女子不孕。

乳腺炎

乳腺炎是指乳房部的急性化脓性感染,多见于初产后哺乳妇女。临床以乳房结块,局部红、肿、热、痛,并有发热为特征。本病属于中医学的"乳痈"范畴。多因乳汁淤积,肝胃蕴热所致。可选用清热解毒、通经活络,理气散结等治疗方法。

水仙花根

【用药】水仙花根适量。

【用法】捣烂,或加食盐少许,或加陈醋适量,同捣涂敷患处,干即易换。

【功用】用于治疗乳痈红肿、已溃或未溃。

贯众

【用药】贯众适量。

【用法】研细末,用酒调敷。未溃者遍涂肿处,已溃者只敷疮口周围。

【功用】用于治疗乳痈红肿、已溃或未溃。

鲜地龙

【用药】鲜地龙10条。

【用法】放在碗内,用白糖撒在上面,把碗盖好,等4小时后,取碗中之水涂患处。

【功用】用于治疗疖肿乳痈。又方①活蚯蚓去泥土,捣烂,以陈醋调敷患处。每日换2~3次。②加韭菜1把,同捣敷。③加红萍适量,同捣敷。

葱白

【用药】葱白250克。

【用法】捣烂取汁,用好酒分2次冲服。外用麦芽30克,煎汤频频温洗。

【功用】用于治疗疖肿乳痈。又方用葱白(连须)1握,捣烂外敷,或捣烂后调鸡蛋烘热外敷。

菖蒲根

【用药】菖蒲根30克。

【用法】水煎服。

【功用】用于治疗疖肿乳痈。又方菖蒲根研细末,每日早、晚各服6克,陈酒送下。治乳疖。

生芙蓉叶

【用药】生芙蓉叶适量。

【用法】捣烂或加醋或加盐、醋、糖各少许同捣,敷患处。

【功用】用于治疗疖肿乳痈。又方①鲜

芙蓉花 120 克,加红糖适量捣烂外敷。②芙蓉花树根皮(去粗皮)30 克,捣如泥状,敷患处。

玉簪花叶

【用药】玉簪花叶。

【用法】捣烂外敷。

【功用】用于治疗疖肿乳痈。又方①玉簪花叶数张,用沸水泡软或开水煮半熟外敷,冷则换另一张敷。②玉簪花根,洗净捣烂,敷于患处。③大叶玉簪花适量,加糖少许,捣烂敷患处。

金樱子叶

【用药】金樱子叶适量。

【用法】捣烂外敷。

【功用】用于治疗疖肿乳痈。又方金樱子根煎汤,熏洗。

紫花地丁

【用药】紫花地丁 30 克。

【用法】去皮为末,分 3 次,黄酒冲服,1 日服完。

【功用】用于治疗乳痈疽溃烂,日久不愈。

夏枯草

【用药】新鲜夏枯草 60～90 克。

【用法】捣烂,早、晚冲老酒服,或布包绞汁,隔水炖热,加酒温服。渣敷患处。

【功用】用于治疗乳痈疽溃烂,日久不愈。

白凤仙草

【用药】白凤仙草 1 棵。

【用法】切去根,水煎成 2 茶杯,早、晚空腹服,每次服 1 茶杯。同时将根水洗患处。

【功用】用于治疗乳痈疽溃烂,日久不愈。

生虾壳

【用药】生虾壳适量。

【用法】焙干,研细末,每日早、晚开水吞服 9 克,以愈为止。

【功用】用于治疗乳痈疽溃烂,日久不愈。又方虾酱用好醋蒸熟,外敷,或把生虾仁捣烂,和醋炖熟拌匀外敷。

全瓜蒌

【用药】全瓜蒌(选大者)500 克。

【用法】煅存性,研极细末,用香油调匀,敷患部,1 日数次。若乳痈毒已将尽,需要收口,则加入赤石脂、龙骨、红粉、冰片,共研细末,香油调敷患部。忌辛辣、酒、醋等刺激食品。

【功用】主治乳痈溃烂,日久不愈。

小败火草

【用药】小败火草 30 克。

【用法】水煎服,每日 1 剂,分 2 次服。外用捣绒敷患处。

【功用】小败火草性凉、味苦辛,具有祛风散热、解毒消肿的功效,主治乳腺炎及疮疖肿痛。

丝瓜络方

【用药】干丝瓜络 1 节,长约 15 厘米。

【用法】剪段,焙干,放入碗内点燃烧成灰,然后将 60 度白酒 30 ~ 50 毫升倒入碗内,纱布过滤,将滤液 1 次顿服。如果不会喝酒,可将滤液分 3 ~ 4 次服完,再将滤渣用纱布包好,敷在红肿部位,以胶布固定,绷带扎好,每 24 小时更换 1 次。

【功用】清热通经活络。治急性乳腺炎。对病后 24 ~ 48 小时内,用此疗法效果显著,超过 48 小时以上的疗效不理想。

海金沙汤

【用药】鲜海金沙全草 250 克。

【用法】上药洗净放入锅中,先加黄酒 250 毫升,再加清水,水量以浸过药面为度,武火急煎 15 分钟,稍凉后滤出药渣,药汁 1 次服完,每日 2 剂。

【功用】清热解毒。治急性乳腺炎。

白僵蚕散

【用药】生白僵蚕 15 克。

【用法】研为细末,陈醋调匀,涂患部及其周围,每日数次,保持湿润,直至肿块消散。

【功用】化痰散结。治急性乳腺炎。一般用药 2 ~ 3 日症状缓解,肿块变软,5 ~ 8 日肿块消失。

陈皮汤

【用药】陈皮 70 克。

【用法】水煎服,每日 1 剂,早、晚分服,15 日为 1 个疗程。

【功用】理气健脾,和胃化痰。治急性乳腺炎。

橘核汤

【用药】橘核 15 克。

【用法】略炒,黄酒煎,去渣温服。不能饮酒者,用水煎,少加黄酒。

【功用】理气散结止痛。治乳痈初起未溃。现代用于急性乳腺炎初起。

槐米散

【用药】槐米 15 克。

【用法】炒至黄褐色,研为细末。用黄酒与开水各半冲服,微汗,每日 1 次。服药期间用毛巾浸热肥皂水洗敷患处(如已破溃,忌用肥皂)。

【功用】凉血止血,清肝泄热。治急性乳腺炎。

仙人掌外敷

【用药】新鲜仙人掌 60 克。

【用法】将仙人掌剥掉外皮,切细,捣烂成糊泥状,加入鸡蛋清适量,合匀后,摊于布或敷料上敷于患处,用胶布固定,每日换药 1 ~ 2 次。

【功用】清热解毒。治急性乳腺炎。一般只须敷 4 ~ 6 次可愈。如有合并发热或腋下淋巴结肿大者,应在医生指导下加用抗生素治疗。

蒲公英方

【用药】蒲公英 25 克。

【用法】加黄酒 200 毫升,煎服药液,药渣外敷患处,避风出汗。

【功用】清热解毒消痈。治急性乳腺炎。

威灵仙敷剂

【用药】威灵仙适量。

【用法】研为细末,以米醋拌成糊状,静置 30 分钟后贴敷患乳,随干随换。

【功用】通经活络止痛。治乳汁淤积之急性乳腺炎初起。

当归饮

【用药】当归 50 克。

【用法】水煎 2 次,共煎药液 200 毫升。每次服 50 毫升,每隔 6 小时服 1 次,分 4 次服完。

【功用】活血行气。治急性乳腺炎。

露蜂房散

【用药】露蜂房适量。

【用法】洗净,晒干切碎,炒黄后研为细末。每 6 小时服 1 次,每次 3 克,以温黄酒 10 毫升送服。

【功用】解毒通络,消肿止痛。治急性乳腺炎。一般 3～5 日即愈。

砂仁散

【用药】砂仁 10 克。

【用法】焙干研末,用时取糯米饭少许和砂仁末拌匀,搓成索条状,如花生米大小,用消毒棉塞鼻。左乳腺炎塞右鼻孔,右乳腺炎塞左鼻孔,亦可左右鼻孔交替塞用,每隔 12 小时如法更换 1 次,直到炎症消失。

【功用】行气宽胸,散结消肿。治乳腺炎。一般 6 天可愈。

积雪草方

【用药】鲜积雪草适量。

【用法】洗净,晾干,用手将药搓揉至烂碎,以有药汁渗出为度,捏成药团如手指头大小,塞鼻。左乳腺炎塞右鼻孔,右乳腺炎塞左鼻孔,次晨取出,若 1 次未愈,可如法再用 1 次。

【功用】清热解毒。治乳腺炎。

决明子汤

【用药】决明子 50 克。

【用法】水煎,分 2 次服,每日 1 剂。

【功用】清肝疏风,解毒散结,消痈通乳。治乳痈初起。

地龙汁

【用药】鲜地龙 10 条。

【用法】将其洗净,放碗内,用白糖适量撒在上面,把碗盖好,4 小时后,用碗里的水涂患处,每日 3 次。

【功用】清热解毒。治乳痈初起。

芙蓉叶敷剂

【用药】鲜芙蓉叶适量。

【用法】捣烂,调蜂蜜敷患处。

【功用】清热消肿解毒。治乳痈初起。

马鞭草汤

【用药】马鞭草30克。

【用法】水煎,分2次服。

【功用】清热解毒,活血散瘀。治急性乳腺炎初起。

鹿角霜散

【用药】鹿角霜30克。

【用法】煅存性,研极细末撒患处。

【功用】补肾助阳,收敛止血。治乳腺炎乳疬溃烂,日久不收口。

鹿角粉

【用药】鹿角粉5克。

【用法】开水冲服,每日2~3次。

【功用】行血消肿。治乳汁淤积所致急性乳腺炎初起。

藕节汤

【用药】藕节50克。

【用法】加水800毫升,煎至400毫升,去渣,分3次服。

【功用】和血散瘀。治急性乳腺炎、乳腺增生。

全瓜蒌方

【用药】全瓜蒌1个。

【用法】捣烂,水煎去渣(或加黄酒1杯),1次服下,每日1次,服后盖被令微微汗出。或将全瓜蒌焙焦研末,每日2次,每次服9克,黄酒,送下。

【功用】清热散结,消痈止痛。治急性乳腺炎。

乳腺增生病

乳腺增生病是乳房部的乳腺上皮和纤维组织增生疾病。其特点是乳房结块,形如鸡卵,表面光滑,推之移动。本病属于中医学"乳癖"范畴。多因情志内伤,肝郁痰凝,痰瘀互结,或肝肾不足所致。可选用疏肝理气、活血通经、消肿软坚等治疗方法。

红花敷剂

【用药】红花150克。

【用法】分3次布包蒸热,热敷患处。

【功用】活血祛瘀。治乳腺增生病。

夏枯草汤

【用药】夏枯草 30～50 克。

【用法】水煎代茶饮服。每日 1 剂。

【功用】散结消肿。治乳腺增生病。

天冬方

【用药】鲜天冬 60 克。

【用法】加黄酒适量，隔水蒸熟，每天分早、中、晚 3 次服完。

【功用】滋阴润燥，清热降火。治乳腺增生。

三七敷剂

【用药】三七适量。

【用法】用白酒少许磨成糊状，或将三七焙干研粉，与白酒调成糊状，涂于结块上，外用敷料固定，每日换药 1 次。

【功用】活血消肿止痛。治乳腺增生伴乳痛。

麦芽茶

【用药】生麦芽 30～50 克。

【用法】泡水代茶饮，连服 30～90 天。

【功用】消食化积。治乳腺小叶增生。

补骨脂方

【用药】补骨脂 800 克。

【用法】文火炒微黄，研细末，每次服 3 克，每日 3 次。另用补骨脂 150 克，蜈蚣 10 条，入食醋 1000 毫升内浸泡，15 日后局部外搽，每天 3～4 次。上法可连续用 1～3 个月，直至治愈。

【功用】补肾助阳，软坚散结。治乳腺增生。云南民间有流传单用补骨脂治"乳房包块"的验方。

全蝎散

【用药】全蝎适量。

【用法】焙干研末，每次 5 克，饭后用开水送服，每日 1 次。10 日为 1 个疗程。

【功用】活血祛瘀，通络散结。治乳腺增生，乳房胀痛和结块。

陈皮散

【用药】陈皮适量。

【用法】炒，研末，用红糖调敷患处，外用敷料固定。每日换 1 次药。

【功用】疏肝行气。治乳腺增生伴乳痛。

乳头皲裂

乳头皲裂即乳头破裂，俗称"乳头风""奶头花"。其特点是乳头、乳颈及乳晕部皮肤裂伤或糜烂，痛如刀割。多因肝火不能疏泄，肝胃湿热蕴结所致。多选用清肝泻火、解毒消肿、生肌敛疮等方法治疗。

生大黄粉

【用药】生大黄 30 克。

【用法】研末,用香油适量,调成糊状。用时先将乳头洗净拭干,再将上药涂搽在乳头裂口局部,用纱布覆盖。轻者每日 2 次,重者每日 5 次(哺乳时将药洗去)。

【功用】清热解毒。治乳头皲裂。一般用药 3 ~ 5 次即愈。

鲜荷花外敷

【用药】鲜荷花瓣适量。

【用法】醋渍后贴患处,每日 3 ~ 5 次。

【功用】清热,化瘀。治乳头皲裂。

丁香粉

【用药】丁香 10 粒。

【用法】研末。先用淡盐水洗净患处,疮面干则用香油调丁香粉涂,疮面湿则搽丁香粉,每日上药 3 次。

【功用】镇痛。治乳头破裂,疼痛。《海药本草》中有用丁香治"奶头花"的记载。

白芷散

【用药】生白芷适量。

【用法】将其焙干,研末。用乳汁调涂患处,每日 3 ~ 4 次。如哺乳时,用香油将药润下来,或以温开水洗去亦可。

【功用】解毒消肿。治乳头皲裂。一般 1 ~ 3 日可愈。

硼砂外用方

【用药】硼砂 2 克。

【用法】上药研细末,入蜂蜜适量调匀,放入锅内蒸 15 ~ 20 分钟后冷却,装瓶备用。用时先用温开水将乳头洗净,再取本膏调敷患处。哺乳前洗去药膏,吮乳后清洁乳头,再涂药。

【功用】抑菌防腐,消炎生肌。治哺乳期乳头皲裂。

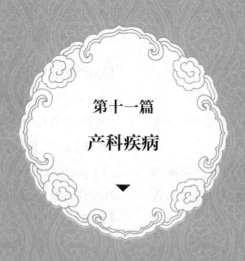

第十一篇

产科疾病

妊娠呕吐

妊娠呕吐是指妊娠早期出现的孕期反应,包括恶心、呕吐、头晕、厌食等。一般孕6～12周出现,属中医学"恶阻"等范畴。多因冲脉之气上逆,胃失和降所致。

黄芩汤

【用药】黄芩30克。

【用法】加水煎成200～400毫升,分次频服。

【功用】除热安胎。治妊娠呕吐属湿热中阻者。症见恶心呕吐,心烦易怒,舌红,苔黄,脉滑数。

莲房炭

【用药】莲房1个。

【用法】烧炭存性,研为细末,用温酒1杯浸泡,每日服1次。

【功用】和胃止呕。治妊娠恶阻。

柿蒂冰糖汤

【用药】干柿蒂30克。

【用法】加冰糖60克。水煎服。

【功用】降逆下气。治妊娠呕吐。

伏龙干饮

【用药】伏龙干50克。

【用法】水煎,澄清服。

【功用】和胃降逆。治妊娠恶阻。

柠檬方

【用药】鲜柠檬500克。

【用法】去皮、核后切块,加白糖250克,渍1天,再放锅内用小火熬至汁快干时,拌少许白糖,随意食用。

【功用】和胃安胎。治妊娠呕吐。

乌梅方

【用药】乌梅50克。

【用法】用温开水泡开洗净后捣烂,去核存肉泥,拌入适量白糖,分多次冲服,3天为1个疗程。

【功用】生津,止呕。治妊娠剧吐。

柚子皮饮

【用药】柚子皮10克。

【用法】水煎服。

【功用】和胃降逆。治妊娠恶阻。

生枇杷叶汤

【用药】生枇杷叶60克。

【用法】水煎代茶服,频频少量服下。

【功用】和胃降逆。治妊娠恶阻。

白豆蔻散

【用药】白豆蔻10克。

【用法】捣碎,开水泡茶,含服。

【功用】行气化湿,温中止呕。治妊娠呕吐属脾胃虚弱而兼寒湿气滞者。症见恶心呕吐,纳谷不香,舌淡,苔薄,脉滑。

妊娠水肿

妊娠水肿是指妊娠中、晚期孕妇出现的以肢体面目肿胀为主要表现的疾病。多因脾虚、肾虚、气滞等所致。如妊娠7~8个月以后,仅见脚部浮肿,无其他不适者,为妊娠晚期常有现象,不作病论,可不必治疗,产后自消。

赤小豆鲤鱼汤

【用药】赤小豆90克。

【用法】与鲤鱼1条(300~500克)加水放瓦煲内煎煮熟,不加盐,分2~4次温服,每日1剂。

【功用】健脾渗湿,利水消肿。治妊娠水肿胀满,小便不利。此为民间常用治水肿或妊娠水肿的单方,比单味鲤鱼汤利水消肿作用增强。

猪苓散

【用药】猪苓适量。

【用法】研末,每服3~6克,以白开水调服,每日2次。

【功用】利水消肿。治妊娠水肿,小便不利。

鲤鱼粥

【用药】鲤鱼。

【用法】洗净切块,不加盐,煮粥食。

【功用】利水消肿。治妊娠水肿胀满,小便不利。

甘松外用方

【用药】甘松200克。

【用法】加水适量,煎沸10分钟,将药液滴入盆内,待药温适度时擦洗患处。每日洗1~2次,每剂可洗2~3次。

【功用】利水消肿。治妊娠7个月,双足浮肿至膝下。一般用药1日见效,最多3次痊愈。

茯苓方

【用药】茯苓 60 克。

【用法】与鲤鱼 1 条加水蒸熟,分 2 次温服,每日 1 剂,连服 20 天。

【功用】渗湿健脾,利水消肿。治妊娠水肿。

钩藤根炖鸡方

【用药】钩藤根 40 克。

【用法】水煎去渣,同鸡 1 只炖服。

【功用】舒经活络,清热消肿。治妊娠水肿。

冬瓜皮汤

【用药】冬瓜皮 250 克。

【用法】加水适量,煮沸后文火再煮 30 分钟,取汁代茶饮,每日 1 剂。

【功用】利水消肿。治妊娠水肿胀满,小便不利。

先兆流产

先兆流产是指孕 28 周前,先出现少量阴道流血、继而出现阵发性腹痛或腰痛的症状。中医学将妊娠期间阴道少量出血,时下时止,无腰酸、腹痛、小腹坠胀等现象者,称为"漏胎";妊娠期间仅有腰酸,腹部坠胀,或阴道有少许出血者,称为"胎动不安"。多因冲任、气血不调,胎元不固所致。

五倍子散

【用药】五倍子末适量。

【用法】每次酒服 6 克。

【功用】收敛止血。治孕妇漏胎。

苎麻根汤

【用药】苎麻根 30 克。

【用法】水煎,分 2 次服。或水煎取汁,加鸡蛋 2 个,细盐少许,吃蛋喝汤,每日 1 剂,连服数日。

【功用】固冲安胎。治先兆流产,胎动下血,腹痛。

艾叶方

【用药】艾叶 3 克。

【用法】水、酒各半煎服。或取艾叶 6 克,与鸡蛋 1~2 个加水适量同煮,至鸡蛋熟后剥壳将鸡蛋再煮片刻,去渣吃蛋饮汤,每日 1 次,连服数日。

【功用】温经止血,暖宫安胎。治妊娠胎动不安,腰痛。对下焦胞宫虚寒所致者尤其适宜。

荷蒂散

【用药】荷蒂 1 枚。

【用法】炙,研为末,糯米淘汁 1 盏调服。

【功用】安胎。治妊娠胎动不安。

白扁豆散

【用药】白扁豆 5 克。

【用法】微炒,研细末,用白糖水送服,每隔 2 天服 1 剂,连服数日。

【功用】健脾化湿。治胎动不安。

砂仁散

【用药】砂仁适量。

【用法】去皮,炒研末,热酒送下,每次服 3 ~ 6 克,如觉腹中温暖,胎即安。

【功用】行气安胎。治胎动不安,腹痛下血。《景岳全书》载有此方,名独圣散,治伤动胎气,腹痛下血。

香附散

【用药】香附适量。

【用法】炒,去皮,研为细末,每次用温开水送服 3 克,每日 1 次。

【功用】理气解郁。治胎动不安。

红参汤

【用药】红参 15 克(中低档即可)。

【用法】水煎服,分 3 ~ 5 天服完。

【功用】补气安胎。治先兆流产属气血两虚者。

蚕茧散

【用药】蚕茧适量。

【用法】炒熟研末,每次 9 ~ 12 克,加砂糖少许调服。

【功用】安胎。治胎动不安。

桑寄生方

【用药】桑寄生 30 ~ 60 克。

【用法】水煎代茶饮,或将其与鸡蛋 1 ~ 2 个,加水适量同煮,鸡蛋熟后剥壳,将鸡蛋再煮片刻,去渣吃蛋饮汤,每日 1 次。

【功用】补肾安胎。治先兆流产属肾虚者,对妇女怀孕期间腰痛也有较好疗效。

杜仲方

【用药】杜仲 50 克。

【用法】炒研末,每日早、晚各 6 ~ 9 克,白开水送下。或炒杜仲 30 克,水煎去渣,加入糯米适量煮粥,加红糖服,每日 1 次。

【功用】补肾安胎。治先兆流产属肾虚者。

习惯性流产

习惯性流产是指妇女怀孕,连续 3 次以上自然流产者。其特点是每次流产均发生在同一妊娠月。相当于中医学"滑胎"范畴。多因禀质虚弱、肾虚、冲任不固所致。

阿胶方

【用药】阿胶 12 克。

【用法】加水 200 毫升煎沸至溶化,打入荷包蛋 2 只,蛋熟后加入红糖 30 克。吃蛋喝汤,每日 2 ~ 3 次。

【功用】滋阴养血止血。治先兆性流产和习惯性流产属气血亏虚者。

玉米须汤

【用药】玉米须。

【用法】取 1 个玉米的玉米须煎汤代茶饮,每日 1 次。从怀孕后服至上次流产的怀孕月份,加倍用量,直至足月时为止。

【功用】预防习惯性流产。此单方在《全国中草药汇编》中有记载。

艾叶蛋方

【用药】陈艾叶 9 ~ 15 克。

【用法】与鸡蛋 2 个加水适量同煮,至鸡蛋熟后剥壳,将鸡蛋再煮片刻,去渣吃蛋饮汤,每月连服 7 剂。

【功用】调经安胎。治习惯性流产。

杜仲方

【用药】杜仲 50 克。

【用法】取猪肚 250 克,洗净切块,加入杜仲及清水适量煲汤,用盐调味,饮汤吃猪肚,每日 1 次。

【功用】补肾安胎。治习惯性流产。

南瓜蒂方

【用药】老南瓜蒂 30 克。

【用法】水煎服,每日 1 剂,连服 5 天;或取老南瓜蒂 1 个,放瓦上烧成炭,研末,自怀孕 2 个月后,每月用温开水送服 1 个。

【功用】安胎。治习惯性流产。

凤凰衣散

【用药】凤凰衣适量。

【用法】将其置瓦上文火焙黄,按前次流产月份提前几天用米汤冲服,每日 2 次,每次 10 克,可连续服用 5 天以上(多服无妨)。

【功用】安胎。治习惯性流产。凤凰衣

系雏鸡孵化出壳后的卵壳内膜。《胎产心法》载其能治胎漏小产，临床应用多验。

车前子散

【用药】车前子9克。

【用法】烘干研末，放入茶杯内，睡前开水冲服。1周后复查。隔1周可再服1次，最多服3次。

【功用】纠正胎位不正。

生姜敷剂

【用药】新鲜生姜适量。

【用法】捣成泥状，分别贴于双侧至阴穴（足小趾末节外侧，距趾甲角0.1寸），然后用塑料薄膜包裹，使姜泥始终保持潮湿状态。一般24小时后即开始转位，如未转正，可连敷2~3天。

【功用】纠正胎位不正。

黄芪煮蛋方

【用药】黄芪30克。

【用法】与鸡蛋1~2个加水适量同煮，至鸡蛋熟后剥壳，将鸡蛋再煮片刻，去渣吃蛋饮汤，每日1次。

【功用】益气安胎。治习惯性流产属气虚者。

产后腹痛

产后腹痛是指产妇分娩之后，出现下腹坠胀疼痛，阴道时下恶露。多因血虚、血瘀引起气血运行不畅所致。

炮姜散

【用药】炮姜5克。

【用法】上药研为细末，与蜂蜜5克调服。

【功用】温中散寒。治产后腹痛。

败酱草汤

【用药】败酱草100克。

【用法】水3500毫升，煮成2000毫升，每次服200毫升，每日3次。

【功用】清热解毒，散瘀排脓。治产后腹痛。

紫花地丁方

【用料】鲜紫花地丁30克。

【用法】切碎，与鸡蛋4个同搅和，加油略炒，再加水煎服。

【功用】清热解毒,凉血消肿。治妇人产后淤血痛如刀割。

泽兰汤

【用料】泽兰叶 30~60 克。

【用法】与红糖适量水煎服,每日 1 剂。

【功用】活血祛瘀。治淤血阻滞所致的产后腹痛。

山楂红糖汤

【用料】山楂 30 克。

【用法】水煎后冲红糖适量,分早、晚 2 次服。

【功用】活血祛瘀。治产后瘀滞腹痛。此方对中期引产后腹痛属淤滞者亦有较好疗效。

红花酒

【用药】红花 10 克。

【用法】以米酒 1 碗,煎减半,分 2 次温服。

【功用】活血祛瘀止痛。治瘀血阻滞之产后腹痛。

延胡索散

【用药】延胡索适量。

【用法】研粉,每次服 1.5 克,黄酒送下,每隔 4 小时服 1 次。

【功用】行气活血止痛。治气滞血瘀之产后腹痛。

艾叶敷脐剂

【用料】陈艾叶 1000 克。

【用法】焙干,捣。敷脐上,以绢覆住,热水袋温之,待口中艾气出,痛自止。

【功用】温中止痛。治产后感寒腹痛。

五灵脂散

【用料】五灵脂适量。

【用法】将其置锅内加热,随炒随加米醋拌匀,待嗅到药味后,取出研细末,每次服 6 克,黄酒送下,每日 3 次。

【功用】活血祛瘀止痛。治产后腹痛。通常服 1 天痛减,2 天痊愈。

香附散

【用药】香附适量。

【用法】去毛,炒焦为细末,用米汤调下 6 克。

【功用】和血调气。治产后腹痛。此单方在《普济本事方》中有记载。

鹿角霜散

【用药】鹿角霜 30 克。

【用法】研末,酒、水各半煎服。

【功用】补肾助阳,和血调气。治产后腹痛属虚寒者。

产后恶露不绝

恶露是指妇女分娩后 3 周内,有少量暗红色的血性液体从阴道内排出,随产后日数的增加而逐渐减少,一般在 2 周左右即可排尽。如果恶露持续 3 周以上仍淋漓不尽,则为恶露不绝。多因血热、血瘀、气虚、冲任气血运行失常所致。

延胡索散

【用药】延胡索适量。

【用法】研末,以温酒调下 5 克。

【功用】活血行气止痛。治产后恶露不尽,腹内痛。

益母草方

【用药】鲜益母草适量。

【用法】捣,绞取汁,每次 50 毫升,入酒少许,炖暖服之。或取益母草 30 克,加红糖适量水煎服。

【功用】活血化瘀。治产后恶露不止属血瘀者。症见恶露淋漓,涩滞不爽,量少,色紫黯有块,小腹疼痛拒按。

马齿苋汤

【用药】马齿苋 25 克。

【用法】水煎服。

【功用】清热凉血。治产后恶露不尽属热者。症见恶露不止,色紫红,质稠,口干。

蒲黄方

【用药】生蒲黄粉 5 克。

【用法】每日 3 次;或生蒲黄 40 克,醋煮沸后加蒲黄调糊制丸剂,每次 9 克,每日 2 次。

【功用】祛瘀止血。治产后恶露不止,小腹疼痛拒按。

产后尿潴留

产后尿潴留是指新产后 6~8 小时后膀胱内有尿而不能排出,小腹胀急疼痛。本病相当于中医学"产后小便不通""产后癃闭"范畴。多因体虚、肾虚所致。

血余炭方

【用药】血余炭 6 克。

【用法】温酒调下。

【功用】化瘀止血,利小便。治产后尿潴留。《本经》谓"血余主五癃,关格不通,利小便水道"。故本方对血瘀气滞所致的小便不通者尤其适用。《圣济总录》有单用此药治"大小便不通"的记载。

葱白熨脐方

【用药】葱白 10 根。

【用法】捣烂后炒热,包熨脐部,凉后用暖水袋加温。

【功用】温经通阳。治产后小便不通。若加少许麝香,其效尤速。

蝉蜕汤

【用药】蝉蜕适量。

【用法】去头足,每次用 9 克,加水 500 ~ 600 毫升,煎至 400 毫升,去渣加适量红糖,1 次服完。若 5 ~ 6 小时仍不能解小便,可再服 1 次。

【功用】治产后尿潴留。

瓜蒌汤

【用药】全瓜蒌 30 ~ 60 克。

【用法】加水 5000 毫升,煎至 4000 毫升。待温度适宜时坐浴 30 分钟,以汗出为佳,冬季注意保暖。

【功用】清肺化痰,润肠通便。《本草纲目》有用瓜蒌治癃闭的记载。

白芥子敷剂

【用药】白芥子 5 克。

【用法】将其泡于 30℃温水中搅拌成泥状,外敷小腹膀胱胀满部位 10 ~ 15 分钟。

【功用】利气,通络,散结。治产后尿潴留。

白芥子敷脐方

【用药】白芥子粉末 3 克。

【用法】将其置于神阙穴,用胶布固定,用热水袋(水温 50℃左右)熨烫,每日 3 次,每次 30 分钟。

【功用】利气,通络,散结。治产后尿潴留。

小茴香熨腹方

【用药】小茴香适量。

【用法】炒热后布包,温熨下腹部。

【功用】温阳散寒,理气止痛。治产后尿潴留。

大蒜熨脐方

【用药】独头蒜 1 个。

【用法】捣烂后炒热,包熨脐部,凉后用暖水袋加温。

【功用】温经通阳。治产后小便不通。若加少许麝香,其效尤速。

滑石汤

【用药】滑石粉 50～60 克。

【用法】以沸水浸泡至水温适宜时,将其搅匀后稍作沉淀,取混浊液 200 毫升,1 次服完,视病情需要可每天服 1～2 次。

【功用】利水通淋。治产后尿潴留。

乳汁不通

乳汁不通是指产后哺乳期乳汁分泌不足,甚至完全没有,亦称"乳脉不行""乳汁不行"。中医学认为其病因多因产后体虚,血少气弱;或因肝郁气滞,乳汁运行受阻所致。可选用补血益气、疏肝通络等治疗方法。

桑寄生汤

【用药】桑寄生 250 克。

【用法】研细为散,每次服 9 克,用水 150 毫升,煎至 100 毫升,去滓温服,不拘时。

【功用】补肝肾,养血,通络,下乳。治产后乳汁不下。

花生红糖汤

【用药】生花生仁 60 克。

【用法】捣为碎面,投入 400 毫升沸水中,煮沸后离火,加入 30 克红糖,趁热 1 次饮尽,每日 2～3 次,饭前服。或以花生仁与猪脚(用前腿)共炖服。

【功用】补脾胃,益气血。治气血虚弱之产后缺乳症。一般 2～3 天即起效。

紫河车粉

【用药】紫河车 1 个。

【用法】去膜洗净,慢火炒焦,研末,每次 0.5～1 克,日服 3 次。

【功用】补益气血。治气血亏虚之乳汁不足。

三棱方

【用药】三棱 15 克。

【用法】加水 300 毫升,煮沸 15 分钟,去渣取汁,用纱布浸药敷乳房上,同时熏洗乳房,每日 2 次,3 日为 1 个疗程。

【功用】化瘀通络。治产后缺乳属乳房瘀滞不通者。症见产后乳汁少或排出不畅,乳房胀满或痛,乳腺成块,挤压乳汁疼痛难出,舌紫或暗,脉弦。《外台秘要》有单用此药煎汤外洗治产后乳汁不下的记载。

丝瓜络散

【用药】丝瓜络适量。

【用法】烧存性,研末,每次 5 克,温酒调服。

【功用】通经活络。治乳络壅滞,乳汁不通。

天花粉方

【用药】天花粉适量。

【用法】研末,每次 6 克,米汤或温黄酒送服,每日 3 次。

【功用】清热生津,通乳。治产后乳汁不通。《医学入门》谓其能"下乳汁",《圣济总录》有用此单方治产后无乳汁的记载。

天冬炖猪肉方

【用药】天冬 60 克。

【用法】与猪肉适量同炖,饮汤吃肉,每日 1 ~ 2 次。

【功用】养阴生津。治产后无乳。

赤小豆汤

【用药】赤小豆 250 克。

【用法】煮汤饮浓汁,每天早、晚服用,连服 3 ~ 5 天。

【功用】健脾利湿,通乳。治产后缺乳属虚者。

露蜂房散

【用药】露蜂房适量。

【用法】研细末,每次服 3 克,每日 2 次,一般 3 ~ 7 天即有效。

【功用】治产后缺乳症。

南瓜子方

【用药】生南瓜子 15 克。

【用法】去皮取仁,用纱布包裹,捣碎成泥状,加开水冲服,亦可加入少许豆油或食糖搅拌,则味美可口,早、晚空腹各服 1 ~ 2 次。

【功用】滋阴养血通乳。治产后乳少。

鲜河虾方

【用药】鲜河虾 250 克。

【用法】洗净捣烂,用纱布包拧取汁加热煮沸,兑黄酒 60 毫升热服。

【功用】补脾胃,益气血,通乳。治气血虚弱之产后缺乳症。

第十二篇

儿科疾病

鹅口疮

鹅口疮又名雪口病,是由白色念珠菌感染口腔所致的婴幼儿口腔疾患。主要发生于长期腹泻、营养不良、身体虚弱的婴幼儿。病情轻者除口腔内、舌上黏膜有斑点状的白屑似乳块不易擦去外,一般不伴有其他症状;严重者可见舌上、口腔内黏膜满布白屑,同时可伴有烦躁不安、哭闹、拒食、流涎,甚至有低热症状。多由哺乳奶头、哺乳食具不洁引起。中医认为本病多由心脾积热或虚火上浮所致。

黄柏醋

【用药】黄柏 15 ~ 20 克。

【用法】入食醋浸泡 1 周,用醋液涂患处,每日数次,连用 4 ~ 5 日。或将适量黄柏,研末,用麻油调涂口腔。

【功用】清热燥湿解毒。治小儿鹅口疮。

甘草饮

【用药】生甘草 5 克。

【用法】水煎代茶频饮。

【功用】解诸毒。治小儿鹅口疮。

细辛散

【用药】细辛 5 克。

【用法】研末,置于肚脐内,用胶布覆盖固定,2 天后去掉。

【功用】散寒祛风,温肺化饮。治小儿鹅口疮。

玉竹方

【用药】玉竹 10 克。

【用法】焙干,研为细末,用适量醋调成糊状,敷双足心。

【功用】养阴润肺。治鹅口疮。

板蓝根汤

【用药】板蓝根 10 克。

【用法】用水煎液反复涂擦患处,每日 5 ~ 6 次,可佐以内服。

【功用】清热解毒,凉血消肿。治鹅口疮。对心胃积热型效果较好。用药 0.5 ~ 4 天,即可治愈。

地龙白糖液

【用药】鲜地龙 2 条。

【用法】洗净,撒白糖适量,片刻即有渗出液,用棉签蘸此液搽患处,日 2 ~ 3 次。

【功用】清热。治小儿鹅口疮。

凤尾草汁

【用药】鲜凤尾草适量。

【用法】取鲜凤尾草如鸡蛋大一团捣绒,纱布裹,挤水缓缓滴入口腔。再换药包,如枣子大小,放入口腔内缓缓转动摩擦1~2分钟。

【功用】清热利湿,消肿解毒。治小儿鹅口疮。

吴茱萸敷剂

【用药】吴茱萸2.5~5克。

【用法】研末,用米醋适量调匀,每晚纱布包敷涌泉穴1次。

【功用】引火下行。治小儿鹅口疮,不能吮乳。

遗尿症

遗尿症俗称尿床,通常指3周岁以上的孩子在夜间睡眠时无意识地排尿的一种病症。轻者数夜遗尿1次,重者每夜遗尿1次或数次。有长期遗尿症的患儿,可同时出现面色萎黄,精神不振,智力减退,饮食无味等症状。中医认为本病的发生,多由于小儿体质虚弱和习惯不良所致,主要与肾、膀胱有关。治疗以培元补肾、缩尿止遗为主。

鹿角霜散

【用药】鹿角霜250克。

【用法】研细末,10岁以下儿童每晚3克,白开水冲服(亦可加白糖少许调味);10岁以上者每晚6克,白开水或淡盐水冲服。15天为1个疗程。

【功用】益肾缩尿。治肾气不足之遗尿症。

破故纸散

【用药】破故纸30克。

【用法】炒,研为细末,每服3克,热汤调下。

【功用】补肾壮阳,固精缩尿。治小儿遗尿属肾阳不足、膀胱虚寒者。

麻黄汤

【用药】生麻黄(5~7岁3克,8~15岁5克,大于15岁10克)。

【用法】水煎,去上沫,睡前顿服,每日1剂,可连服1个月。

【功用】温宣肺气,开发腠理,调节三焦气化。治小儿遗尿症,一般服药 1~3 次见效。

鸡内金散

【用药】鸡内金 30 克。

【用法】焙干后研成细末,分成包,每日早、晚各服 1 包,温开水送服。

【功用】缩小便。治小儿遗尿。若用桑螵蛸 9 克水煎送服,疗效更佳。

鹿衔草瘦肉汤

【用药】鹿衔草 15 克。

【用法】加猪瘦肉 250 克,水煮烂,食肉饮汤,每晚睡前服,每日 1 剂,3 剂为 1 个疗程。

【功用】助肾缩尿。治肾气不足之小儿遗尿症。

龙骨煮蛋方

【用药】生龙骨 30 克。

【用法】水煎液煮荷包蛋。不到 3 岁者每次 1 个,超过 3 岁者每次 2 个,每晚服 1 次。第 2 次将龙骨 30 克加入第 1 次煮后的龙骨中同煎,如此逐日加入,用药 3~6 次可收效。

【功用】收敛固涩。治遗尿症。

枸杞子茶

【用药】枸杞子 15 克。

【用法】开水浸泡当茶饮用,临睡前将枸杞子服下,连用 2~3 周。

【功用】补益肝肾。治小儿顽固性遗尿症。

山药散

【用药】炒淮山药适量。

【用法】焙干后,研成细末,每次 6 克,用温开水冲服,每日 3 次。

【功用】健脾益肾缩小便。

益智仁散

【用药】益智仁适量。

【用法】焙干研末,每次服 9 克,盐水为引。

【功用】缩尿止遗。治小儿遗尿,小便频数。

黑胡椒粉

【用药】黑胡椒粉适量。

【用法】每晚睡前将其放肚脐窝中,以填满为度,用伤湿止痛膏贴盖,并将其周围用胶布封紧。24 小时后去掉或更换,7 次为 1 个疗程。

【功用】温阳散寒。

鸡肠子散

【用药】新鲜鸡肠适量。

【用法】将其剖开,去掉粪便,洗净放在瓦器上焙至干脆,研成细末,每次服 4.5 克,每日服 2 次,白开水送下。

【功用】补肾固脬。治小儿遗尿。

白果方

【用药】白果适量。

【用法】捣破,剥去外壳,取种仁炒熟。5~10 岁者每次吃 5~7 个,成人每次吃 5~10 个,每日食 2 次,吃时细嚼慢咽。

【功用】缩小便。治遗尿。

川萆薢汤

【用药】川萆薢 30 克。

【用法】水煎,临睡前顿服。

【功用】清热利湿。治遗尿属湿热所致者。

金樱子根煮蛋方

【用药】金樱子根 15~60 克。

【用法】与鸡蛋 1 枚同煮,食蛋饮汤,每日 1 剂。

【功用】收敛固涩。治肾气不足之小儿遗尿。

金樱子粥

【用药】金樱子 30 克。

【用法】用水煎取汁,加白米 100 克,煮粥,早、晚温热服食。

【功用】补肾缩小便。治肾气不足之小儿遗尿。

桑螵蛸散

【用药】桑螵蛸 5~10 克。

【用法】洗净,置小青瓦片上焙脆研粉,拌以白糖,以温开水送服。

【功用】补肾缩尿。治肾气不足之小儿遗尿症。

白胡椒蛋

【用药】白胡椒 5~7 粒。

【用法】取鸡蛋戳 1 个小孔,放入白胡椒,然后用湿纸封住小孔,蒸熟。5 岁以下每晚吃 1 个,5 岁以上每晚吃 2 个。

【功用】温中散寒。治小儿遗尿症。一般连吃 5~7 天可愈。

露蜂房散

【用药】露蜂房适量。

【用法】研末,每服 4 克(年幼者酌减),每日 2 次,开水送服。

【功用】温肾助阳。治肾阳虚弱,下元不足之遗尿。一般 4~7 日奏效。此为名医朱良春的用药经验。

骨碎补散

【用药】骨碎补 500 克。

【用法】先将清水 2500 毫升倒入容器中,再加入食盐 50 克搅匀,待溶化后放入骨碎补,浸泡 12 小时后焙干、研细末。每晚睡前用淡盐水冲服 0.3 克,3 天为 1 个疗程。

【功用】补肾强骨。治肾虚遗尿。一般 1~3 个疗程基本痊愈。

覆盆子瘦肉汤

【用药】覆盆子 30 克。

【用法】用水 2 碗,文火煎至 1 碗,去渣取汤,再用药汤煮猪瘦肉 60~90 克,不加作料,文火煮熟,饮汤食肉,每日 1 次。

【功用】补肾缩尿。治小儿肾虚遗尿。

夜啼症

夜啼症是发生于半岁以内婴幼儿的一种睡眠障碍,指婴幼儿白天如常,入夜则啼哭,或每夜定时啼哭,排除饥饿、尿湿、发热或其他疾病而引起啼哭的一种病症。中医认为本病多由脾寒、心热、惊骇、食积所致,可选温脾散寒、清心导赤、镇惊安神等方法。

灯芯草外用方

【用药】灯芯草、香油适量。

【用法】将灯芯草蘸香油烧成灰,每晚睡前将灰搽于小儿两眉毛上。

【功用】清心除烦。

白芍汤

【用药】杭白芍 30 克。

【用法】水煎代茶频饮。

【功用】柔肝安神。治小儿夜啼。

酸枣仁散

【用药】酸枣仁 10~20 克。

【用法】加糖适量,水煎服;或研末,每次 1.5~3 克,睡前服。

【功用】养心安神。治小儿夜啼、虚烦不眠。

白花蛇舌草方

【用药】鲜白花蛇舌草 60 克。

【用法】洗净绞汁,加蜂蜜 5 克,于临睡时服。

【功用】清热解毒。治小儿夜啼。

蝉蜕散剂

【用药】蝉蜕 3 个。

【用法】研成极细末待用。小儿每晚睡前挤少许乳汁与药末调成糊状,敷在乳头上,让其哺乳入睡;或用蝉蜕 3~7 只,去足洗净,水煎加白糖服 3~5 次。

【功用】除肝经风热。治小儿惊躁夜啼属热者,一般连用 3 晚即愈。

百合冰糖饮

【用药】百合 30 克。

【用法】与冰糖适量共煮熟服食。

【功用】养心安神。治小儿夜啼,警惕易醒。

生甘草汤

【用药】生甘草 6 克。

【用法】水煎服。

【功用】清火解毒，缓急止痛。治婴幼儿夜啼。

五倍子汤

【用药】五倍子 1.5 克。

【用法】加水浓煎 80 毫升，于睡前顿服，每日 1 剂。

【功用】敛肺降火。治小儿夜啼属心经积热者。

流行性腮腺炎

流行性腮腺炎是由腮腺炎病毒引起的急性传染病，以腮腺肿胀疼痛伴有发热、头痛为特征。儿童多发，全年均可发病，以冬春多见。本病中医学称之为"痄腮""大头瘟"。其发病原因是风温邪毒侵袭人体后，肠胃积热与肝胆郁火壅遏少阳经脉所致。治疗以清热解毒、散结消肿为主。

野菊花茶

【用药】野菊花 15 克。

【用法】煎汤代茶饮，每日 1 剂，连服 1 周。

【功用】清热解毒。治疗流行性腮腺炎。

蒲公英糊剂

【用药】鲜蒲公英适量。

【用法】捣烂如泥，加鸡蛋清 1 个调成糊状，外敷患处。

【功用】清热解毒，消肿散结。治小儿流行性腮腺炎，一般 1 周内肿胀消退，疼痛消退，热退，多无并发症。

蚤休汁

【用药】蚤休根茎 10 克。

【用法】用食醋将其磨成浓汁涂患处，每日 3 次。

【功用】清热解毒消肿。治流行性腮腺炎。

全蝎方

【用药】全蝎数只。

【用法】将其用香油炸黄，每次吃 1 只，每日 2 次，连服 2 日。

【功用】解毒散结。治流行性腮腺炎。

板蓝根方

【用药】板蓝根 15 克。

【用法】水煎服，每日 1 剂；另用药液外敷肿胀处。

【功用】清热解毒，凉血。治流行腮腺炎。

大青叶敷剂

【用药】大青叶(鲜品)100~300克。

【用法】加白醋适量共捣烂,外敷患处,每天1次,必要时敷2次。药干后加醋使其保持湿润,连敷5天为1个疗程。

【功用】清热解毒。

威灵仙醋

【用药】鲜威灵仙根适量。

【用法】洗净、切细、捣烂,每500克加米醋250毫升,浸于玻璃瓶内,盖紧勿令泄气。3日后取出醋浸液,用棉签蘸涂患处,每2~3小时涂抹1次。

【功用】通络止痛。治腮腺炎,可于1~3日内症状消失。

木芙蓉花敷剂

【用药】干木芙蓉花适量。

【用法】研为细末,用鸡蛋清调成糊状,敷患处,厚2毫米,面积略超出肿胀范围,以干净敷料覆盖,每日换药1次。

【功用】清热解毒消肿。治流行性腮腺炎。

大黄外用方

【用药】生大黄适量。

【用法】研细末,取3~4克,加食醋调成糊状,外敷患处,每日1~2次;或取大黄粉15克,浸入食醋30毫升中半天,以棉签蘸药液外涂患处,每日6~7次。

【功用】清热解毒,消肿止痛。治流行性腮腺炎。

鱼腥草敷剂

【用药】鲜鱼腥草适量。

【用法】捣烂外敷,外加包扎,每日2次。

【功用】清热解毒。治流行性腮腺炎。

赤小豆糊剂

【用药】赤小豆100克。

【用法】研末,与鸭蛋清适量调成糊状,外敷患处,5小时换药1次。若双侧发病者赤小豆倍量。

【功用】清热解毒消肿。治流行性腮腺炎。

露蜂房外用方

【用药】露蜂房30~50克。

【用法】将其剪碎,放瓦片上焙焦黄研细末,加香油调匀为糊状,敷患处,每天早、晚各1次,直至痊愈。

【功用】解毒消肿。治流行性腮腺炎。

地龙液

【用药】地龙2~3条。

【用法】洗净,整条放入杯中,撒适量白糖,片刻有液渗出,将此液涂于患部,每日2~3次。

【功用】清热通络。治流行性腮腺炎。

百 日 咳

百日咳是由百日咳杆菌所引起的小儿急性呼吸道传染病。临床以阵发性痉挛性咳嗽和咳后有特殊的吸气性回声为特征,病程迁延可达2~3个月之久,故称为"百日咳"。主要见于儿童。四季均可发生,以冬春季尤多。本病属中医的"顿咳""疫咳"等范畴。

马齿苋汤

【用药】马齿苋100~300克。

【用法】水煎2次,浓缩为100~150毫升,每日2次分服,5日为1个疗程。

【功用】治小儿百日咳。

蚱蜢方

【用药】鲜蚱蜢50只。

【用法】每日10只煎汤服用。

【功用】宣散肺气。治百日咳。此为名老中医朱良春介绍的单验方。

车前子方

【用药】车前子30克。

【用法】浓煎,滤液,加蜂蜜20克调匀,分3~4次服,每日1剂。

【功用】清肺祛痰。治百日咳。

川贝母鸡蛋方

【用药】川贝母3克。

【用法】研成粉,取1个鸡蛋,敲1个孔如一分钱硬币大,将川贝粉掺入蛋内,外用湿纸封闭,蒸熟吃,每次1个,每天早、晚各1次。

【功用】清热润燥,化痰止咳。治百日咳属肺虚者。

花生冰糖汤

【用药】生花生仁40粒。

【用法】将其用水泡去皮,打碎如泥,加冰糖12克,水煮成乳糜状汁液为度,临睡时连渣饮服,连服3~5次。

【功用】健脾养胃,润肺化痰。治小儿百日咳及麻疹、肺炎后期遗留的咳嗽有燥象者。此为名老中医杨志一的经验方。

全蝎鸡蛋方

【用药】全蝎1只。

【用法】炒焦为末,鸡蛋1个煮熟,用鸡蛋蘸全蝎末食之,每天2次,3岁以下酌减,5岁以上酌增。

【功用】息风通络镇痉。治小儿百日咳。治疗时间最长7天，最短4天。

大蒜汁

【用药】大蒜适量。

【用法】捣烂取汁，加白糖，开水冲服。

【功用】宣散肺气，止咳。治小儿百日咳。此为名老中医蒲辅周介绍的民间单方。

百部汤

【用药】百部适量（1岁3克，2～4岁6克，5岁以上10克）。

【用法】水煎取药汁约30毫升，加适量白糖，分早、午、晚3次服用。

【功用】止咳化痰。此方治疗小儿百日咳效果显著，一般服用3～6天可痊愈。

鸡胆汁

【用药】鲜鸡胆1只。

【用法】将其挑破取汁，加白糖适量，开水冲服。

【功用】祛痰止咳解毒。治小儿百日咳。此为名老中医蒲辅周介绍的民间单方。因胆汁其性大寒，凡胃气弱者慎用。

大蒜泥外敷

【用药】大蒜适量。

【用法】将其捣烂如泥，取如大豆瓣大一团，置于伤湿止痛膏中心，每晚洗足后贴双足涌泉穴，次晨揭去，连贴3～5次。

【功用】宣散肺气，止咳。治小儿百日咳。本方亦用于成人咳嗽，不论风、寒、燥咳，均可获效。

疳积

疳积是以神萎、面黄肌瘦、毛发焦枯、肚大筋露、纳呆便溏为主要表现的儿科病证。疳积多因饮食不节，乳食喂养不当，损伤脾胃，运化失职，营养不足，气血精微不能濡养脏腑所致；或因慢性腹泻、慢性痢疾、肠道寄生虫等病经久不愈，损伤脾胃等引起。

生柚皮

【用药】生柚皮。

【用法】晒干，瓦上煅黑，研细末，每日2～

3次，每次服0.6～0.9克。对乳儿消化不良，腹胀有效。

【功用】用于治疗小儿腹胀。

山麻雀

【用药】山麻雀 1 只。

【用法】取山麻雀肉剁为肉泥,加猪油和食盐各 1 克,清炖或蒸 1 小时,每日 1 次。

【功用】山麻雀肉入药,载于《明代彝药书》。本方对于小儿长期饮食不调、脾胃受损及虫积引起的面黄肌瘦、腹胀、神萎、尿泔等疗效甚佳。

桃树叶贴肚脐

【用药】桃树叶子(朝阳面上好叶子)。

【用法】洗净放锅内,用水煮约 2 小时,将叶取出挤干除去水分,再熬锅内之汁成膏。摊布上贴肚脐处。

【功用】用于治疗小儿食积。

山楂子

【用药】山楂子 30 粒。

【用法】捣碎煎浓汤饮。

【功用】用于治疗食肉停滞。

苦楝皮

【用药】苦楝皮 6 克。

【用法】焙灰,研成末煎鸡蛋,空腹服。

【功用】用于治疗小儿食积。又方①苦楝子研末,每次服 1.5～3 克。②苦楝皮放糖煎服。

蚌肉汤

【用药】鲜蚌肉 500 克。

【用法】先用冷开水洗净,放入白糖 60 克浸 1 小时,蚌肉即慢慢缩小,用汤匙取汁服,每次服 3 汤匙,每日 3 次。

【功用】用于治疗小儿食积。

胡萝卜水

【用药】胡萝卜。

【用法】水煎服。或打汁加红糖水煎温服。亦可和茶叶煎服或与葱白打汁服。

【功用】用于治疗婴儿单纯性消化不良。

蜣螂粉

【用药】蜣螂 1 只。

【用法】将蜣螂用开水烫死,焙干研末,分 2 次,早晚各服 1 次。温开水送服。

【功用】蜣螂入药,汉医首载于《神农本草经》,历代医家多用之。其性寒、味甘、有小毒;入肝、胃、大肠、小肠经。彝医用以治疗小儿疳积有较好的疗效。

白芙蓉花蒸鸡肝

【用药】白芙蓉花 30 克。

【用法】阴干研末,蒸鸡肝食。

【功用】用于治疗小儿虫积痞块。

四叶菜煮甜酒

【用药】四叶菜适量。

【用法】煮甜酒服。

【功用】用于治疗小儿虫积痞块。

刺猬肉

【用药】刺猬肉适量。

【用法】捕杀刺猬,煮食其肉,每次 50 ~ 100 克,每日 2 次。

【功用】每次服用剂量应随年龄和身体状况酌情掌握。该方有健脾益气,提高免疫力之功效。

大黄根虫

【用药】大黄根虫 50 克。

【用法】取大黄根虫用泥包裹,置红火灰中烧熟后,取出虫体研末。取 5 克药末调入米稀饭中吃。每日 1 次。

【功用】本方为彝族民间单方,专治小儿疳积。

地珍珠

【用药】地珍珠 3 粒。

【用法】取地珍珠地下球根洗净,冲成细粉,炖肉吃。每日 1 剂,可连服 3 次。

【功用】治疗小儿疳积,地珍珠又名茅膏菜。

大麦芽

【用药】大麦芽 30 克。

【用法】水煎服。

【功用】用于治疗米食积滞。

新鲜番薯叶

【用药】新鲜番薯叶 90 ~ 120 克。

【用法】水煮服食其汤。

【功用】用于治疗小儿疳积,夜盲。

皮硝

【用药】皮硝 30 ~ 60 克。

【用法】纸包,放布袋内,敷于脐上。

【功用】用于治疗小儿疳积。

莱菔根

【用药】已开花结子的莱菔根 1 个。

【用法】烧存性,研为细末,加红糖少许拌匀,饭后每次服 1.5 ~ 3 克。

【功用】用于治疗小儿积滞。

红曲

【用药】红曲 15 克。

【用法】水煎服。

【功用】用于治疗鱼类积滞。

生姜汁

【用药】生姜 15 克。

【用法】捣汁饮下。

【功用】用于治疗食菱积滞。

生莱菔汁

【用药】生莱菔适量。

【用法】捣汁 1 杯饮服。

【功用】用于治疗食豆积滞。此方也可适用食面积滞。

生栀子

【用药】生栀子 9 克。

【用法】研细末,加白面少许,以鸡蛋白调成 3 个饼。分敷在脐部及两足心。

【功用】用于治疗小儿食积,腹胀发热。

五倍子

【用药】五倍子 9 克(焙黄)。

【用法】以醋捣黏如膏,摊布上贴囟门或抹于脐腹。

【功用】用于治疗小儿疳积,瘦弱,抓耳搓眼、搓鼻子。

醋或豆豉

【用药】好醋或豆豉。

【用法】用糯米淘水取 1 杯煎汤服,或糯米煮粥服。

【功用】用于治疗鸡蛋积滞。

仙鹤草汤

【用药】仙鹤草 20 克。

【用法】上药去根及茎上粗皮,与猪肝90 ~ 120 克加水同煮熟,饮汤食猪肝。

【功用】健胃消疳。治小儿疳积。

鸡内金

【用药】鸡内金 1.5 克。

【用法】研末,开水冲服。

【功用】鸡内金用量一般为 1.5 ~ 9 克。鸡内金配伍较广,可配牛肉(切烂)120克或猪肝 50 克、使君子 9 克,或淮山药60 克,或山楂肉 10 克(炒)。或加白术30 克,或焦米 10 克共研末和白糖拌服。亦可用米酒冲服,或灶心土、茶叶煎汤送服。

山楂核

【用药】山楂核 120 克。

【用法】加冰糖少许,炒黑分为 4 包,每包煎水 1 碗和冰糖少许饮。

【功用】又方①可取山楂树根 5 ~ 6 枚,加1 汤匙赤砂糖煎服。②亦可与梅子树根适量加神曲煎服。③可把山楂炭与炒萝卜子 60 克或巴豆炭 30 克,共为细末,成人、患儿酌量用。以红白糖为引。

第十三篇

骨科疾病

跌打损伤

跌打损伤是由于跌伤或打伤所致,分为内伤、外伤。可表现为局部或者全身的疼痛、肿胀、伤筋、出血、皮肤青紫、血肿等外伤现象,也包括呼吸时内部刺痛等内脏损伤。

一枝黄花汤

【用药】一枝黄花 50~100 克。

【用法】水煎服,每日 1 剂,4~5 剂即可获愈。

【功用】消肿止痛。治胸腰伤。

葱熨方

【用药】葱白适量。

【用法】细切,杵烂,炒热,敷患处。如冷,即换。

【功用】发表,通阳。治跌仆伤损,肉破血出。

三七粉

【用药】三七粉 1 克。

【用法】用白酒适量送服,每日2~3 次。

【功用】活血散瘀,消肿定痛。治跌打损伤,瘀滞疼痛。

苏木汤

【用药】苏木 80 克。

【用法】切片,分 3 次炖服,每日 1 次。一

般性扭伤者,可将其研末,用白酒调敷患处。小儿酌减。

【功用】活血散瘀,消肿止痛。治跌打损伤属内伤者。

制香附散

【用药】姜制香附适量。

【用法】研细为散,每次服 9~12 克。

【功用】理气止痛。治跌打损伤,血凝气滞,伤处疼痛,呕吐恶血,或瘀血攻心,不能言语。

蒲黄方

【用药】生蒲黄 6 克。

【用法】空腹温酒调服,若配合外敷患处效果更好。

【功用】化瘀止痛。治跌打损伤烦闷,血肿疼痛。

土鳖虫散

【用药】土鳖虫适量。

【用法】焙黄为末,每服 3 克,黄酒送下,

早、晚各 1 次。

【功用】破血逐瘀,通络理伤。治外伤腰痛,跌打损伤疼痛。

伸筋草洗剂

【用药】伸筋草 30 ~ 60 克。

【用法】加水适量,煎汤,趁温熏洗。

【功用】舒筋活血,消肿止痛。治手足伤筋疼痛。

延胡索散

【用药】延胡索适量。

【用法】炒黄研细,每服 3 ~ 6 克,开水送服,亦可加黄酒适量送服。

【功用】活血行气止痛。治跌打损伤。

桃仁散

【用药】生桃仁适量。

【用法】去皮、炒黄、研末,每次 3 克,每日 2 次,黄酒冲服。

【功用】活血祛瘀。治外伤性胸痛。

骨碎补酒

【用药】骨碎补 120 克。

【用法】浸酒 500 克,分 10 次内服,每日 2 次;另晒干研末外敷。

【功用】活血散瘀,续筋接骨。治筋骨损伤,瘀滞疼痛。

鹿角霜散

【用药】鹿角霜适量。

【用法】焙干研粉,每次 3 ~ 6 克,每日 2

次,热黄酒送服。

【功用】行血消肿。治跌打损伤,筋骨疼痛。

浮萍外敷方

【用药】鲜大浮萍适量。

【用法】酌加冰糖捣烂,加热外敷。

【功用】凉血活血消肿。治跌打损伤肿痛。

红花炭

【用药】红花适量(视受伤面积而定)。

【用法】用 50 ~ 60 度白酒将红花拌匀,以挤压时有酒渗出为宜,用火点燃,燃烧时搅拌均匀,见红花表面变黑,无红色为宜。待温度适宜时涂于白布上,贴敷患处。如有皮肤破损,先清创再贴;如有出血者,红花一部分可延长燃烧时间,先敷于出血处,再以剩余部分涂于患处。每日 3 ~ 5 次,连续敷 2 日。

【功用】活血化瘀,消肿止痛。治跌打损伤,疗效满意。

芙蓉花敷剂

【用药】芙蓉花 50 ~ 150 克。

【用法】捣烂敷患处,每天 2 ~ 3 次。

【功用】清热消肿。治跌打损伤。

韭菜根外用方

【用药】新鲜韭菜根 240 克。

【用法】加水 3000 毫升,煎至 2500 毫升,过滤。受伤 48 小时以内,将煎液冷却后敷患处；受伤 48 小时以上，趁热熏洗或外敷患处。每次 30 分钟，早、晚各 1 次，2 天更换 1 次。

【功用】通络止痛。治外伤性肿痛。

扭伤

扭伤属外伤性疾病，多由剧烈运动或持重过度，或行走、跳跌不慎等原因扭挫关节损伤所致，以踝、腕关节以及腰部损伤为多见。临床表现为伤处肿胀疼痛，肌肤可见红、青、紫等色，压痛明显，受伤的关节、腰部活动受限。

山栀散

【用药】生山栀 30 克。

【用法】焙干研粉，用烧酒及面粉适量（或鸡蛋清 1 个及面粉适量）一起调成糊状，涂敷患处，每日换 1~2 次药，3~5 日为 1 个疗程。

【功用】清热消肿，散瘀止痛。治扭伤、跌扑损伤。对四肢扭伤肿痛尤其适宜。此方在《慈禧光绪医方选议》中有记载，光绪皇帝曾用过此方外敷。

韭菜敷剂

【用药】新鲜韭菜 250 克。

【用法】切碎，放盐末 3 克，拌匀，用小木槌将其捣成菜泥，外敷损伤软组织表面，以清洁纱布包裹固定，再将酒 30 克分次倒于纱布上，以保持纱布湿润为度。敷 2~3 小时后，取掉韭菜泥和纱布。第 2 天再敷 1 次。

【功用】通络止痛。治足踝部软组织损伤。此方外敷 1 次局部肿胀消退，疼痛减轻，敷 2 次后可痊愈。

蚤休敷剂

【用药】鲜蚤休根适量。

【用法】捣烂，以白酒调敷；另取 9 克，研末，用黄酒冲服。

【功用】消肿止痛。治急性扭伤。

土鳖虫散

【用药】土鳖虫 5 个。

【用法】去足炒研细末，分 3 次温黄酒冲服。或取土鳖虫 7 个，焙干，以白酒 30 毫升浸 1 昼夜，去土鳖虫渣，上酒分作 3

份服,每日 3 次。

【功用】活血消肿,疗伤止痛。治急性腰扭伤疼痛。

桔梗散

【用药】桔梗 30 克。

【用法】研细末,分成 2 份,每天黄酒冲服 1 份。重症者每日服 2 次,服后卧床休息,使局部微出汗。

【功用】开肺,利气。治急性腰扭伤。轻者服药 1 次,重者服药 3 次,即可痊愈。

红花炒鸡蛋方

【用药】红花 10 克。

【用法】取鸡蛋 2 个磕入碗内,加入红花搅拌均匀,用油炒熟(不加盐),1 次食用,每日 1 次。

【功用】活血化瘀止痛。治急、慢性腰部软组织扭伤疼痛。

赤小豆外敷方

【用药】赤小豆适量。

【用法】将其磨成粉,用酒调成糊,均匀地涂敷于受伤部位,厚 0.2~10 厘米,外用纱布包扎,24 小时后解除。

【功用】活血散瘀,消肿定痛。用治踝关节扭伤肿痛。一般 6 次即愈。

血竭酒

【用药】血竭 20 克。

【用法】浸泡酒精 500 毫升,取少许药液在杯中点燃后用热药酒外擦患处,并用手揉擦至局部皮肤发热,每日 1 次。

【功用】散瘀止痛。治急性腰扭伤。

白芥子散

【用药】白芥子适量。

【用法】炒黄,研为细末,每次 5 克,用黄酒送服(不会喝酒者也可用白开水送服),每日服 2 次。

【功用】通络止痛。治急性腰扭伤。

生大黄敷剂

【用药】生大黄适量。

【用法】研细末,用生姜汁调成软膏状,敷于扭伤处(厚度约 0.5 厘米),盖以一层聚乙烯薄膜,再覆以纱布,胶布固定,12~24 小时未愈者再敷。

【功用】清热凉血,祛瘀止痛。治急性腰扭伤。一般用药 1~3 次可治愈。

徐长卿炖猪骶尾骨方

【用药】徐长卿 30 克。

【用法】与猪骶尾骨 250 克加水共炖服,每日 1 剂。

【功用】行气活血,散瘀止痛。治急性腰扭伤疼痛。一般用药 2~3 剂可痊愈。

木鳖子方

【用药】木鳖子 1 个。

【用法】去壳咀嚼后吞服。

【功用】消肿散结,追风止痛。治急性腰扭伤疼痛。

硼砂散

【用药】硼砂适量。

【用法】将其放在铁勺内,置火上煅制,以灸枯为度,研为极细末备用。用时令患者仰卧,用煅硼砂末少许,点于两眼内眦及龈交穴(在上唇内,唇系带与上齿龈的相接处)。静卧4~5分钟,即自行流出眼泪。然后让患者做弯腰、转身、下蹲等动作,以活动腰部。

【功用】通络止痛。治急性腰扭伤。对落枕亦有效。一般在用药后疼痛减轻,多数病例点1~3次痊愈。

外伤性出血

外伤性出血是指被刀割伤、刺伤、辗压伤或跌打损伤等因素致血液从伤口渗出,甚至出血不止者。

五灵脂散

【用药】五灵脂适量。

【用法】研末撒于患处。

【功用】止血消瘀。治各种外伤性出血。

海螵蛸散

【用药】海螵蛸适量。

【用法】研极细末,撒敷伤处。

【功用】收敛止血。治外伤出血。

芦荟粉

【用药】芦荟适量。

【用法】研粉,外敷创面可止血。

【功用】外用有止血之功。治外伤出血。

三七散

【用药】三七适量。

【用法】将上药研末撒敷出血处。

【功用】消瘀止血。治各种外伤性出血。

煅瓦楞子散

【用药】煅瓦楞子适量。

【用法】研极细末,撒敷伤处。

【功用】收敛止血。治外伤出血。

大蓟根散

【用药】大蓟根适量。

【用法】研成极细末,外敷患处。

【功用】凉血止血,散瘀消肿。治外伤出血。此为浙江民间常用单方。

龙眼核粉

【用药】龙眼核适量。

【用法】炒枯,去外面黑壳,只用内核,入净石臼内捣成粉末,贮瓶中备用。用时,将药末适量撒于伤口上,用消毒纱布包扎固定。

【功用】止刀伤出血。治一切刀斧或其他器械所伤,皮破肉绽出血不止者。制药时忌用铁器。

铁树叶敷剂

【用药】鲜铁树叶适量。

【用法】捣烂敷患处。

【功用】清热凉血止血。治创伤出血。

跟痛症

跟痛症是由于跟骨的骨膜及周围纤维组织损伤造成无菌性炎症。常伴有跟骨骨刺,也可无骨刺。主要症状是足跟底部疼痛肿胀,常于劳累后出现。疼痛呈持续性,走路时疼痛加重。

川乌散

【用药】生川乌25克。

【用法】焙干研细末,加白酒(以粮食酒为好)调成糊状,晚上睡觉前用温水将脚洗净,把药平摊在足跟疼痛处,外以塑料纸包好,用药期间不做剧烈运动。病去即止,不可久用。

【功用】温阳散寒,祛湿止痛。治足跟痛。一般连续用药2～3次,疼痛即可消失。

威灵仙膏

【用药】威灵仙20克。

【用法】捣碎,用陈醋调成膏状备用。先将患足浸泡于热水中5～10分钟,擦干后将膏药敷于足跟,外用纱布绷带包扎。晚间休息时可将患足放在热水袋上热敷。每日换药 1 次。

【功用】祛风胜湿,通络止痛。治足跟疼痛、骨刺疼痛。

葱蜜膏

【用药】鲜葱白适量。

【用法】将其放到大火上烤熟后,再把烤干的外皮扒去,捣制成葱泥,再放入适量蜂蜜调匀,敷患处,24 小时更换 1 次。

【功用】活血化瘀,消肿止痛。治骨质增生。

川楝叶红糖膏

【用药】鲜川楝叶 30 克。

【用法】加红糖适量,混合捣烂成膏状,外敷足跟,24 小时后更换。

【功用】止痛。治足跟痛。一般用药 2~3 次疼痛消失。

夏枯草醋

【用药】夏枯草 50 克。

【用法】将其浸入食醋 1000 毫升内 2~4 小时,再煮沸 15 分钟。待稍凉后浸泡患处 20 分钟(先熏后洗),每日 2~3 次,每剂可用 2 天。

【功用】散结消肿。治足跟痛。

补骨脂散

【用药】补骨脂适量。

【用法】焙干研细末,装入 7 厘米 ×7 厘米大小的布垫内,放鞋内足跟着力处,10 天为 1 个疗程。

【功用】补肾助阳,散寒祛湿。治足跟痛。

仙人掌外敷

【用药】鲜仙人掌适量。

【用法】刮去两面的毛刺,然后剖成两片,用剖开的一面敷于足跟痛处,外用胶布固定,敷 12 小时后再换另一片。冬天可将剖开的一面放在热锅内烘 3~4 分钟,待烘热后敷于患处,一般于晚上贴敷。

【功用】行气活血,消肿止痛。治足跟痛。

川芎粉

【用药】川芎 40 克。

【用法】研细末,分装在用薄布缝成的布袋里,每袋装药末 15 克左右。将药袋放在鞋里,直接与痛处接触,每次用药 1 袋,每天换药 1 次,3 个药袋交替使用,换下的药袋晒干后仍可再用。

【功用】行气活血,祛风止痛。治足跟骨刺疼痛。一般用药 7 天疼痛减轻,20 天后疼痛可消失。

鹿茸酒

【用药】鹿茸 10 克。

【用法】将其浸入白酒 500 毫升中,放 1

周后备用。每次 10 毫升,每日 3 次,
口服。

【功用】补肾阳,益精血,强筋骨。治老
人因跟骨增生引起的足跟痛。

风湿性关节炎

风湿性关节炎是一种常见的急性或慢性结缔组织炎症,由溶血性链球菌感染引起。
临床以全身关节疼痛,局部肿胀,肢体出现环形红斑、皮下小结节为主要症状,可反复发
作并累及心脏。本病属中医学"痹证""风湿痹"范畴。

鲜芝麻叶

【用药】鲜芝麻叶 60 克。

【用法】洗净切碎,水煎服。

【功用】如冬季无叶,可改用芝麻秆。此
方同时可预防关节炎复发。

稀莶草

【用药】稀莶草 12 克。

【用法】水煎服。

【功用】主治风湿性关节炎。又方稀莶
草 9 份、甘草 1 份,共为末,每次服 6 克,
每日 3 次,温开水送服。

老鼠瓜

【用药】老鼠瓜适量。

【用法】鲜菠里克果根皮 4 份,果 1 份,共
捣成糊状(若稍干不成糊状时,可加热白

酒适量),用纱布包敷患部,15 ~ 30 分钟
后取下,每日 1 次,5 天为 1 个疗程。

【功用】本方有祛风、散寒、除湿功效,用
于治疗急、慢性风湿性关节炎。

金雀根

【用药】金雀根 50 克。

【用法】水煎服,每日 3 次。

【功用】本方治风湿性关节炎,是延边民
间常用方,其效果较好。

山药

【用药】山药适量。

【用法】药用全草,捣烂外敷,每日 1 次。

【功用】本方具有祛风除湿、活血止痛之
功效,主治风湿性关节炎、跌打损伤、骨
折等。

沙叶铁线莲根或叶

【用药】沙叶铁线莲根或叶少许。

【用法】将药加少许盐捣烂，贴于阿是穴，用胶布固定，约20分钟，局部感到热痛时立即除药，皮肤起泡后将泡刺破，用高粱泡叶适量加盐少许，捣烂，调冷开水搽患处，每日搽3次，隔7天后再按上法施治。

【功用】治疗风湿性关节炎。

鲜嫩桑枝

【用药】鲜嫩桑枝1米。

【用法】将鲜嫩桑枝剪碎，水煎服，或用酒焯水煎服。

【功用】治疗风湿性关节炎。又方治新、久四肢麻痹，桑枝1000克，水煎去渣，加冰糖500克收膏，每早服半匙，开水送下。

鲜忍冬藤根叶

【用药】鲜忍冬藤根叶90克。

【用法】水煎，分3次服。体弱者每次服30克即可。

【功用】治疗风湿性关节炎。

薜荔藤

【用药】薜荔藤60克。

【用法】清水、甜酒各半同煎，去渣加红糖30克调服。

【功用】据《江西民间草药验方》载，薜荔为桑科植物，又名"爬山虎"，能除风湿、解热毒。

蘡薁藤

【用药】蘡薁藤60克。

【用法】水酒各半煎服。

【功用】据《江西民间草药验方》载，蘡薁即野葡萄，能去湿舒痹、消肿毒。

鸡血藤

【用药】鸡血藤9～15克。

【用法】水煎服。

【功用】治疗风湿性关节炎。

鹿胆

【用药】鹿胆1个。

【用法】取鲜胆汁内服；或将胆阴干研末，兑酒服。每日1次，每次1～2克。

【功用】彝医药用鹿胆的记载，见于《医算书》。主治风湿关节疼痛或坐骨神经痛，功在祛风湿、止痛、舒筋活血。彝族民间常用此方。

鲜紫花地丁

【用药】鲜紫花地丁。

【用法】捣敷患处。

【功用】治疗风湿性关节炎。

木芙蓉叶

【用药】木芙蓉叶适量。

【用法】晒干，研末，冷茶调敷患处。

【功用】治疗风湿性关节炎。

鲜伸筋草

【用药】鲜伸筋草5000克。

【用法】炒热,作为卧垫,将痛处置于其上,用被盖好,冷则再换。

【功用】治疗风湿性关节炎。

韭菜根

【用药】韭菜根适量。

【用法】煎汤洗患处。

【功用】治疗风湿性关节炎。

白芥子

【用药】白芥子15克。

【用法】研为细末,用鸡蛋清调敷,约3小时洗去。

【功用】治疗风湿性关节炎。又方①用白芥子和生姜同研涂贴。②用白芥子与糯米饭同捣摊贴。③用芥子末、百草霜、面粉、白酒调敷,3小时后去药。④用白芥子、白芷为末,鸡蛋清调涂。⑤白芥子与松香同用。⑥单用白芥子末加香油与水调涂。以上各方均须及时去药,否则会起泡。

鲜透骨草叶

【用药】鲜透骨草叶适量。

【用法】捣如泥状,涂患处1~2小时。

【功用】治疗风湿性关节炎。局部反应皮肤红肿起泡,烧灼疼痛(似二度烫伤)。严密消毒,刺破水泡,纱布包裹7~10天痊愈。

三七草

【用药】三七草10~15克。

【用法】用块根磨水揉搽身痛处。

【功用】本方具有消肿止痛、攻坚破滞、祛风除湿之功效。临床应用三七草酊剂或糖浆剂治疗大骨节病有效,可减轻关节疼痛症状。彝医用此方治疗风湿性关节疼痛,历史久远。

鲜白毛藤

【用药】鲜白毛藤(又名寻骨风)适量。

【用法】捣汁,每次服半杯。

【功用】治疗风湿性关节炎。

山蚂蚁

【用药】山蚂蚁适量。

【用法】连巢取山蚂蚁,去泥,用白酒浸泡3日后服。每日1次,每次10毫升。

【功用】本方出自《明代彝医书》,主治风湿性关节炎、淋巴结肿等,疗效较好。

威灵仙方

【用药】威灵仙500克。

【用法】切碎,和入白酒1500毫升,放入锅内隔水炖30分钟后取出,过滤备用。每次10~20毫升,每日3~4次;或酒浸

3～7日,晒干研细末,炼蜜为丸,每丸重6克,每次服1丸,每日2次。体虚者不宜常服。

【功用】祛风胜湿,通络止痛。治关节疼痛,日久变形,或腰腿疼痛沉重,对于改善症状有一定效果。

薏苡根汤

【用药】薏苡根30～60克。

【用法】水煎服,每日2次,或代茶频服。

【功用】清热利湿。治风湿性关节炎。

虎杖猪脚方

【用药】虎杖30克。

【用法】与猪脚爪1只、米醋50毫升,共煎煮2小时后饮其汤。

【功用】活血通经,祛风利湿。治风湿性关节炎、类风湿性关节炎、骨关节炎。

白芥子散

【用药】白芥子适量。

【用法】研为细末,用食醋调成糊状,摊于布上,贴敷患处,待皮肤有烧灼感时除去。

【功用】消肿散结,通络止痛。治风湿性关节炎。

金钱草外敷方

【用药】金钱草50～100克。

【用法】用酒炒热,外敷患处。

【功用】清热,消肿,止痛。治风湿性关节炎红肿热痛。

生地汤

【用药】生地90克。

【用法】水煎服,每日1剂。

【功用】清热凉血除痹。治风湿及类风湿性关节炎关节红肿热痛。

露蜂房酒

【用药】露蜂房1整个。

【用法】放入1500毫升高粱酒中浸泡3～5天,待酒变为棕黄色时即可使用。每次饮用50毫升,开水冲服。

【功用】祛风止痛。治风湿性关节炎。

蚕沙饮

【用药】蚕沙30克。

【用法】水煎,每日3次,入热黄酒半杯同服。

【功用】祛风除湿。治风湿痹痛或麻木不仁。

萆薢方

【用药】干萆薢根15克。

【用法】与猪脊骨250克炖服。

【功用】祛风湿,利湿浊。治风寒湿痹,腰骨强痛。

川芎散

【用药】川芎500克。

【用法】研细备用，用时取本品少许，用温水或醋调成糊状，涂于纱布上敷于患处，每两天换 1 次。

【功用】活血行气，祛风止痛。治各种痹症。

乌梢蛇酒

【用药】乌梢蛇 1 条。

【用法】放入白酒 500 毫升内浸泡 7 天后，每次服 1 小杯，每日 2 次。

【功用】祛风通络。治风湿痹痛、关节屈伸不利，半身不遂。

徐长卿根方

【用药】徐长卿根 24 ~ 30 克。

【用法】与猪精肉 120 克、老酒 60 毫升加水煎成半碗，饭前服，每日 2 次。

【功用】祛风湿，止疼痛。治风湿痛。

补骨脂酒

【用药】补骨脂 60 克。

【用法】浸泡于 50 度以上白酒 500 毫升内 7 天，每次饮酒 10 ~ 20 毫升，每日 2 ~ 3 次，连服 10 ~ 20 日。

【功用】补肾助阳。治风湿痹痛。症见肢体关节肿胀疼痛，或关节肿痛，游走不定，局部不红，喜暖。

葡萄根方

【用药】葡萄根 30 ~ 60 克。

【用法】水煎服，或和猪尾骨炖服。

【功用】祛湿利水，通络止痛。治风湿性关节炎、坐骨神经痛。

苍术汤

【用药】苍术 120 克。

【用法】加水 1500 毫升煎至 500 毫升，去药渣，加蜂蜜 100 克，一次服完，取微汗为佳。

【功用】燥湿健脾，祛风湿。治各种关节炎。

鹿茸散

【用药】鹿茸 9 克。

【用法】置锅内炒干，研细末。取公鸡 1 只，去毛洗净，从肛门开口，取出内脏，将鹿茸粉放入鸡腹内，用水炖烂，不放盐，2 天内分次服完。

【功用】补肾阳，益精血，强筋骨。治各种关节炎属肾阳不足，精血亏虚者。

土茯苓方

【用药】土茯苓 500 克。

【用法】去皮，和猪肉炖烂，分数次连渣服食。

【功用】清热解毒，除湿通络。治风湿骨痛，疮疡肿毒。

生姜方

【用药】生姜 250 克。

【用法】切碎备用；取公鸡 1 只（1000 ~

1500 克），去毛洗净，去除内脏，切成小块。将生姜与鸡块一起放入瓦罐内，加入白酒 250 毫升，文火炖熟，不加油盐。2 天内分次服完，以出微汗为佳，服时避风。

【功用】祛风散寒除湿。治各种关节炎属风寒湿者。

类风湿性关节炎

类风湿性关节炎是结缔组织病中最常见的一种疾病。其病因尚未明确。通常以对称性的手、腕、足等关节肿痛、病变为多见，晚期可见关节僵硬和畸形，骨和骨骼肌肉萎缩。本病属中医学"痹证""顽痹"范畴。

金线莲猪蹄汤

【用药】金线莲 15 克。

【用法】与猪蹄炖服，2 日 1 次。

【功用】平肝固肾，祛风利湿。治类风湿性关节炎。

蚂蚁丸

【用药】蚂蚁适量。（选用膜翅目蚁总科切叶蚁科及蚁科的良种蚂蚁，如代维斯、拟黑多刺蚁及俗称的"红群"、黄惊蚁等）

【用法】烘干粉碎，制成蜜丸，每次 5 克，每日 3 次，3 个月为 1 个疗程。

【功用】补肾，通经络。治类风湿性关节炎、风湿性关节炎、阳痿、贫血等。

全蝎散

【用药】全蝎适量。

【用法】用香油炸至深黄色，研为细末。每次 2.5 克，每日 2 次，开水冲服。

【功用】通络止痛。治类风湿性关节炎属瘀血阻滞者。

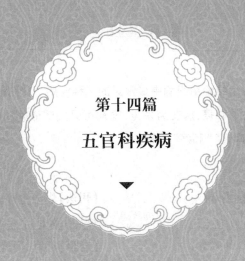

第十四篇

五官科疾病

牙痛

牙痛是牙齿疼痛的简称,口腔科常见症状之一。牙痛的原因很多,有虫蚀、外感风邪、胃火炽盛、肾虚火旺等病因病机,临床辨证大致可分为:龋齿牙痛、风火牙痛、胃火牙痛、虚火牙痛等。

花椒方

【用药】花椒2粒。

【用法】放痛处咬住。

【功用】止牙痛。

八角茴香散

【用药】八角茴香适量。

【用法】将上药研末,每用少许撒患处,每日2~3次。

【功用】止牙痛。

徐长卿根汤

【用药】徐长卿根12克。

【用法】洗净,加水1500毫升,煎至500毫升,每次30毫升,先用药液漱口1~2分钟后再咽下;亦可研末服,每次1.5克。均为每日2次。

【功用】祛风除湿,行气活血。治牙痛。

淫羊藿汤

【用药】淫羊藿12克。

【用法】研为粗末,煎汤漱口。

【功用】温肾固齿,止痛。治肾虚不固所致的牙痛、齿动,无红肿者。

荔枝核散

【用药】荔枝核适量。

【用法】将上药烧炭存性,研为末,涂搽痛处。

【功用】理气止痛。治牙痛百药不效。

露蜂房汤

【用药】露蜂房15克。

【用法】煎浓汁含漱,每天数次。

【功用】祛风止痛。治风火牙痛。

五倍子汤

【用药】五倍子15克。

【用法】煎浓汁含漱口,每天数次。

【功用】解毒。治虫牙痛。

白头翁煎剂

【用药】白头翁25克。

【用法】水煎液,频频含漱。

【功用】清热解毒,止牙痛。对牙龈红肿热痛属实热者尤其适宜。

仙人掌汤

【用药】鲜仙人掌35克。

【用法】将刺除去,加水1碗,煎10分钟左右,把汤和仙人掌同时服下,每日2次,早、晚服。

【功用】行气活血,清热解毒。治牙痛。

两面针煮鸡蛋

【用药】两面针10克。

【用法】将其与鸡蛋1个加水共煮,蛋熟后去壳再入锅煮5～7分钟,吃蛋喝汤。

【功用】祛风通络,消肿止痛。治牙痛。本品对胃痛亦有较好疗效。

芭蕉树心

【用药】芭蕉树心30克。

【用法】用淘米水一碗半,煎至1碗顿服。

【功用】本方治疗牙痛。

经霜老丝瓜

【用药】经霜老丝瓜1个。

【用法】烧存性为末,每次服3克,温开水送服。

【功用】本方治疗牙痛。

白降丹

【用药】白降丹适量。

【用法】用针把龋洞内的秽物拨净,再用米饭1粒,贴白降丹,用针扎住药头,对定龋齿咬紧抽针,牙龈麻痛半日即愈。

【功用】本方治疗牙痛。忌涎痰吞下,永不再复发。

花椒

【用药】花椒1粒。

【用法】放于龋齿上,用力咬住;或用花椒末塞入龋洞。亦可用醋煎漱口。

【功用】用于治疗龋齿疼痛。

白胡椒

【用药】白胡椒末适量。

【用法】塞入龋齿孔,或加青盐同塞。

【功用】用于治疗龋齿疼痛。

西瓜皮

【用药】西瓜皮。

【用法】将西瓜皮切成小块,浸入卤水内备用。临用时取1块放痛处咬住。

【功用】本方治疗牙痛。

牙皂角子

【用药】牙皂角子。

【用法】研末,放痛处。亦可与食盐同用。

【功用】本方治疗牙痛。

食盐

【用药】食盐适量。

【用法】擦痛处。

【功用】本方治疗牙痛。

樟脑末

【用药】樟脑末1.5克。

【用法】棉球蘸搽患齿,涎出痛即减。亦可与薄荷同用。

【功用】本方治疗牙痛。

元明粉

【用药】元明粉若干小块。

【用法】将此药小块,含于牙痛之处,药化,可徐徐吐出,如咽下喉中,亦无妨害,药尽再含。或研末塞入龋孔及齿缝中。

【功用】本方治疗牙痛。

没食子

【用药】没食子少许。

【用法】研末,塞龋牙内,半小时再上药1次,或做成丸状塞入亦可。

【功用】本方治疗牙痛。

五倍子

【用药】五倍子适量。

【用法】焙干研末,放入牙洞内,即止痛,亦可加冰片用。

【功用】本方治疗牙痛。

塞北紫槿

【用药】塞北紫槿 10~50 克。

【用法】以鲜品适量嚼汁含于口腔内数分钟后吞服,每日数次。

【功用】本方具有清热解毒、抗菌消炎、消肿止痛之功效。是彝医治疗牙痛常用方药,以风热火重之牙痛效果尤佳。亦是彝医独特的方剂之一。

石碱

【用药】石碱(即洗衣用的)。

【用法】取米粒大小1颗,塞入龋孔内,痛即可止。注意不可放于牙龈上。

【功用】本方治疗牙痛。

明矾

【用药】明矾少许。

【用法】塞龋孔内,或用棉裹咬在痛处。

【功用】本方治疗牙痛。

青矾

【用药】青矾1小块。

【用法】塞入龋洞里,每日数次。

【功用】本方治疗牙痛。又方用皂矾与白萝卜同捣,挤汁滴痛处。

石榴皮

【用药】石榴皮适量。

【用法】石榴皮不拘多少,熬成水漱口,不能咽下。

【功用】本方治疗牙痛。

雄黄末

【用药】雄黄末少许。

【用法】塞入龋孔;或用枣肉捣烂和匀捏成小丸塞进。又可用香油调匀作含剂。

【功用】本方治疗牙痛。又方①雄黄、干姜等份同用。②雄黄、高良姜等份同用。③雄黄1份、菖蒲2份,同研细撒痛处。

鲜菖蒲

【用药】鲜菖蒲 30 克。

【用法】将上药捣烂取汁,滴于患侧耳孔,1 次 2 滴,1 日数次至痛止。

【功用】本方为华北民间验方,适用于治疗神经性牙痛。

露蜂房

【用药】露蜂房适量。

【用法】焙干研末,塞入龋孔之内。亦可煎汤含漱。

【功用】本方治疗牙痛。

薄荷油

【用药】薄荷油。

【用法】棉球蘸油涂塞痛处。

【功用】本方治疗牙痛。

白芷

【用药】白芷 30 克。

【用法】研成细末,加冰片 0.6 克放入牙洞内或牙缝中。

【功用】本方治疗牙痛。

青扁柏树叶

【用药】青扁柏树叶

【用法】煎汁含漱。

【功用】本方治疗牙痛。

面碱食醋

【用药】面碱食醋适量。

【用法】将面碱研细末,放入食醋中,此时可见食醋起沫,随即将棉花蘸食醋放于龋齿上。

【功用】此方有杀菌止痛功效,对因龋齿引起的牙痛,可起到立竿见影的止痛效果,但不能治疗龋齿。

蜜蜂

【用药】蜜蜂 1 只。

【用法】取活蜜蜂 1 只,用尾刺对准肿痛处蜇人。

【功用】彝族人对蜂刺的认识,早在母系氏族社会即已有之。彝族用蜂刺治牙龈肿痛和淋巴结肿效果较好,历史悠久。此法未见其他民族有文字记载,为彝医的独特用法。

女贞叶

【用药】女贞叶 25 克。

【用法】将鲜品女贞叶口嚼细,含在患处,不吞咽。每天 2 ~ 3 次,每次含 15 ~ 30 分钟。

【功用】本方治疗风火牙痛,牙龈肿痛等症。

细辛

【用药】细辛(末)少许。

【用法】塞入痛处,或加少许冰片同用。亦可用以煎汤漱口。

【功用】本方治疗牙痛。

荞麦根

【用药】荞麦根 1 把。

【用法】水煎加红糖适量服。

【功用】用于治疗小儿牙痛。

牙齿感觉过敏症

牙齿感觉过敏症又称过敏性牙本质或牙本质过敏,是牙齿在受到外界刺激,如温度(冷、热),化学物质(酸、甜)以及机械作用(摩擦或咬硬物)等所引起的酸痛症状,其特点为发作迅速,疼痛尖锐、时间短暂。

红茶

【用药】红茶30克。

【用法】上药放入水1000毫升,煎沸几次,取下后稍温,先用其汁含漱,然后饮服,1日至少2次或多次,直至痊愈。勿半途而废。

【功用】本方主治牙本质过敏,睡前不宜服。

核桃仁

【用药】核桃仁适量。

【用法】把核桃仁放入口内反复咀嚼,每次5~10分钟,每日3次。

【功用】本方临床应用治疗牙本质过敏疗效确切。

牙龈炎

牙龈炎是指发生在牙龈组织的急、慢性炎症。牙龈是指覆盖于牙槽突表面和牙颈部周围的口腔黏膜上皮及其下方的结缔组织。牙菌斑是牙龈炎的始动因子,牙龈炎常见表现为牙龈出血,红肿,胀痛,有可能向深层发展导致牙周炎。由细菌感染、外物刺激以及食物嵌塞等均可引起牙龈炎,一般最常见的是以细菌感染为主。

蜗牛壳

【用药】蜗牛壳 15 克。

【用法】焙研为末,擦患处,每日 2 次。

【功用】本方有消炎止肿,解毒镇痛等功效。

蜜蜂

【用药】蜜蜂 1 只。

【用法】取活蜜蜂捣烂敷患处。

【功用】彝族民间习用蜜蜂治病。彝医认为蜂为性凉、攻结之物,有泻毒消肿、止牙痛之功。

两头毛

【用药】两头毛 15 克。

【用法】用鲜品揉烂嚼汁服,或以干品水煎服,每日 3 次,每日 1 剂。

【功用】本方具有清热解毒、消炎抗菌之功效。彝医用以治疗牙周炎、牙痛、腮腺炎、淋巴结核等效果满意,亦为独特用法。

鲜菊花叶

【用药】鲜菊花叶 1 把。

【用法】捣细、绞汁服,连服 2~3 次。亦可用菊花叶 1 把、糖 30 克,捣抹肿处。

【功用】用于治疗牙龈炎红肿疼痛。

马齿苋

【用药】马齿苋 1 把。

【用法】水煎服。

【功用】用于治疗牙龈炎红肿疼痛。

刀豆壳

【用药】刀豆壳。

【用法】烧存性,研末,取 3 克,加冰片 0.3 克,搽之。

【功用】用于治疗牙龈溃烂,流出臭水。

马鞭草

【用药】马鞭草 1 米。

【用法】用清水熬 1 小时,取 1 碗,每次服半碗,隔 2 小时再服。所余半碗,如未痊愈可继服 2 次。

【功用】用于治疗牙龈炎。

牛膝

【用药】牛膝 30 克。

【用法】水煎冲蜜适量内服。

【功用】用于治疗牙龈炎。

知母

【用药】知母 30 克。

【用法】水 3 小碗煎取 1 小碗,去渣煎醪糟(酒酿)服。

【功用】用于治疗牙龈炎。

苎麻根

【用药】苎麻根 30 克。

【用法】煎浓汁服。

【功用】用于治疗牙龈炎。

威灵仙

【用药】威灵仙 10 克。

【用法】水煎,口含每次 10 分钟后吐出,每日 4~6 次。

【功用】如患者疼痛难忍,可用威灵仙加水捣烂,填塞龋齿,立即止痛。

大黄

【用药】大黄 21 克。

【用法】将上药浸醋含口中,每天含 3~4 次。

【功用】用于治疗齿龈脓肿、流脓。

蒲黄

【用药】蒲黄适量

【用法】捣烂为丸置患处。

【功用】用于治疗牙龈炎。

山豆根

【用药】山豆根数片。

【用法】含于牙龈肿痛处。

【功用】用于治疗牙龈炎。

杨梅树皮

【用药】杨梅树皮适量。

【用法】水煎含服,每日 3 次。

【功用】主治牙床溃疡。

山慈菇根茎

【用药】山慈菇根茎适量。

【用法】水煎漱之。

【功用】用于治疗牙龈炎。

芝麻秆根

【用药】芝麻秆根适量。

【用法】熬水漱口,以不痛为度。

【功用】用于治疗牙龈炎。

橄榄核

【用药】橄榄核适量。

【用法】烧炭存性,敷于齿龈。

【功用】用于治疗牙龈炎。

枣核

【用药】枣核 3 个。

【用法】放瓦上烧存性,研末,抹患处。

【功用】用于治疗牙龈炎。

夏枯草

【用药】夏枯草(连根茎叶)90 克。

【用法】水煎,分数次服。

【功用】用于治疗齿龈脓肿、流脓。

曲莲

【用药】曲莲 1.5 克。

【用法】0.5 克含痛处,1.0 克用开水送服。每日 3 次,6 日为 1 个疗程。

【功用】忌酸、冷、豆类,勿空腹服药。心衰、低热、虚寒患者禁用。本方主治牙龈炎,亦可用于治疗风火牙痛、口腔炎、舌炎、扁桃体炎、咽炎、喉炎等病。

牙龈出血

牙龈出血是口腔疾病的常见症状之一,是牙龈自发性或由于轻微刺激而引起的少量出血。本病属于中医学"齿衄"范畴。多为胃经实火和肾经虚火上炎,或精气亏损、气血不足、气不摄血而成。

芦根汤

【用药】芦根60克。

【用法】水煎,去滓,代茶饮。

【功用】清热安胃生津。治牙龈出血属热者。

玄明粉

【用药】玄明粉适量。

【用法】研细末,将药末渗入患处。

【功用】治牙龈出血,可收止血的效果。

生竹茹汤

【用药】生竹茹60克。

【用法】用醋煎煮后含漱,每日多次。

【功用】清热,收敛,止血。治牙龈出血。

石榴皮汤

【用药】石榴皮适量。

【用法】煎水,漱口,不能咽下。

【功用】收敛止血。治牙龈出血不止。

栀子散

【用药】栀子适量。

【用法】炒黑,研粉,用棉球蘸药粉抹于出血部位,闭口并使颊唇紧含药棉,约10分钟后吐去棉球。如出血未止,如法再治。

【功用】清热凉血。治牙龈出血。此为名中医徐景藩介绍的经验方。

口腔炎

口腔炎是指口腔黏膜的各种炎症。多由细菌、念珠菌或病毒等所致,亦可由局部非特异性刺激引起。主要表现为口唇、舌尖、舌面、颊内或齿龈等处红肿、糜烂、溃疡、疼痛等。本病相当于中医学"口疮""口疳"等范畴。多因胃肠积热,心火上炎,或素体阴虚,虚火上浮所致。可选用清热解毒,通便泻火等方法。

玄明粉

【用药】玄明粉适量。

【用法】每次9克,冲服,空腹服,每日2次。

【功用】清心泻脾。治心脾郁火所致的疱疹性口腔炎。

黄连酒

【用药】黄连适量。

【用法】与黄酒适量同煎,时含呷之。

【功用】清心泻火。治口舌生疮。

羚羊角粉

【用药】羚羊角适量。

【用法】每次0.5克,连续服用4次。

【功用】清泻肝热。治口疮。

柿蒂汤

【用药】柿蒂5~6个。

【用法】用300毫升水,熬到水剩半量为止,漱口,每日2~3次。

【功用】温中下气。治口腔发炎。

山药汤

【用药】山药20克。

【用法】水煎,加冰糖30克,分早、晚2次服,每天1剂。

【功用】补脾胃,益肺肾。治溃疡性口腔炎。

儿茶散

【用药】儿茶适量。

【用法】研极细末,涂搽患处,每日2~3次。

【功用】收湿敛疮生肌。治口疮。

珍珠层粉

【用药】珍珠层粉适量。

【用法】取上药1克口服,每日3次。另外以少许珍珠层粉撒于溃疡面上。

【功用】生肌敛疮。治口腔溃疡。用药1天红肿明显减轻,3天内溃疡全部愈合。

大青叶

【用药】大青叶适量

【用法】取汁洗。

【功用】本方主治口疮。

头发

【用药】头发适量

【用法】烧灰,猪油调搽患处。

【功用】本方主治口疮。

旋覆花

【用药】旋覆花(煅存性)适量。

【用法】研末香油调搽。

【功用】本方主治口疮。

枯矾

【用药】枯矾6克。

【用法】加蜂蜜涂,或用矾末3克、冰片0.3克同研搽患处,或用白矾泡水漱口。

【功用】用于治疗口疮。

黄连

【用药】黄连。

【用法】研细末,每次服1.5~2.1克,蜜水调服。

【功用】用于治疗口疮。

柿饼霜

【用药】柿饼霜适量。

【用法】涂患处。

【功用】本方主治口疮。又方柿霜6克、薄荷3克、冰片0.9克,同研涂。

杉木细梗

【用药】新鲜杉木细梗1条。

【用法】猛火烧其上端,末端即有白色之浆流出,取浆涂患处,数日即见效。

【功用】本方主治口疮。

大黄汤

【用药】生大黄9~24克。

【用法】煎取药液150~500毫升(每剂最多使用2天)供漱口、湿热敷或洗涤用,每日4~6次。

【功用】清热解毒,泻下通便。治一般金黄色葡萄球菌感染的口腔炎、口唇溃疡、皮肤毛囊炎、头部疖肿等炎性疾病。

黄柏

【用药】黄柏3克。

【用法】水煎服。

【功用】本方主治口疮。

生甘草

【用药】生甘草3克。

【用法】每日用甘草煎水拭新生儿口腔,并小量吞下亦可。

【功用】用于预防口疮。

土大黄

【用药】土大黄60克。

【用法】水煎服或每次10克泡茶饮。

【功用】本药又名羊蹄、牛西西,青海民间称"鼻拉塔"。该药主治口疮、牙龈肿痛,对各种血证亦有效。

竹制蒸笼水

【用药】竹制蒸笼水适量。

【用法】取家庭竹制蒸笼做饭时的蒸笼水适量,放凉备用。用消毒棉签蘸水擦洗患处,每日3~4次。

【功用】本方主治虚火上炎型口疮。

梧桐子

【用药】梧桐子适量。

【用法】烧存性,研末,茶油调搽。

【功用】本方主治口疮。

蔷薇根

【用药】蔷薇根(冬取根,夏取茎叶)适量。

【用法】煎浓汁,含漱,吐出,每日 6~7 次。

【功用】用于治疗口疮。又方蔷薇叶焙干研末,每 3 克加冰片 0.3 克同研搽患处。

百草霜

【用药】百草霜 9 克。

【用法】加蜂蜜调搽。

【功用】用于治疗口疮。

地五泡藤

【用药】地五泡藤 30 克。

【用法】取地五泡藤叶捣碎,研为细末,用菜油调敷患处。

【功用】本方具有解毒生肌的功效,主治口疮。本法简便易行,安全有效。

桂花

【用药】桂花 3~5 朵。

【用法】晾干研为细末,取一节麦秸制成管状,摄取花粉少许吹入口腔溃疡处。

【功用】治疗口腔溃疡。此系民间验方,经大量临床应用得以验证,效果满意。一般用药 4~5 次即愈,重者用药 13~14 次收效。

地骨皮

【用药】地骨皮枝芽 30 克。

【用法】鲜芽切细,调鸡蛋 2 个,植物油

煎,加少许盐;1 次服完,连服 3 天。

【功用】上药服法适用于口舌热疮、口苦、眼干涩。

茵陈蒿

【用药】茵陈蒿 30 克。

【用法】取上药泡开水 250 毫升,轻者每日漱口数次,重者代茶饮,每日 3~4 次。

【功用】本法对单纯性口腔黏膜溃疡效果较好,临床治疗 43 例,均获满意疗效,溃疡面 3~4 天即愈合。

花椒

【用药】花椒 3 克。

【用法】将其研末,加适量酸木瓜醋拌匀,温开水送服。每日 1 次,每次 3 克。

【功用】本方具有敛疮生肌、拔脓解毒、抗菌消炎之功效。彝医应用广泛,治疗口腔溃疡效果好,亦是彝医的独特验方。

生蒲公英

【用药】生蒲公英 30 克。

【用法】水煎服。

【功用】主治口疮。

茵陈蒿汤

【用药】茵陈 30 克。

【用法】加开水 250 毫升浸泡取液,轻者每天漱口数次,重者代茶饮,每天 3~4 次。

【功用】清热利湿。治口疮。

鸡肫皮散

【用药】鸡肫皮数个。

【用法】用夹子夹住,在酒精灯上直接烧至焦黑,放在干净白纸上,待冷后研极细末,贮于小瓶中。用时先漱口,以少量鸡肫皮炭粉敷患处,药后30分钟再进食、饮水。每日2~3次。药粉经唾液混合后,可以含后咽下。

【功用】健脾消食,敛疮。治屡发而伴有消化不良的口腔溃疡,无明显红、痛者。此为名中医徐景藩介绍的经验方。

吴茱萸汤

【用药】吴茱萸适量。

【用法】煎汤洗脚,每次30分钟,每日2~3次。或研末,醋调贴脚心(涌泉穴),每日睡前贴,晨起去掉。

【功用】引热下行。治口疮。

蒲公英汤

【用药】鲜蒲公英125克。

【用法】煎浓汁漱口兼内服,每日4次。

【功用】清热解毒消痈。治复发性口炎。

生蒲黄粉

【用药】生蒲黄10克。

【用法】将消毒棉签用水浸湿后,蘸生蒲黄涂在口腔溃疡面上,每日3次。

【功用】祛瘀止血。治口腔炎。

女贞嫩叶汁

【用药】女贞嫩叶3~4片(或适量)。

【用法】将其用凉开水洗净,嚼烂含漱5分钟咽下,每日3次;或将上药适量捣烂取汁,用药棉浸汁后敷于溃疡上,10分钟后吐去,每日3次。均连用3天。

【功用】滋补肝肾。治复发性口腔炎。

泽漆汤

【用药】泽漆(干品)30克。

【用法】加水250毫升煎煮15分钟,过滤取汁100毫升,待温口服,早、晚各1次;或用新鲜泽漆40克,加水200毫升,煎煮10分钟,过滤取汁100毫升,待温口服,早、晚各1次。

【功用】清热解毒,行水消痰。治复发性口疮。

仙鹤草煎剂

【用药】仙鹤草根(干品)30克。

【用法】水煎15分钟,漱口并内服。每天2次,5天为1个疗程;或以上药研末吹入口腔内,每日4~5次,3天为1个疗程。

【功用】收敛止血,解毒消肿。治小儿和不愿口服药物者之口腔炎。

海螵蛸散

【用药】海螵蛸适量。

【用法】研细粉,撒于患处,每日3次。

【功用】收涩敛疮。治口腔炎。

灯芯草散

【用药】灯芯草(干品)15克。

【用法】将灯芯草放入生铁小平锅内,放

在火上烧,直到锅内药物焦黄或黑但未燃着为度,取出研末,涂抹患处,每天2次。

【功用】清心降火。治口腔炎。一般用1～2次可愈。

旱莲草汁

【用药】鲜旱莲草1把(30～50克)。

【用法】用干净纱布包好,捣烂取汁,将药汁涂于患处。

【功用】滋补肝肾。治复发性口腔炎。

绿豆鸡蛋饮

【用药】绿豆适量。

【用法】将其浸泡10多分钟后煮沸1～5分钟,取绿豆汤冲鸡蛋花(鸡蛋1个,打散)饮用,每天早、晚各1次。

【功用】清热解毒。治口腔炎。一般3天即愈。

白术醋

【用药】白术50克。

【用法】浸泡于食用白醋100毫升中,7日后取液备用。用时以白醋液外涂患处,每日3次,

【功用】健脾除湿。治复发性口疮。

凤凰衣

【用药】凤凰衣适量。

【用法】取上药贴患处,每日换2次。

【功用】养阴,清肺,敛疮。治口疮,溃疡不敛。

蚕沙汤

【用药】蚕沙15～60克。

【用法】煎汤代茶饮。

【功用】化湿逐浊,引浊邪下行。治口腔溃疡。此为浙江嘉兴一带民间流传的验方。

露蜂房散

【用药】露蜂房适量。

【用法】研细末,每次服2克,每日3次,一般3～7天即愈。

【功用】解毒止痛,敛疮。治口腔溃疡、口腔炎。

明矾汤

【用药】明矾10克。

【用法】加凉开水200毫升,待溶解后备用。每次取15～20毫升,漱口2～3分钟,每天3～5次。

【功用】燥湿,解毒。治口疮。一般3～7天即可痊愈。

肉苁蓉散

【用药】肉苁蓉300克。

【用法】研末,每次10克,每天3次,温开水送服。

【功用】补肾阳,益精血,润肠道。治复发性口腔溃疡属肾阳虚者。

核桃壳煎剂

【用药】核桃壳150～200克。

【用法】清水浸泡30分钟,武火煮沸后用

文火再煎30分钟,取汁口服,每天1剂,分3次服完。

【功用】清热解毒敛疮。治复发性口腔溃疡,灼热疼痛。

口 臭

口臭是指口中时有秽浊臭气。口臭既可以是内脏失衡的反映,也可以是口腔、鼻腔疾病(如蛀牙、鼻窦炎)的表征。中医认为本症多由胃肠不清,浊气上逆,或因胃火偏盛,或因胃中虚火上蒸所致。

公丁香

【用药】公丁香1~2个。

【用法】时时含之。

【功用】芳香健胃,除口臭。治口臭。

芦根冰糖汤

【用药】芦鲜根30~60克。

【用法】加冰糖适量,水煎服,每日1剂。

【功用】清热除烦,生津止渴。除口臭。

冬瓜子红糖汤

【用药】冬瓜子30克。

【用法】加红糖适量,捣烂,开水冲服。

【功用】化浊气为清气。除口臭。

藿香饮

【用药】藿香适量。

【用法】洗净煎汤,时时噙漱,亦可用开水冲泡代茶饮用。

【功用】芳香化湿,除口臭,治口臭。此单方在《医学摘元》中有记载。

老丝瓜汤

【用药】鲜老丝瓜1根。

【用法】将其洗净,连皮切段,加水煎煮30分钟后放盐,再煮30分钟即成,每日服2次。

【功用】清热洁齿,除口臭。治口气热臭。

柚子汤

【用药】柚子适量。

【用法】煎汤饮之,或吃柚子肉。

【功用】消食健脾,醒酒解秽。可除饮酒口臭。

白芷散

【用药】白芷适量。

【用法】焙干研末,饭后服3克,白开水

送下。

【功用】芳香解秽，可除口臭。此为名医蒲辅周常用验方。《百一选方》有用此单方治"口齿气臭"的记载。

荔枝肉

【用药】荔枝肉1~2枚。

【用法】每晚临睡时口含之，次晨吐去，连用7天即可见效。

【功用】芳香解秽，可除口臭。此单方在《集简方》中有记载。

黑枣

【用药】黑枣适量。

【用法】食大蒜时，先食黑枣数枚。

【功用】健脾和胃。可减轻食蒜口臭。

砂糖

【用药】砂糖适量。

【用法】食韭菜后，嚼砂糖或饮砂糖水。

【功用】润肺健脾。可消除食大蒜、韭菜所产生的口臭。《随息居饮食谱》谓：

"砂糖点浓汤饮，治中虚脘痛，食鱼蟹不舒，啖蒜韭口臭。"

醋

【用药】好醋适量。

【用法】食大蒜后，呷好醋1口。

【功用】开胃消食。可消除食蒜口臭，使齿颊生芳。

连翘丸

【用药】连翘适量。

【用法】研末糊丸，食大蒜、韭菜之后，用清茶送服6~9克。

【功用】化浊气为清气。可消除食大蒜、韭菜之口臭。《赤水玄珠》有用此单方治啖蒜韭口臭的记载。

桂花饮

【用药】桂花6克。

【用法】将其浸泡在蒸馏水500毫升中，24小时后漱口用。

【功用】温肺化饮，芳香除口臭。

扁桃体炎

急性扁桃体炎是指扁桃体的急性炎症，多在机体抵抗力降低时感染细菌或病毒所致，以起病急、咽痛为主要特点，伴有畏寒、发热、头痛等症状。检查时扁桃体明显充血、肿大，甚至可见到脓性分泌物。本病相当于中医学"乳蛾"的范畴。发于单侧的称"单蛾"，发于双侧的称"双蛾"。

蝌蚪

【用药】蝌蚪3只。

【用法】鲜品生吃或捣绒外敷。每日1剂。

【功用】彝医药用蝌蚪见于《明代彝医书》。其性寒而味苦咸,具有清泻火毒、开喉通结之功效。本方治疗扁桃体肿大、扁桃体炎、咽喉糜烂等,疗效可靠。

山慈姑

【用药】山慈姑适量。

【用法】研细末,米泔水调服,成人每次服9克,患儿酌减。

【功用】用于治疗慢性扁桃体炎。

荔枝草

【用药】鲜荔枝草50克。

【用法】每日1剂,水煎服。

【功用】本方治疗急性扁桃体炎及咽喉肿痛,有非常显著的效果,1剂见效,2~3剂即可痊愈。荔枝草分布广,易采集,生长季节为冬、春和初夏。随采随用。

千里光

【用药】千里光60克

【用法】每天1剂,煎2次,每次煎30分钟,分2次内服。

【功用】用于治疗急性扁桃体炎。禁忌辛辣食物。一般2~3天治愈。

唐松草

【用药】唐松草50克。

【用法】以上药研末,吹末于扁桃体上;或用本品15克水煎服,每日服3次,每日1剂。

【功用】本方乃凉山地区彝医治疗喉疾,即咽炎、喉炎、扁桃体炎的有效方剂,具有清热、解毒、消炎的功效,汉医未载此法。

一枝黄花

【用药】一枝黄花15克(鲜品加倍)。

【用法】水煎代茶饮,每日1剂。另用鲜一枝黄花适量,捣烂绞汁,加食盐、醋少许拌匀,含咽。

【功用】此法治疗急性扁桃体炎,经济方便。

天萝水

【用药】天萝水适量。

【用法】每次服2酒杯,约60克,加开水和服。

【功用】取天萝水法,霜降以后择粗大丝瓜藤约在近根33厘米处剪断,然后将两个断头均插入大口瓶中,则分别有水流出,收贮备用。剪断1株,可得水500克。

怀牛膝根

【用药】怀牛膝根(即臭花娘子草)适量。

【用法】捣汁,服1小杯,不愈,再服1小

杯。又可煎汤作含漱剂，或研末作吹药用。

【功用】用于治疗急性扁桃体炎。

蒲公英

【用药】蒲公英 15 ~ 30 克。

【用法】米泔水或清水煎服。

【功用】用于治疗急性扁桃体炎，颈部淋巴结肿。

猪胆

【用药】猪胆 1 个。

【用法】取鲜胆汁兑水含漱口腔，每日数次。或内服猪胆（鲜干均可）。每日 1 次，每次服 1 克。

【功用】本方具有解毒消肿、清热润燥之功效。彝族常用其治咽喉肿痛，疗效较好。

土牛膝根

【用药】鲜土牛膝根 30 ~ 60 克。

【用法】捣汁徐徐咽下，或入煎剂服。又可煎汤熏患处或漱口，或研末加冰片吹喉，如果捣汁单服，服后往往能吐出痰涎。孕妇忌服。

【功用】用于治疗扁桃体周围脓肿。

合欢花

【用药】合欢花(又名绒线花)9 ~ 15 克。

【用法】水煎加白糖 6 克，待稍凉徐徐服。

【功用】用于治疗扁桃体周围脓肿。

皂角刺

【用药】皂角刺 15 克。

【用法】煎沸，盛入茶具，患者张口近之，熏其热气，移时再煎再熏，则痈肿自破；或用皂角子 1 枚，研末加冰片少许，吹患处。

【功用】用于治疗扁桃体周围脓肿。

旱莲草

【用药】旱莲草适量。

【用法】将上药捣烂取汁，加少许蜂蜜调匀涂患处，每日 1 次。

【功用】本方具有清热解毒、抗炎消肿之功效。

藕节

【用药】藕节适量。

【用法】将藕节放入盐缸半个月后即可用，同时切片含服。

【功用】本方有消炎作用。

淫羊藿

【用药】淫羊藿 20 克。

【用法】将淫羊藿置锅内以文火焙焦后，加糖水 150 ~ 200 毫升，拌匀焙干。再加水 400 毫升，煎至 350 毫升左右，稍凉即服。一般服药 1 次即可，未愈者可加服 1 次。临床症状较重者，可先呷服米醋 20

毫升,10 分钟后服药。

【功用】用本法 2 次无效者,改用他法。

急性咽喉炎

　　急性咽喉炎包括急性咽炎、急性喉炎。急性咽炎是咽黏膜、黏膜下组织的急性炎症,以咽痛、咽痒、咽干,咽部有异物感、痰黏感,刺激性干咳为特征,属中医学"急喉痹"范畴。急性喉炎是喉腔黏膜特别是声带黏膜的急性炎症,以喉痛及声音哑甚至失声为特征,属中医学"急喉瘖"范畴。两者为上呼吸道感染的一部分,常同时并发,故临床通称为急性咽喉炎。本病多由内有郁热,复感外邪,内外夹攻于咽喉所致。治疗时,宜选用疏风解表、泻热解毒、清热利咽等方法。

芒硝

【用药】芒硝 4 克。

【用法】将其放入口中含化,随着唾液缓慢咽下,每小时 1 次。

【功用】泻热解毒,散结消肿。治急性咽炎。

白矾散

【用药】白矾 15 克。

【用法】将其放入干锅制成枯矾,研细末,取适量用管吹入喉部,2 ~ 3 次即愈。

【功用】化痰饮,通壅塞。治咽炎。

三七茶

【用药】三七 1 ~ 3 克。

【用法】切成小碎块,开水泡当茶饮。

【功用】散瘀止血,消肿定痛。治急性咽喉炎。

桑叶汤

【用药】桑叶 9 ~ 15 克。

【用法】水煎服。

【功用】疏风清热。治咽喉红肿、牙痛。

生葶苈子

【用药】生葶苈子 6 ~ 10 克。

【用法】将其去壳扬净,每天早、晚用白开水送服。15 岁以下和 50 岁以上者每次 6 克,16 ~ 49 岁每次 10 克。

【功用】泻肺,除痰。治急性咽喉炎。

鲜芝麻叶

【用药】鲜芝麻叶 6 片。

【用法】洗净,嚼烂慢慢吞咽,每日 3 次,每次 6 片叶,连服 3 天。

【功用】泻热解毒。治急性咽喉炎。

无花果散

【用药】鲜无花果适量。

【用法】晒干,研末,吹喉。

【功用】清热解毒利咽。治咽喉痛。

络石藤汤

【用药】络石藤 60 克。

【用法】切段,以水 500 毫升煮取 250 毫升,去滓,慢慢咽下。

【功用】凉血消肿。治喉痹咽塞,咽喉肿痛。

射干汤

【用药】射干 10～20 克。

【用法】煎浓汁,每次服 100 毫升,每日服 2 次。

【功用】清热解毒,消痰利咽。治咽肿痛。一般 1～3 天即获显效。《圣济总录》有用射干水煎加蜂蜜服,治"喉痹"的记载。

甘草汤

【用药】甘草 6 克。

【用法】加水 600 毫升,煮取 300 毫升,去滓。每次温服 150 毫升,每日 2 次。

【功用】清热解毒。治咽痛,兼治舌肿。《伤寒论》有单用甘草治"少阴病二三日,咽痛"的记载。

藕节

【用药】生藕节数枚。

【用法】去毛洗净,放食盐中贮存 2 周以上。用时取出藕节,开水洗后放口中含服,每次 1 枚,每日 2 次。

【功用】凉血利咽。治急性咽喉炎。少则含服 1 枚,多则含服 4 枚病愈。

桔梗汤

【用药】桔梗 60 克。

【用法】水煎,早、晚 2 次分服,每天 1 剂。

【功用】开宣肺气。治急性咽喉炎。一般用药 1～2 剂即可见效。

荸荠汁

【用药】荸荠适量。

【用法】洗净去皮,捣烂取汁,以汁漱喉,徐徐咽下,每日数次。

【功用】清热利咽,凉血利膈。治咽喉肿痛。一般用药 1～2 剂即可见效。

马勃汤

【用药】马勃 3～6 克。

【用法】布包煎,每日 2 次。

【功用】清肺利咽。治咽喉肿痛,对咽红干痛者尤其适宜。

山豆根

【用药】山豆根适量。

【用法】用醋磨汁噙之。病重不能言者，频以鸡翎扫入喉间，引涎出。

【功用】清热解毒，利喉消肿。治咽喉炎喉中发痈，红肿疼痛。

细辛散

【用药】细辛5克。

【用法】焙干研细末，加少量食醋调成糊状，敷于脐部，外用伤湿膏固定，夜敷晨取，连贴4次。

【功用】引火归元。用于防治喉痹疗效颇佳。

射干膏

【用药】射干根150克。

【用法】加入猪油300毫升中，文火煎至射干焦黄，去渣冷却成膏。每次1匙，每日4~5次，含服。

【功用】清热解毒，消痰利咽。治急、慢性单纯性咽喉炎。《外台秘要》有用此单方治"伤寒热病，喉中痛，闭塞不通"的记载。

木蝴蝶茶

【用药】木蝴蝶3~6克。

【用法】沸水冲泡，加冰糖适量代茶饮，每日1~2剂。

【功用】清热利咽。治咽喉肿痛。

慢性咽喉炎

慢性咽喉炎包括慢性咽炎、慢性喉炎。慢性咽炎是指咽部黏膜慢性充血或增厚或萎缩，主要症状特点是咽部异物感，痒而作咳，声音或嘶哑或变调，属中医学"慢喉痹"范畴。慢性喉炎是喉腔黏膜及声带弥漫性血肿，以长期声嘶，喉部干燥，有黏痰不易咳出为特征，属中医学"慢喉瘖"范畴。两者常由急性咽炎或急性喉炎治疗不彻底转化而来。因常同时见到，故临床通称为慢性咽喉炎。

苦玄参

【用药】苦玄参（又名控山来）2叶片。

【用法】鲜、干品均可，采回阴干，每日取1~2叶泡水，代茶饮。

【功用】本方在布朗、佤、傣等民族中广泛应用，对各种炎症，诸如咽喉肿痛、扁桃体炎、口舌生疮、风热感冒，均有良好疗效，还具有解除疲劳、增进饮食之功效。

虎掌草

【用药】鲜虎掌草30克。

【用法】水煎1小时，每剂分2次服。

【功用】本方可清热解毒，对于喉炎有较好疗效。

经霜丝瓜

【用药】经霜丝瓜1条。

【用法】切碎，泡开水服。

【功用】用于治疗慢性喉炎。

硼砂

【用药】硼砂1小块。

【用法】放口内含化。

【功用】用于治疗慢性喉炎。

萝卜幼苗

【用药】萝卜幼苗60克。

【用法】浓煎服。亦可改用陈萝卜缨15克，水煎服。

【功用】用于治疗慢性喉炎。

雪梨

【用药】雪梨2~3个。

【用法】去皮捣汁或磨成浆饮。

【功用】用于治疗急性喉炎，咳嗽声哑。又方①梨汁加入橘皮汤中服。②雪梨1个去核，填入川贝母末3克，加蜜30克，同蒸服。

蚯蚓

【用药】蚯蚓1条。

【用法】将蚯蚓（白颈者为佳）捣烂，以开水冲，沉淀后除去泥，冷饮服，每日1剂。

【功用】本方有清热、凉血、散肿之功效，适用于治疗咽喉发炎红肿，饮食难进等症。服本方后应避风，忌食鸡肉。

地骨皮

【用药】地骨皮60克。

【用法】水煎服。

【功用】用于治疗喉头炎。

藕节

【用药】藕节适量。

【用法】用盐腌过，干后嚼汁咽下。

【功用】用于治疗喉头炎。

诃子

【用药】诃子1个。

【用法】含口内，慢慢嚼咽其汁。

【功用】用于治疗慢性喉炎，声哑不能言。又方诃子与甘草、白糖同炖服。

大乌梅

【用药】大乌梅5枚。

【用法】打碎，开水冲或炖服。

【功用】用于治疗慢性喉炎。

白菊花

【用药】白菊花9克。

【用法】煎汤代茶喝。

【功用】用于治疗急性喉炎,喉痛咳嗽。

余甘子

【用药】余甘子 30 克。

【用法】嚼服或水煎服,每日 1 剂。

【功用】本方具有清热消肿之功效,对喉炎有较好疗效。

天门冬

【用药】天门冬(去皮抽心)10 余个。

【用法】嚼碎慢咽。

【功用】用于治疗急性喉炎,喉痛咳嗽。

甘草

【用药】甘草 50 克。

【用法】采其根、茎,洗净,切片晒干备用。水煎口服或当茶泡饮。每日 1 剂。

【功用】本方治疗急慢性喉炎、扁桃体炎,效果良好,曾治愈 20 余例。本方当茶泡饮,长期服用有护喉作用。

咽异感症

咽异感症又称咽部神经症,是患者自觉咽喉中有异常感觉,检视咽喉,并无异常的一种病症。临床表现为自觉咽喉中有异常感觉,如有物梗,咯之不出,吞之不下,不疼不痛,不妨碍饮食,其症状每随情志之波动而变化,时轻时重。

泽漆汤

【用药】鲜泽漆 6 克。

【用法】加水 200 毫升,文火煎至 100 毫升,纳白糖适量矫味,少量频服,每日 1 剂。

【功用】化痰散结消肿。治痰气交阻之咽异感症。

玫瑰花茶

【用药】玫瑰花适量。

【用法】阴干,每次 5 克,冲开水代茶饮。

【功用】疏肝解郁。治咽异感症。

威灵仙汤

【用药】威灵仙 30 克。

【用法】水煎服。

【功用】宣壅通滞,除骨鲠。治咽异感症。

厚朴花汤

【用药】厚朴花 9 克。

【用法】水煎代茶,频服。

【功用】行气宽中,开郁化湿。治咽异

感症。

佛手汤

【用药】佛手 150 克。

【用法】加水 600 毫升,煎至 300 毫升。

每次 20 毫升,每日 4 次,慢慢服下。

【功用】疏肝解郁,理气化痰。治痰气交阻之咽异感症。

骨鲠

骨鲠是指鱼骨或其他骨类鲠于咽喉或食管,以致咽喉疼痛,影响吞咽。若用内服疗法无效者,应及时配合使用其他疗法或行手术治疗。

威灵仙汤

【用药】威灵仙 30 克。

【用法】加水 2 碗,煎成 1 碗。于 30 分钟内慢慢咽完,每日 1~2 剂。

【功用】宣壅通滞。治骨鲠咽喉及食管。骨鲠合并食管感染者,需在医生指导下酌情加用抗生素。

橘皮

【用药】橘皮适量。

【用法】常含橘皮即下。

【功用】行气化痰,降逆止呕。治鱼骨鲠在喉中。本方出自《太平圣惠方》。

橄榄汤

【用药】橄榄 15 克。

【用法】打碎,加水 600 毫升,煎至 400 毫

升,每隔 30~60 分钟吞咽药液 1 次,每次服 20~60 毫升。

【功用】清肺利咽。治鱼骨鲠喉。

生龙骨汤

【用药】生龙骨 30 克。

【用法】温开水 50~60 毫升冲服;小儿 1 次 15 克,用温开水 30~40 毫升冲服。未愈者可立即重服 1 次。

【功用】软坚散结。治骨鲠。

鸡内金散

【用药】鸡内金 6 克。

【用法】炒焦,研为细末,分 2 次吞服。

【功用】健胃消食。治诸骨鲠咽。

饴糖

【用药】饴糖适量。

【用法】取饴糖 1 块,如鸡蛋黄大小,吞服。

【功用】缓急止痛。治诸鱼骨鲠在喉中。此单方在《圣济总录》一书中曾记载。

淫羊藿汤

【用药】淫羊藿 15 ~ 20 克。

【用法】将其置于锅内,以文火焙焦后,洒入饱和糖水(白糖、红糖均可)150 ~ 200 毫升,拌匀焙干。再加水 400 毫升,煎至 350 毫升左右,稍凉即服。一般服药 1 次即可,未愈者可加服 1 次。临床

症状较重者,可先呷服米醋 20 毫升,10 分钟后服药。若连续几次应用本法无效者,应及时配合使用其它疗法或行手术治疗。

【功用】治骨块鲠食管。

人指甲散

【用药】人指甲 1 克。

【用法】置铁片上焙至焦黑,研成细末,吹喉部。

【功用】化骨。治骨头鲠喉。此单方在《中国动物药》一书中有记载。

声音嘶哑

声音嘶哑俗称哑嗓子,就是嗓音变粗、沙哑,甚至说不出话来。常见病因大多是由于过度发音,长时间讲话,高声喊叫,长时间啼哭,或者用声不当,经常烟酒刺激所引起的声带息肉、声带小结、慢性喉炎等。另一类是急性咽喉炎,常因感冒发热后出现,伴有喉痛、吞咽痛。

半夏米醋蛋清方

【用药】半夏 15 克。

【用法】加水 400 毫升煎 20 分钟去渣,加米醋 20 毫升,半冷后加鸡蛋清 2 个搅匀,徐徐含咽,每日 1 剂。

【功用】化痰散结。治突发性音哑。

蜜姜米

【用药】鲜生姜 200 克。

【用法】洗净,切碎如大米粒,置于容器内,加蜂蜜适量,以淹没姜米为度,拌匀后加盖放阴凉、通风处备用。用时取蜜姜米半匙,口含缓缓吞咽,始感蜜甜,渐

至姜辣,待蜜味将尽,姜辣缓减后,则嚼细吞食,每日 3~5 次,至咽喉爽利、发音正常为止。

【功用】利咽喉。凡咽喉不利,声音不扬,发音困难,或声音嘶哑者,无论新久,皆可服食。服药期间,凡烟、酒、醋、醪糟绝对禁食,少食辣椒、大蒜、花椒及葱、薤等。

罗汉果茶

【用药】罗汉果 1 个。

【用法】将其打碎,用沸水泡,代茶饮,徐徐咽下。

【功用】清肺化痰,润喉。治失音、咽喉疼痛。

椿皮汤

【用料】鲜椿白皮(刮去粗皮)45~50 克。

【用法】水煎,取汁,放入 1 汤匙糖(有热象者用白糖,有寒象者用红糖),搅匀饮服,每日 2 次。

【功用】清热燥湿,治失音。一般服2~3

剂可愈。对肺热津伤、肺气耗散、声带充血所致的失音尤宜。

血余炭

【用药】血余炭 3 克。

【用法】晨起开水或淡盐水冲服,7~10 天为 1 个疗程。

【功用】治功能性失音。

蝉蜕冰糖汤

【用药】净蝉蜕(去足土)18 克。

【用法】加少许冰糖,以白开水泡之代茶饮,每日 1 剂。

【功用】疏风散热,清利咽喉。治外感、情志忧悲等所致的猝然失音或声音嘶哑。一般服2~3 剂即愈。

鲜苍耳根茎汤

【用药】鲜苍耳根茎 250 克。

【用法】洗净,加水 1000 毫升,煎沸 20 分钟即可,加食盐少许调味,每日 1 剂,代茶频饮。

【功用】止咳清咽。治咳嗽失音。

鼻炎

　　鼻炎是指鼻腔黏膜出现炎症,一般包括急性鼻炎、慢性鼻炎、萎缩性鼻炎、过敏性鼻炎。其临床主要表现为鼻塞、鼻痒、喷嚏、流涕、嗅觉障碍及头痛。急性鼻炎是鼻腔黏膜的急性炎症,主要由南鼻病毒、流感病毒等引起,通常称为伤风或感冒。慢性鼻炎临床上分慢性单纯性鼻炎和慢性肥厚性鼻炎,是鼻腔黏膜的慢性炎症,常由急性鼻炎反复发作或治疗不彻底引起,相当于中医"鼻室"。萎缩性鼻炎病因目前仍然不明,相当于中医"鼻藁""臭鼻症"。过敏性鼻炎是由于机体对某种物质过敏而引起,属变态反应性疾病。

蒺藜

【用药】蒺藜 30 克。

【用法】捣碎,水煎服。

【功用】主治慢性鼻炎、鼻窦炎。

藕节

【用药】鲜藕节适量。

【用法】捣汁,仰头滴鼻孔中。

【功用】主治慢性鼻炎、鼻窦炎。

青苔

【用药】青苔(鲜者)适量

【用法】用小刀从潮湿处刮下青苔装干净瓶内,后用消毒纱布包药卷成小条,放入鼻孔内,交替塞,每 3 ~ 4 小时更换 1 次,一般 5 天即愈。

【功用】主治慢性鼻炎、鼻窦炎。初时鼻塞加重,嗅觉丧失 1 天左右,第 3 天患者可闻到清凉味,随即打喷嚏、流涕、鼻塞症状减轻。第 4 ~ 5 天鼻塞消失,鼻翼无压痛而痊愈。鼻窦炎需 10 ~ 15 天痊愈。

紫皮大蒜

【用药】紫皮大蒜适量。

【用法】取汁过滤,以生理盐水配成 40% 溶液或以甘油配成 50% 溶液。先将患者鼻腔痂皮抹净,用小棉球浸透药液放入鼻腔内,约 3 小时后取出,每日 1 次,10 日为 1 个疗程。

【功用】主治萎缩性鼻炎。

斑蝥

【用药】斑蝥 1 只。

【用法】将斑蝥研为细末,备用。将斑蝥粉少许,置于两眉中间(印堂穴),外用胶布贴紧固定。晚贴早揭,揭后起小水泡,泡破作局部消炎处理。

【功用】①药粉不可进入眼内;②药粉要现配使用;③起泡过程一般 2 ~ 4 小时,有痛感但可以耐受,万一痛甚可揭去。

【功用】主治慢性鼻炎、副鼻窦炎。

通关散

【用药】通关散 1 克。

【用法】将通关散研成细末,用少许搽在鼻孔外引起打喷嚏,鼻子即通。

【功用】除用上方外,加用针灸及背部大面积拔罐,疗效更佳。

辛夷花

【用药】辛夷花(又名木笔花、迎春花、望春花、玉兰花)9 克白糖适量。

【用法】水煎服,或用豆腐 2 块与花同炖服。

【功用】主治慢性鼻炎、副鼻窦炎。

苍耳子

【用药】苍耳子

【用法】①去壳研细末,每次服 3 克,1 日 2~3 次。②炼蜜为丸,每次服 6 克,开水送服,1 日 2~3 次。③水煎服。每剂 6 克,分 2 次服。

【功用】适用于治疗过敏性鼻炎、慢性鼻炎、副鼻窦炎。

石胡荽

【用药】石胡荽适量。

【用法】取石胡荽揉绒塞入鼻孔内,每日 2 次,连用 3 天。

【功用】本方为贵州彝族民间习用单方,治鼻炎、鼻窦炎有效。

鹅不食草

【用药】鹅不食草(又名石胡荽)。

【用法】①取鲜者微炒,研细,嗅入鼻中;或取药末 6 克加冰片 0.3 克,研匀,吹鼻。②取鲜者捣烂,塞入鼻中或挤汁滴入鼻中。③取鹅不食草药末,制成 10% 凡士林纱布条塞鼻,每次放 1 小时或 1.5 小时,取出,每 2 周为 1 个疗程。④亦可用作内服,水煎剂量为 30 克,研末,每次服 6~9 克,开水调服。

【功用】用于治疗过敏性鼻炎。又方①鹅不食草 9 克,薄荷、白芷各 3 克,共研细末,嗅入鼻中。②鹅不食草 3 克、薄荷叶 1.5 克、辛夷花 3 克、冰片 0.3 克,同研细,吹鼻中。

红辣蓼叶

【用药】红辣蓼叶(鲜)适量

【用法】将鲜的红辣蓼叶搓烂,于晚睡时塞 1 侧,左右交替,数日即愈。

【功用】本方抗炎消肿、通窍醒脑,为慢性萎缩性鼻炎的最佳良方。

王不留行

【用药】王不留行适量。

【用法】研为末,取少许每日嗅吸 2~3 次。

【功用】用于治疗急慢性副鼻炎。

斑蝥

【用药】斑蝥适量。

【用法】将斑蝥炒酥,研末过筛,装瓶备用。用时,取 1 厘米×1 厘米的胶布 1 块,中央剪一黄豆大孔隙,贴患者的内关或印堂穴上,暴露穴位,放置少许斑蝥粉于穴上。另取同样大的胶布 1 块,覆盖在胶布上。用药 24 小时后,揭去胶布,穴位表皮上可出现水泡,不须处理。待水泡自行吸收后,再贴第 2 次,直至痊愈。

【功用】治疗数百例过敏性鼻炎,近期疗效显著,随访 58 人,总有效率达 90%。

鼻窦炎

鼻窦炎是指鼻黏膜的化脓性炎症,是一种鼻科常见病。临床分急性和慢性两种。急性鼻窦炎多继发于急性鼻炎,以鼻塞、流脓涕和头痛为主要症状。慢性鼻窦炎多因急性鼻窦炎迁延不愈转化而来,主要表现为鼻塞、流涕、头痛及嗅觉障碍等。本病属于中医学"鼻渊"范畴。

鲜大蓟根

【用药】鲜大蓟根90克。

【用法】洗净后,与鸡蛋2~3个同煮,吃蛋喝汤,忌食辛辣等刺激性食物。

【功用】清热除湿,凉血止血。治副鼻窦炎。

露蜂房

【用药】露蜂房适量。

【用法】每天嚼服3次,每次嚼服2立方寸(即每块大小约1.5寸×5寸×7寸)。一般3~5天即有良效。(注:1寸为3.33厘米)

【功用】祛风止痛,攻毒消肿。治鼻窦炎。

辛夷煮蛋方

【用药】辛夷9克。

【用法】与鸡蛋3个同煮,吃蛋饮汤。

【功用】散风寒,通鼻窍。治鼻窦炎、鼻炎。

鱼腥草汤

【用药】鲜鱼腥草适量。

【用法】洗净后捣烂,绞汁滴鼻,每次2~3滴,每日3~5次。另取鲜鱼腥草100~200克(干品50~60克),水煎,早、晚各服1次。15天为1个疗程。

【功用】清热解毒消痈。治急性鼻窦炎属热壅肺窍者。

牛蒡子汤

【用药】牛蒡子20克。

【用法】水煎,含漱频服。

【功用】通鼻窍。治各种鼻炎、鼻窦炎。

熟艾叶

【用药】熟艾叶适量。

【用法】将其研碎成绒,装入烟筒内吸食(勿将烟吸入肺内而只达鼻咽部即可),每日3~5次。1个月为1个疗程,疗程间隔1周。

【功用】温经散寒。治慢性鼻窦炎。

藿香丸

【用药】广藿香适量。

【用法】将其研末,以猪胆汁和丸如梧桐子大,每服15克,以苍耳子9克煎汤送下。食后服,每日2次。

【功用】清风热,通鼻窍。治鼻渊流黄浊鼻涕,涕黏稠如脓。该方对慢性鼻炎、鼻窦炎、过敏性鼻炎属风热痰浊者有效。

鼻出血

鼻出血是临床常见症状之一,多因鼻腔病变引起,也可由全身疾病引起。鼻出血多为单侧,亦可为双侧;可间歇反复出血,亦可持续出血;出血量多少不一,轻者仅鼻涕中带血,重者可引起失血性休克,反复出血则可导致贫血。多数出血可自止。本病相当于中医学"衄血""鼻衄"范畴。多因肺热上蒸,胃经积热,肝火上炎,逼血逆行,或风热外感,燥邪外袭等所致。

菊花叶

【用药】菊花叶适量。

【用法】揉烂塞鼻。又方艾叶或土薄荷叶,或香橼叶捣烂塞鼻。

【功用】主治鼻出血。

草决明

【用药】炒草决明6克。

【用法】研细末吹鼻。

【功用】治鼻出血及习惯性鼻出血。

生茅根

【用药】生茅根30克。

【用法】水煎冷服,亦可加白糖同服。

【功用】又方治鼻出血及习惯性鼻出血,白茅花9~15克,水煎服。

白花夹竹桃花

【用药】白花夹竹桃花2克(干品0.16~0.25克)。

【用法】泡水当茶饮。每日1次。

【功用】本方治疗鼻出血,无论是血小板减少或鼻黏膜破裂所致,均有效。

鲜生地

【用药】鲜生地30克。

【用法】捣汁炖温服,再以渣塞鼻。

【功用】治鼻出血及习惯性鼻出血。亦可用干生地18克,用开水浸泡后,捣汁服。

酸醋

【用药】酸醋适量。

【用法】用棉花搓成团浸湿,塞鼻孔内。

【功用】治鼻出血及习惯性鼻出血。

龙眼核

【用药】龙眼核适量。

【用法】去黑皮后研细末,棉花沾水后蘸粉,塞鼻孔。

【功用】治鼻出血及习惯性鼻出血。

土大黄

【用药】土大黄10克。

【用法】水煎内服,每日3~4次。

【功用】生大黄必须火煎,否则会引起腹泻。治鼻出血及习惯性鼻出血。

桑白皮汤

【用药】桑白皮30~100克。

【用法】水煎煮2次(每次煎煮20分钟左右),取2次煎汁500~800毫升混匀,装入保温瓶内。每次服100~200毫升,1日服完。

【功用】清热泻肺,凉血止血。治顽固性鼻衄。一般1剂药后出血即止,连服3~5剂可根除。

吴茱萸

【用药】吴茱萸12克。

【用法】用黄酒浸数小时后备用。临睡时用布涂扎脚心,或用醋调敷脚心。

【功用】用于治疗孕妇鼻出血。

马勃末

【用药】马勃末1.5克。

【用法】冲米汤服。

【功用】用于治疗孕妇鼻出血。

细叶紫珠根

【用药】细叶紫珠根20克。

【用法】水煎内服,每日3次。

【功用】本方有清热凉血,健脾理气之功效。哈尼族民间常用于治疗鼻出血,疗效确切。同时也用于治疗妇科经期长,经血过多等症。

耳鸣、耳聋

耳鸣是各种病变引起的一种听觉异常,常常是耳聋的先兆,因听觉机能紊乱而引起。

耳聋是指听力减退,甚至完全丧失的一种症状。按性质分为器质性与功能性两大类。耳聋可以是许多疾病的一个伴随症状,也有单独发作者。

磁石方

【用药】磁石 1 小块。

【用法】含口中,左耳聋放左边,右耳聋放右边,用牙齿咬紧磁石,外用圆形铁器塞入耳中,闭口,用鼻孔呼吸。

【功用】平肝潜阳,聪耳明目。治耳聋有效。

草乌酒精液

【用药】生草乌 15 克。

【用法】将其浸泡于 75% 酒精 50 毫升中,1 周后就可滴用。每天滴患耳 1 ~ 2 次。每次滴 2 ~ 3 滴。一般 3 次就可治愈,不可内服。

【功用】散寒除湿,祛风止痛。治神经性耳鸣。本方对 45 周岁以下的患者效果较好。

石菖蒲汁

【用药】鲜石菖蒲适量。

【用法】捣烂,用细纱布滤汁滴耳,每日 5 ~ 6 次,每次 1 ~ 2 滴。

【功用】化湿,豁痰,开窍。治耳中憋胀、耳鸣、听力下降。

生地黄方

【用药】生地黄适量。

【用法】切断,纸包,火煨,塞耳数次。

【功用】凉血生津。治肾虚耳鸣。症见耳鸣如蝉,由微渐重,夜间较甚,伴腰膝酸软等。《慈禧光绪方选议》中有用此药治光绪皇帝耳鸣的记载。

仙鹤草汤

【用药】新鲜连根仙鹤草 150 克。

【用法】加水浓煎频饮,每日 1 剂。

【功用】缓解链霉素毒副反应。可治疗肌肉注射链霉素所致的耳失聪。

巴豆蛋汁

【用药】巴豆 1 粒。

【用法】取鸡蛋 1 个,于一端开 1 个小孔,将巴豆去皮、去心膜,由小孔放入蛋内,搅匀,取汁滴耳,每天 2 ~ 3 次,每次 1 ~ 2 滴,连续用药 3 个月,

【功用】泻下寒积,逐水退肿,祛痰利咽。治耳聋。

食盐

【用药】食盐适量。

【用法】将其炒热,装入布袋中为枕,以病耳伏于其上,袋凉则换。

【功用】清火,凉血,解毒。治耳鸣。此方连用数日,即可见效。

路路通汤

【用药】路路通 15 克。

【用法】水煎频服,每日 1 剂。

【功用】疏肝和络,利水除湿。治脾胃虚弱,清阳不升之耳鸣。症见耳鸣、听力减退,头晕神疲,饮食不佳,少气懒言,腹胀便溏。用本方治疗上述症状,5 天后耳鸣渐除,唯头晕、饮食不佳、腹胀便溏仍然,继用参苓白术散健脾益气,渗湿和胃,调理半月即愈。

中耳炎

中耳炎是南病毒或细菌引起中耳部位发生炎性变化的一种耳病。可分为急性和慢性两类。两者又可各分为非化脓性和化脓性两种。临床上多见于儿童。急性非化脓性中耳炎的症状仅表现为一般的上呼吸道感染,没有耳痛和耳道流水,可有轻度听力障碍。成人可自觉耳闷、耳鸣、耳聋、内耳剧痛。急性化脓性中耳炎可有发热、耳痛、听力减退、脓液外流等症。如反复流脓,可转变为慢性。

田螺汁

【用药】大个活田螺。

【用法】将田螺洗净外壳,放置清水中吐尽污泥。用时先用生理盐水或双氧水反复擦干耳内脓液,剪开田螺尾部,使成漏斗状,对准患耳的外耳道,用物刺激螺盖,使螺体收缩由螺尖流出的清凉黏液滴入耳内,滴数不限,每日 1 次。

【功用】清热利湿。治中耳炎疗效颇佳。

麝香酊

【用药】麝香 1 克。

【用法】溶于 75% 酒精 10 毫升内,贮于瓶中,勿令泄气,密封 7 天后备用。用时先用消毒棉签将耳内脓液拭净,再用滴管取麝香酊 1~2 滴滴入耳内,然后用消毒棉球塞于外耳道,隔日 1 次。

【功用】活血散结,消肿止痛。治脓耳。

桑叶汁

【用药】鲜桑叶数片。

【用法】洗净后,捣烂取汁,每次滴入耳内 1~2 滴,每日 3 次。

【功用】疏风清热。治化脓性中耳炎。

蒲公英汁

【用药】鲜蒲公英全草适量。

【用法】洗净后捣烂取汁,每次滴入耳内1~2滴,每日3次。

【功用】清热解毒。治急、慢性化脓性中耳炎。

海螵蛸散

【用药】海螵蛸适量。

【用法】将其洗净,然后晒夜露至无腥味而干燥时,研为细末,取2~3克加适量麻油调成糊状备用。用时先用生理盐水棉球洗涤耳内脓液,擦干后将油糊滴入

耳内2~3滴,每日1~2次。1周为1个疗程。

【功用】收涩敛疮。《本草纲目》谓其能"治耳亭耳有脓及耳聋",故临床治中耳炎多能取效。

黄柏汤

【用药】黄柏30克。

【用法】加水250毫升,慢火煎30分钟,去渣,浓缩至20毫升备用。先用双氧水将患者耳内脓液洗净,拭干后滴入上药,每次2~3滴,每日3次。

【功用】清热燥湿。治急、慢性脓耳。

睑腺炎

睑腺炎是细菌侵入睫毛囊及其皮脂腺后引起的急性化脓性炎症。临床表现为局部眼睑红肿、硬结、压痛。本病属于中医学"针眼"范畴。

草决明汤

【用药】草决明30克(小儿酌减)。

【用法】加水1000毫升,煎至400毫升,一次服下,每日1剂。

【功用】疏风清热,清肝明目。治睑腺炎。

黄连乳汁

【用药】黄连15克。

【用法】把黄连放入瓶内,然后将乳汁挤入,以浸没药物为度,浸泡1天,滤出乳汁,点涂患处,每天3~4次。

【功用】清热燥湿,泻火解毒。治睑腺炎。

鱼腥草鸡蛋方

【用药】鱼腥草1根。

【用法】鸡蛋1个,在其顶端开1个小口,

把鱼腥草塞鸡蛋内封闭蒸服,每日 2 次。

【功用】清热解毒。治睑腺炎。

白菊花

【用药】白菊花 15 克。

【用法】头煎内服,2 煎洗眼,每日 2 剂,分早、晚用。

【功用】疏风清热,清肝明目。治睑腺炎。

吴茱萸散

【用药】吴茱萸适量。

【用法】研细末,取适量用水调成糊状,敷双足心(涌泉穴),晚贴晨取。

【功用】引热下行。治睑腺炎。

生大黄

【用药】生大黄 1 大片。

【用法】用热水泡软,临睡前贴于眼皮上,外敷纱布,以胶布固定,次晨除去。

【功用】清热解毒。治睑腺炎。

蜂蜜

【用药】蜂蜜适量。

【用法】取蜂蜜少许,滴于患处。

【功用】清热解毒。治睑腺炎。

鸭跖草

【用药】新鲜鸭跖草约 3 厘米长一段。

【用法】洗净,呈 45 度角置于酒精灯(或矿烛)火上燃烧上段草茎,即可见下段有水珠泡沫液体滴出,将此液体涂于患处及其周围,每日 3~5 次。

【功用】疏风清热,清肝明目。治睑腺炎。涂药后,患者有舒适感,一般 2 天可痊愈。

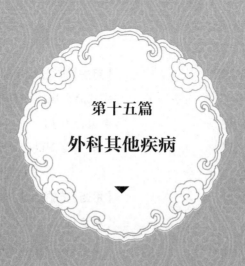

第十五篇

外科其他疾病

烧烫伤

烧烫伤是生活中常见的意外伤害,一般以热水、热油和热气烫伤多见。本病属于中医学"烫伤"范畴。

栀子油

【用药】生栀子适量。

【用法】将其捣烂,和油涂擦。

【功用】清热解毒。治烧烫伤。

苦参散

【用药】苦参500克。

【用法】研细末,酒调敷。

【功用】清热燥湿。治水火烫伤。

黄连方

【用药】黄连适量。

【用法】研细末,香油调匀,敷患处。

【功用】清热解毒。治烫伤。

鲜侧柏叶敷剂

【用药】鲜侧柏叶300克。

【用法】洗净捣烂如泥,加75%酒精少许调成糊状,敷患处,3日1换。

【功用】清热凉血。治烧伤。

苍术散

【用药】苍术适量。

【用法】研细末,用时与白芝麻油调成稀糊状涂在烧烫伤部位,每日1~2次,直至愈合为止。

【功用】燥湿健脾。治烫伤。

黄柏方

【用药】黄柏适量。

【用法】研末,麻油调搽患处。

【功用】清热燥湿解毒。治烫火伤。

大蓟外用方

【用药】鲜大蓟根适量。

【用法】洗净后捣烂取汁,与食用菜油按一定比例调成糊状,涂抹患处。

【功用】清热解毒,凉血。治烧烫伤。此方治疗Ⅰ、Ⅱ度烧烫伤,可在10~30天内痊愈。

山茶花油

【用药】山茶花适量。

【用法】晒干,研为细末,调麻油,外涂患处。

【功用】清肺平肝。治烫火伤或伤后糜烂。

地榆散

【用药】生地榆适量。

【用法】研细末,香油调敷患处。

【功用】清热解毒。治烧烫伤。有较好的止痛效果。

木芙蓉叶敷剂

【用药】鲜木芙蓉叶若干。

【用法】捣烂敷在患处。若用干木芙蓉叶,可研成极细末,加少许冷开水,调成糊状,敷在患处。

【功用】清热解毒。治烫伤。亦可用于跌打损伤。

生姜汁

【用药】生姜适量。

【用法】捣烂榨汁,用药棉蘸姜汁敷于患处。灼伤轻者,敷药1次即可;严重者可用姜汁纱布湿敷。24~48小时,创面洁净后自行结痂,脱落痊愈。

【功用】治水火烫伤。

生石膏粉

【用药】生石膏粉适量。

【用法】将生石膏粉装入纱布袋中,均匀撒布于创面上。

【功用】清热泻火。治烧伤。

石榴皮散

【用药】石榴果皮适量。

【用法】研末,麻油调搽患处。

【功用】收敛止血。治烧伤。

紫草油

【用药】干紫草800克。

【用法】将其轧碎,放入2.5千克麻油中熬后去渣,装瓶备用。先用生理盐水清洗患处,再将灭菌纱布用紫草油浸透后,用单层或双层纱布铺开放在创面上,外用纱布、绷带包扎。此法适用于四肢、躯干。若头、面、颈、会阴、躯干部烧伤,用无菌棉球将紫草油涂在创面上,不包扎,干燥时可反复涂药。

【功用】清热凉血。治烫火伤。

蛋黄油

【用药】鸡蛋2枚。

【用法】将其煮熟,去壳取蛋黄,置铜锅内以文火加热,待水分蒸发再用大火,即熬出蛋黄油。将蛋黄涂创面上,每天3~4次。

【功用】清热解毒。治烫伤。

虎杖根方

【用药】鲜虎杖根适量。

【用法】将其蘸茶水磨成糊状,涂患处;或煨炭研末,用鲜鸡蛋白或煮熟的植物油调涂患处。严重者可加等量地榆粉。

【功用】清热解毒;治烫火伤。

葡萄

【用药】鲜葡萄适量。

【用法】洗净去籽,捣浆,直接敷于患处,药干即换。或用干葡萄皮研末。茶水调敷亦可。

【功用】此为民间验方。治烧伤。此方治疗轻度烫伤非常有效,通常敷药后即可止痛,一般1至数日即可痊愈,且不遗留疤痕。对Ⅰ度、浅Ⅱ度和小面积的深度水火烫伤都有很好疗效,即使水泡溃破亦可放心使用。

咬伤

咬伤是指人或动物的上下颌牙齿咬合所致的伤。如较常见的有毒的动物有蜂、蜈蚣、蜘蛛、水蛭、斑蝥、蝎、毛虫等。

扁豆叶敷剂

【用药】鲜扁豆叶适量。

【用法】捣烂,外敷患处。

【功用】消肿止痛。治蜈蚣咬伤、蜂蜇伤。

凤仙花外敷方

【用药】鲜凤仙花适量(以白者为佳)。

【用法】捣烂,外敷患处。

【功用】解毒消肿,止痛。治蜈蚣咬伤。

雄鸡唾液

【用药】雄鸡口内涎沫适量。

【用法】将雄鸡倒置,取其唾液,抹搽患处。

【功用】解毒消肿,止痛。治蜈蚣咬伤。

稀莶草外用方

【用药】稀莶草适量。

【用法】捣烂,外敷患处。

【功用】消肿止痛。治蜘蛛咬伤、狗咬及其他虫咬。

盐水方

【用药】食盐适量。

【用法】将其用开水化开,外涂伤处。

【功用】清热解毒,消炎止痛。治蝎子蜇伤。

蜂蜜饮

【用药】蜂蜜10克。

【用法】取出蜂刺,以白开水1碗冲蜂蜜,用筷子搅匀后徐徐服下,盖被取汗。一般在4~6小时症状消失。

【功用】清热解毒,消肿止痛。治蜜蜂蜇

伤中毒。

马齿苋方

【用药】鲜马齿苋 60 克。

【用法】捣烂取汁 1 杯,兑开水服,渣敷患处。

【功用】清热解毒,消炎止痛。治蜂蜇伤。

酱油外用方

【用药】酱油适量。

【用法】将其涂伤处。

【功用】解毒,止痛。治毒虫、蜂蜇伤。

蝎酒

【用药】活蝎 6 只。

【用法】放入 95% 酒精 500 毫升内,浸泡 2 天,取液涂患处。

【功用】解毒,消肿,止痛。治蝎子及蜂

蜇伤。

竹叶方

【用药】竹叶适量。

【用法】烧灰存性,研细末撒患处。亦可用嫩竹叶捣烂敷患处。

【功用】清热解毒,消炎止痛。治水蛭叮伤流血不止。

枸杞子外用方

【用药】生枸杞子或枸杞子嫩叶适量。

【用法】洗净,捣烂取汁,外涂患处。

【功用】治蚊虫咬伤。

桐树皮外敷方

【用药】桐树皮 1 块。

【用法】贴患处。

【功用】消肿,止痛。治蝎子蜇伤。

体中刺

体中刺是指较硬异物(如竹木细屑、金属细丝等)刺入人体肌肉内而不能自出的一种病症。

山柰外用方

【用药】山柰适量。

【用法】研末,用开水调敷患处。

【功用】治竹木屑刺入肌肉内。通常用药

24 小时后,刺会自然冒出来,拔出即愈。

鹿角散

【用药】鹿角片 30 克。

【用法】将其放在新瓦上煅成炭,研细

末,用红糖水调匀成糊状,涂敷伤处及周围。或加用纱布覆盖,胶布固定。

【功用】治竹木刺入肌肉伤。通常用药24小时后,其刺即露出皮肤外,拔出即愈。

甘草敷剂

【用药】甘草少许。

【用法】上药用清水浸泡,变软后贴在患处。

【功用】治折针及竹木屑刺入指缝里。通常用2~3天后,刺会自然冒出来,拔出即愈。

人指甲方

【用药】人指甲少许。

【用法】以其磨汁涂患处。

【功用】治折针及竹木屑刺入肌肉内。当异物露出皮肤外,拔出即愈。

白茅根散

【用药】白茅根适量。

【用法】烧灰研末,用猪油调和涂患处。

【功用】治竹木屑刺入肌肉内。此方在《肘后方》有记载。

手足皲裂

手足皲裂表现为手足皮肤处深浅不等、长短不一的裂隙。裂隙浅者不痛,深者常有疼痛。好发于冬季,多见于成人与老人。本病属中医学"皲裂疮"范畴。

鹅油

【用药】鹅油适量。

【用法】取鹅油熬炼后,放冷,填涂裂伤处。每日1次。

【功用】本方为彝族的民间验方,用于治疗手脚冻裂效果较好,伤口愈合快。

羊油

【用药】羊油适量。

【用法】取羊油涂敷裂处,每日1次,2~3次即愈。

【功用】本方为彝区特有的传统经验方,在彝区应用极广。主治手脚冻裂,疗效显著。

蛋黄油

【用药】鸡蛋4个。

【用法】鸡蛋煮熟后,将蛋黄置铁锅中文火熬成油状,冷却后外敷患处,每日1次。

【功用】滋阴润燥。治手足皮肤皲裂。